国家卫生健康委员会"十四五"规划教材

全国中等卫生职业教育教材

供医学影像技术专业用

医用电子技术

第4版

主　编　李君霖

副主编　徐　霞　韦　红

编　者（以姓氏笔画为序）

王世刚（山东第一医科大学）

韦　红（广西医科大学附设玉林卫生学校）

闫　鹏（滨州医学院）

李君霖（赣南卫生健康职业学院）

邱国冬（赣南卫生健康职业学院）

徐　霞（山东医学高等专科学校）

高铭泽（牡丹江医学院）

游敏娟（山东医药技师学院）

人民卫生出版社

·北 京·

图书在版编目（CIP）数据

医用电子技术 / 李君霖主编 . —4 版 . —北京：
人民卫生出版社，2022.11（2025.11重印）

ISBN 978-7-117-34170-7

Ⅰ. ①医…　Ⅱ. ①李…　Ⅲ. ①医用电子学–医学院校
–教材　Ⅳ. ①R312

中国版本图书馆 CIP 数据核字（2022）第 239610 号

| 人卫智网 | www.ipmph.com | 医学教育、学术、考试、健康，购书智慧智能综合服务平台 |
| 人卫官网 | www.pmph.com | 人卫官方资讯发布平台 |

医用电子技术
Yiyong Dianzi Jishu
第 4 版

主　　编：李君霖

出版发行：人民卫生出版社（中继线 010-59780011）

地　　址：北京市朝阳区潘家园南里 19 号

邮　　编：100021

E - mail：pmph @ pmph.com

购书热线：010-59787592　010-59787584　010-65264830

印　　刷：人卫印务（北京）有限公司

经　　销：新华书店

开　　本：850 × 1168　1/16　印张：18

字　　数：383 千字

版　　次：2003 年 1 月第 1 版　　2022 年 11 月第 4 版

印　　次：2025 年 11 月第 4 次印刷

标准书号：ISBN 978-7-117-34170-7

定　　价：59.00 元

打击盗版举报电话：010-59787491　E-mail：WQ @ pmph.com

质量问题联系电话：010-59787234　E-mail：zhiliang @ pmph.com

数字融合服务电话：4001118166　E-mail：zengzhi @ pmph.com

修订说明

为服务卫生健康事业高质量发展,满足高素质技术技能人才的培养需求,人民卫生出版社在教育部、国家卫生健康委员会的领导和支持下,按照新修订的《中华人民共和国职业教育法》实施要求,紧紧围绕落实立德树人根本任务,依据最新版《职业教育专业目录》和《中等职业学校专业教学标准》,由全国卫生健康职业教育教学指导委员会指导,经过广泛的调研论证,启动了全国中等卫生职业教育护理、医学检验技术、医学影像技术、康复技术等专业第四轮规划教材修订工作。

第四轮修订坚持以习近平新时代中国特色社会主义思想为指导,全面落实党的二十大精神进教材和《习近平新时代中国特色社会主义思想进课程教材指南》《"党的领导"相关内容进大中小学课程教材指南》等要求,突出育人宗旨、就业导向,强调德技并修、知行合一,注重中高衔接、立体建设。坚持一体化设计,提升信息化水平,精选教材内容,反映课程思政实践成果,落实岗课赛证融通综合育人,体现新知识、新技术、新工艺和新方法。

第四轮教材按照《儿童青少年学习用品近视防控卫生要求》(GB 40070—2021)进行整体设计,纸张、印刷质量以及正文用字、行空等均达到要求,更有利于学生用眼卫生和健康学习。

前　言

为进一步落实党的二十大精神进教材要求和《国务院关于实施健康中国行动的意见》《国家职业教育改革实施方案》《国务院办公厅关于加快医学教育创新发展的指导意见》等文件精神，服务健康中国建设对高素质技术技能人才培养需求和中等卫生职业教育高质量发展新需求，根据医学影像技术专业教学标准和课程体系设置要求，我们对中等卫生职业教育医学影像技术专业教材《医用电子技术》（第3版）进行了修订。

本次修订从医学影像技术专业职业特点出发，坚持"三基、五性、三特定"基本原则，同时融入课程思政理念，既确保教材内容的系统性，又兼顾与其他教材的衔接，力争做到深入浅出、循序渐进。本教材在前版教材的基础上，在内容与编排上做了一些调整。本教材编写内容分为八章，一至四章为电工学基础部分，主要包括直流电路、正弦交流电路、三相交流电路、电磁设备等内容；五至七章为模拟电路部分，包括半导体及其常用器件、放大电路基础、直流稳压电源等内容；第八章为数字电路基础部分。同时，还编写了电学基础实验、附表和教学大纲。本版教材由前版的十章调整为八章，主要对第3版教材中集成放大电路和传感器内容进行了合并和删减。为了与医学影像设备课程做好衔接，增加了电磁控制系统等内容，实验部分更加注重常用仪表的使用和电子器件的检测与应用。本次修订还在各章节中融入了数字内容，以强化、深化、拓展电学知识，让学生了解现代电学的发展及其在医学设备中的应用。通过本教材的学习，学生能较好地掌握电学的基本理论和应用技能。

本教材在修订过程中得到了各编者所在单位领导和同事的大力支持，在此深表感谢。

由于编者水平有限，编写时间仓促，书中难免存在不妥之处，恳请读者给予批评指正。

李君霖

2023 年 9 月

目　录

第一章 | 直流电路

01章

01章 数字资源

学习目标

- **知识目标:**掌握电路的基本概念及基本物理量,欧姆定律、电功与电功率的计算及电路三种工作状态的特点,基尔霍夫电压定律及电流定律;熟悉电阻元件串并联和混联的规律,电容器充放电的过程;了解电压源和电流源及其等效变换的依据及方法,电阻、电感、电容三类元件的基本概念和作用。
- **能力目标:**掌握电路的基本理论、电路的分析计算方法,学会使用和操作常用的电工仪器、仪表、电器和电气设备,能够识别和检测常用电工元器件,准确地测取实验数据并加以初步分析。
- **素质目标:**养成能够发现并解决实际问题的能力,使安全操作规范,安全生产意识得到加强,培养良好的职业道德观。

电工电子工业发展的速度和技术水平直接关系到人类的物质、文化生活水平和质量。直流电路是电工和电子技术的基础,在通信、自动控制、计算机、电力等技术领域中得到了广泛的应用。本章从电路模型及基本物理量出发,着重讨论电路的基本知识、分析电路所需的基本定律,以及电路、电源的等效变换等内容,为学习后续章节和课程打下必要的基础。

第一节 电路和电路模型

一、电路的组成

电路是电流通过的路径,它是为了某种需要由各种元器件按一定方式组合而成的,通常由电源、负载和中间环节三部分组成。图1-1(a)是最简单的电路,其中电源是提供电能

1

的装置,它把其他形式的能转换为电能,如发电机将机械能转换成电能,电池将化学能转换成电能等;负载是取用电能的装置,它把电能转换成其他形式的能,如电灯将电能转换成光能,电动机将电能转换成机械能等;中间环节是连接电源和负载所必需的部分,其作用是传输、控制和分配电能,如导线、开关及各种控制、保护装置等。

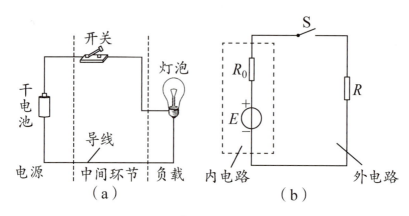

图1-1 最简单的电路及其电路模型

(a)最简单的电路;(b)电路模型。

二、电路的作用

电路的结构形式是多种多样的,其基本作用有两个:一是实现电能的传输和转换,二是实现信号的传递和处理。各类电力系统主要用于电能的传输和转换,一般这类电路的电压高,电流和功率较大,俗称"强电"系统。而像收音机、电视机的接收天线把载有声音、图像信息的电磁波接收后转换为相应的电信号(信号源),然后通过电路把信号传递和处理,送到扬声器和显像管(负载),还原为原始信息,这类电路主要用于信号的传递和处理,一般功率小、电压低,俗称"弱电"系统。

不论电能的传输和转换,还是信号的传递和处理,其中电源和信号源的电压或电流统称为激励,激励在电路各部分产生的电压和电流统称为响应。

三、电路模型

组成电路的各种器件称为电路元件。为了便于分析和计算,常把实际电路元件理想化。例如,灯泡的主要性能是电阻性,但电流通过灯丝时会产生磁场,因而又具有电感性;因其电感微小,可以忽略不计,于是灯泡可以理想化为一个纯电阻元件。在一定条件下忽略其次要特性,只考虑其主要特性的电路元件称为理想电路元件。电阻器、电炉、电烙铁等实际器件都可以用理想电阻元件来表示;电感线圈,可以忽略其分布电容和电阻,用理想电感元件来表示;电容器,可以忽略其漏电电阻和分布电感,用理想电容元件来表示。

忽略电阻的导线称为理想导线。显然,理想化电路元件只有单一的性能。表示电路元件性能的量,称为元件的参数。常用的理想电路元件有电阻元件、电感元件、电容元件和电源等,分别用字母 R、L、C 和 E 表示。

由理想电路元件组成的电路称为实际电路的电路模型。图 1-1(b)就是图 1-1(a)的电路模型。用特定符号代表元件连接而成的图形称为电路图,电路图即电路模型图。今后所分析的电路均是指电路模型,简称电路。为了分析方便,通常将一个电路分为两部分:电源内部的电路称为内电路,电源外部的电路称为外电路,如图 1-1(b)所示。

常用元件的图形符号如表 1-1 所示。

表 1-1　常用元件的图形符号

名称	符号	名称	符号	名称	符号
固定电容	―∥―	热敏电阻		开关	
可变电容		光敏电阻		熔断器	
微调电容		电池	―∣‖―	相连接导线	
电解电容		理想电压源		不相连导线	
电阻	―□―	理想电流源		接地	⊥
可变电阻		电感线圈		灯泡	⊗
电位器		带铁芯线圈			

四、支路、节点和回路

电路的结构形式各不相同,分析和计算电路时常用到描述电路结构的基本概念,如支路、节点和回路等。

支路:没有分支的部分电路称为支路。一个完整的电路可由一条或多条支路组成,图 1-2 的电路中有三条支路,分别是 abc 支路、adc 支路和 ac 支路。显然,同一支路中各元件上流过的是同一个电流。

节点:三条或三条以上支路的连接点称为节点。图 1-2 中有两个节点,分别是 a 和 c。

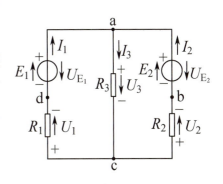

图 1-2　有分支的电路

回路:由一条或多条支路组成的闭合电路称为回路。图1-2中有三个回路,分别是abcda、acda、abca。

网孔:内部不含支路的回路称为网孔。图1-2中有两个网孔,分别是 acda、abca。

网络:复杂的电路称为网络。

第二节 电路的基本物理量

一、电 流

电荷的定向移动形成电流。规定电流的实际方向为正电荷定向运动的方向。单位时间内通过导体某一横截面积的电量,称为电流强度,简称电流。不随时间变化的电流称为恒定电流或直流电流,用大写字母 I 表示。设在时间 t 内,通过导体某一横截面积的电量为 Q,则有

$$I = \frac{Q}{t} \tag{1-1}$$

随时间而改变的电流称为交流电流,用小写字母 i 表示。设在极短的 Δt 时向内,通过导体某一横截面积的电量为 Δq,则有

$$i = \frac{\Delta q}{\Delta t} \tag{1-2}$$

在国际单位制中,时间的单位为秒(s),电量的单位为库仑(C),电流的单位为安培,简称安(A)。电流的辅助单位有毫安(mA)或微安(μA)。

$$1A = 10^3 mA = 10^6 \mu A$$

实验证明:在一条无分支的电路上,电流总是处处相等,称为电流的连续性原理。

二、电 压

电场力把单位正电荷从 a 点移到 b 点所做的功称为 a、b 两点间的电压,即

$$U_{ab} = \frac{W_{ab}}{q} \tag{1-3}$$

电压的实际方向规定为:正电荷在电场力作用下的移动方向,即电位降低的方向。故电压也常称为电压降。下标 a、b 表明电压的方向由 a 指向 b。不随时间变化的电压称为恒定电压或直流电压,用大写字母 U 表示;随时间而改变的电压称为交流电压,用小写字母 u 表示。

电压的单位是伏特,简称伏(V),辅助单位有千伏(kV)、毫伏(mV)和微伏(μV)。

$$1kV = 10^3 V = 10^6 mV = 10^9 \mu V$$

三、电　　位

在电路中,特别在电子电路中,广泛利用电位的概念来分析电路的工作原理。在设备维修中,也经常用测量电位的方法来分析判断电路的故障部位。因此,弄清电路中电位的概念,掌握分析计算电位的方法是十分必要的。

电路中每一点都有一定的电位,就像空间每一点都有一定高度一样。求高度,必须先确定高度的起点,要分析某点电位的高低,必须首先指明电位的参考点(即零电位点)。这样,电路中某点的电位,就是这一点到参考点之间的电压。在图 1-3 中如果选定 c 点为参考点,则 a 点的电位为 $V_a = U_{ac}$,b 点的电位为 $V_b = U_{bc}$,由于 c 点对自身的电压为零,所以 c 点的电位为 $V_c = U_{cc} = 0$,即参考点为零电位点。在电路中,参考点可以任意选定,但要注意,在一个电路中,只能选定一个参考点。以符号"⊥"表示,称为"接地"(但不一定真正与大地相接)。参考点选定后,电路中各点的电位便被确定下来,比参考点高的电位为正电位,比参考点低的电位为负电位。参考点选得不同,电路中各点的电位值也不同,但是任意两点间的电位差值,即电压值不变。因此,在电路中不指定参考点而谈电位是没有意义的。

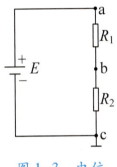

图 1-3　电位

计算电路中某点的电位,就是计算从该点经过任意一条路径到参考点之间各段电压的代数和。沿选定路径求各段电压时,无论是电阻还是电源,凡电位降低者(即从正到负)电压取正值,凡电位升高者(即从负到正)电压取负值。没有电流通过电阻时,电阻两端的电位相等。电流通过理想导线时,导线上各点电位不变。

【例 1-1】 在图 1-4(a)中,分别以 d、c 为参考点时,计算 a、b、c、d 各点的电位及电压 U_{cd}。

解:以 d 为参考点,得　　　　　　　　　　　$V_d = 0$

求 c 点的电位,应从 c 点出发,沿任一路径绕至参考点 d 均可求得

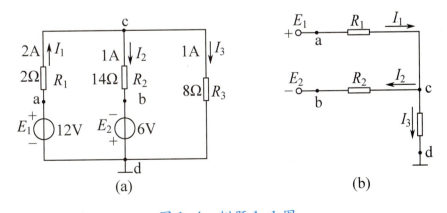

图 1-4　例题 1-1 图

(a) 例 1-1 题电路;(b) 例 1-1 题电路简化画法。

沿左支路 $V_c = -I_1R_1 + E_1 = (-2 \times 2 + 12)\text{V} = 8\text{V}$

沿中支路 $V_c = I_2R_2 - E_2 = (1 \times 14 - 6)\text{V} = 8\text{V}$

沿右支路 $V_c = I_3R_3 = 1 \times 8\text{V} = 8\text{V}$

可见,电位值与绕行路径无关。

同理可求得 $V_a = 12\text{V}$

$V_b = -6\text{V}$

c、d 两点间的电压 $U_{cd} = V_c - V_d = (8-0)\text{V} = 8\text{V}$

以 c 为参考点,则 $V_c = 0\text{V}$

$V_a = I_1R_1 = 2 \times 2\text{V} = 4\text{V}$

$V_b = -I_2R_2 = -1 \times 14\text{V} = -14\text{V}$

$V_d = E_2 - I_2R_2 = (6 - 1 \times 14)\text{V} = -8\text{V}$

c、d 两点间的电压 $U_{cd} = V_c - V_d = [0 - (-8)]\text{V} = 8\text{V}$

由以上计算结果可知,各点电位值与参考点的选择有关,是相对的;而电压值与参考点的选择无关,是绝对的。

在电子电路中,常简化电路图的画法,如图 1-4 所示,可将 1-4(a)改画成 1-4(b)的形式,省去了电源的符号,在各端标明它的电位值。

四、电 动 势

电源电动势是表示电源内非静电力做功能力的物理量,在数值上等于把单位正电荷从负极经电源内部移至正极时,非静电力所做的功。设将正电荷 q 从电源负极移至正极时,非静电力所做的功为 W_E,则电动势 E 的大小为

$$E = \frac{W_E}{q} \tag{1-4}$$

电动势的单位为伏特(V)。其实际方向是由电源负极指向正极,与电源电压的实际方向相反。

在简单的直流电路中,电流、电压和电动势的实际方向,根据电源的极性很容易判断。但在复杂直流电路中,某些支路电流和电压的实际方向难以预先判断;并且在交流电路中,电流和电压的实际方向时刻在变化。为此,在电路分析中,常常采用"先假定,后判断"的方法。即在分析电路之前,就任意为它们假设一个方向,这个假定的方向称为参考方向(又称为正方向),并用箭头标明在电路图上。选定参考方向后,就以它为依据,进行电路的分析和计算。若计算结果为正值,表示实际方向与参考方向相同;若为负值,表示实际方向与参考方向相反。

由于直流电源极性已知,电动势的实际方向极易判断。一般就选它的实际方向作为它的参考方向,这时电动势必为正值。

只有参考方向选定之后,电流和电压才有了正负值之分,如图1-5所示。参考方向的选择是任意的,但在实际运算中,常常把元件上的电流和电压的参考方向选得一致(称为关联参考方向),这样,在电路图上只需标出电流或电压参考方向中的一个即可。

电流和电压的参考方向,除了用箭头表示以外,还可以用双下标字母表示。例如,I_{AB}(或 U_{AB})表示它的参考方向由 A 指向 B,I_{BA}(或 U_{BA})表示它的参考方向由 B 指向 A,两者之间相差一个负号。即 $I_{AB} = -I_{BA}$,$U_{AB} = -U_{BA}$。

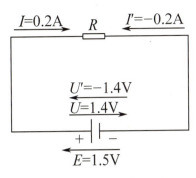

图 1-5 电流、电压和电动势的参考方向

必须指出:电流和电压的实际方向是客观存在的,它不会因为如何假定而改变。

第三节 电路的基本元件

一、电 阻 元 件

（一）电阻定律

导体的电阻 R 跟它的长度 L 成正比,跟它的横截面积 S 成反比,还跟导体的材料有关系,这个规律就称为电阻定律,即

$$R = \frac{\rho L}{S} \tag{1-5}$$

其中 ρ 为制成电阻的材料的电阻率,单位是 $\Omega \cdot m$（欧姆米）;L 为绕制成电阻的导线长度,单位是 m（米）;S 为绕制成电阻的导线横截面积,单位是 m^2（平方米）;R 为电阻值,单位是 Ω（欧姆）（图1-6）。

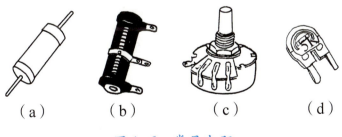

（a）　　　　　（b）　　　　　（c）　　　　　（d）

图 1-6 常见电阻

（a）固定电阻;（b）可变电阻;（c）电位器;（d）半可变电阻。

（二）电阻的伏安特性

电流通过电阻时受到阻碍,因而沿电流方向在电阻两端产生电压降,如图1-7（a）所示。电压降与电流之间的关系称为伏安关系。在 U-I 坐标系中的伏安关系曲线,称为元

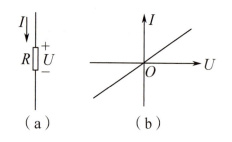

图 1-7　线性电阻的伏安特性曲线
（a）电压降；（b）伏安特性曲线。

件的伏安特性曲线。理想电阻元件的伏安特性曲线是一条通过原点的直线,说明电压与电流成正比,如图 1-7(b)所示。理想电阻元件的电阻值是一个常数,不随电压或电流而改变,这样的电阻称为线性电阻。如果电阻值不是常数,随电压或电流的大小和方向而改变,这样的电阻称为非线性电阻。例如,电阻器是线性电阻,白炽灯、半导体二极管、三极管的电阻都是非线性电阻。由线性元件构成的电路,称为线性电路。含有非线性元件的电路,称为非线性电路。

（三）特殊电阻

有一类特殊的电阻元件,其电阻值既不为常数,也不取决于流过的电流值,而与工作环境(如光、热等)有关,这类电阻元件有光敏电阻、热敏电阻等。如光敏电阻,其电阻值随光的增强而减小(或增大),通过它的电流则随之增大(或减小),从而将光的变化转化成电的变化,再由电路来处理这些变化的信号,达到自动控制的目的。同理,热敏电阻是将温度的变化转化成电的变化,加以处理,进而实现自动控制。这类元件在医用电子仪器和设备中均有使用。

（四）电阻元件的参数识别

色环电阻是电子电路中常用的电子元件,色环电阻就是在普通的电阻封装上涂上不一样颜色的色环,用来区分电阻的阻值。

最常见的四环电阻是用不同的颜色分别表示不同的数字,前两个色环表示的是其标称阻值的有效数字,第三环表示倍率,第四环表示精确度,金表示±5%,银表示±10%,无色表示±20%,表示精确度的最后一个色环与其他色环距离较大(表 1-2)。

表 1-2　电阻色环代表的数字

色环颜色	棕	红	橙	黄	绿	蓝	紫	灰	白	黑
表示的数字	1	2	3	4	5	6	7	8	9	0

例如一个电阻有四个色环,分别是红、橙、棕、金,则前两环表示"23",第三环表示"$\times 10^1$",第四环表示精确度是±5%,即这个电阻的阻值是 230Ω±5%。

五色环电阻是精密电阻,五环电阻前三环为数字,第四环表示倍率,最后一环为精确度。精确度通常是金、银、棕、绿四种颜色,金的精确度为±5%,银的精确度为±10%,棕色的精确度为±1%,绿色的精确度为±0.5%。精密电阻通常用于军事、航天等方面。

六色环电阻前五色环与五色环电阻表示方法一样,第六色环表示该电阻的温度系数。六色环电阻只在有特定要求的场合下的电子产品才会使用,一般使用非常少。

二、电 感 元 件

（一）电感的概念

一个线圈通电后要产生电流 I，电流要产生磁通 Φ，如果线圈是 N 匝，则总磁通（磁链）$\Psi = N\Phi$，线圈产生的总磁通与电流成正比，比值用 L 表示，称为电感

$$L = \frac{\psi}{I} \tag{1-6}$$

如果 L 为常数，则称为线性电感，单位为亨利（H），$1H = 10^3 mH$。

由于通过线圈自身的电流发生变化而产生感应电动势的现象，称为自感现象。

当一个线圈中的电流发生变化时，在周围空间会产生变化的磁场，从而在处于此空间的另一个线圈回路中会产生感应电动势，这称为互感。

（二）电感的构造

电感是用漆包线、纱包线、塑皮线或裸导线等在绝缘骨架或磁芯、铁芯上一圈靠一圈（导线间彼此互相绝缘）绕制成的一组串联的同轴线匝，就构成了电感线圈或称电感器。按其作用分类，可分为有自感作用的电感线圈和有互感作用的变压器线圈；按工作特性分类，可分为固定电感、可变电感和半可变电感，如图 1-8 所示为常见电感外形。电感在电路中用符号 L 表示。

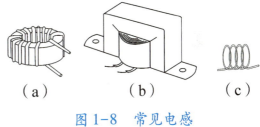

图 1-8　常见电感

（a）磁环电感；（b）低频阻流圈；
（c）脱胎空芯线圈。

（三）电感在电路中的作用

在直流电路中，电感线圈只是导线的作用，对电流没有阻碍；但是在交流电路中，由于交流电的瞬时电流不断变化，从而发生电磁感应现象，感应电动势总是要阻碍导体中原来电流的变化，所以，电感线圈对交流电有阻碍作用。所以说电感线圈在电路中的作用是"通直流，阻交流"。

在电子线路中，电感线圈与电阻器或电容器能组成滤波电路、移相电路及谐振电路等；变压器线圈可以进行交流耦合、变压、变流和阻抗变换等。

三、电 容 元 件

（一）电容器

电容器是储存电荷的容器，它由两块金属极板和极板间的绝缘介质以及两根引线构成。如果在它的两极施加电压，两极板上就会出现等量异号电荷，在两极板间就建立起了电场，并储存了电场能量。当电压移去后，电荷仍然聚集在极板上，电场也仍然存在，所以

电容器是一种储能元件,其图形符号见表1-1。

电容器的种类很多,按其结构不同可分为:固定电容器、可变电容器和半可变电容器(又称为微调电容器)三类。按所用电介质不同可分为:云母电容器、陶瓷电容器、金属膜电容器、有机薄膜电容器、纸介电容器、油介电容器和电解电容器等。几种常用电容器的外形如图1-9所示。其中,电解电容器有正负极性之分,使用时要将正极接高电位、负极接低电位。否则可能被击穿,或因过热而爆裂。

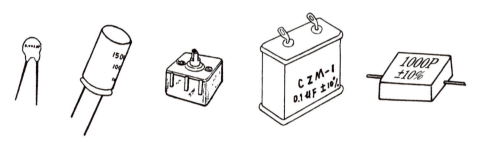

图1-9　几种常用电容器的外形

（二）　电容的概念

实验证明电容器储存电荷的多少与所加电压成正比。电容器两端所加电压越高,储存的电荷就越多。对于某一确定的电容器,这两个量的比值是一个常数。因此,定义每个极板上所带的电量 Q 与两极板间的电压 U 的比值为电容器的电容量,简称电容,用 C 表示。即

$$C = \frac{Q}{U} \tag{1-7}$$

电容量 C 表示了电容器存储电荷的能力。通常对于某一确定的电容器,其电容量 C 是一个常数,它与电容器所带电量和极板间电压的大小都无关,这种电容器称为线性电容元件。

如果电量以库仑为单位,电压以伏特为单位,则电容的单位是法拉,简称法(F)。法拉的单位较大,通常用微法(μF)或皮法(用 pF 表示)作单位,它们之间的换算关系是

$$1F = 10^6 \mu F = 10^{12} pF$$

电容器有时也简称为电容,应根据实际情况与电容量的"电容"加以区别。

电容器的额定值主要有电容量和耐压值。例如,一只标有"$22\mu F/50V$"的无极性电容器,其电容量是 $22\mu F$,它所能承受的最高直流电压是 50V。如果接在交流电路中使用,交流电压的最大值不允许超过它的耐压值。通常电容器的外壳上标有型号及主要参数。

在实际使用电容器时,常会遇到单个电容器的容量或耐压不能满足电路要求的情况,这就需要把电容器组合使用,最基本的组合方式是电容器的串联和并联。几个电容器串联以后,总电容比串联电路中任何一个电容器的电容量都小,但能承受较高的电压;几个电容器并联以后,相当于增大了电容器极板面积,所以,其总电容量等于各分电容量之和,但耐压值没有提高。

（三） 电容器充电与放电

1. 电容器充电　使电容器带电的过程,称为电容器充电。在图 1-10（a）中,当开关 S 扳至 A 的一瞬间,电容器上没有电荷,其两端电压 u_C 为零。电源的端电压 U 与电容器上的端电压之差最大。所以在充电初始时刻,充电电流最大,即

$$i = I_0 = \frac{U - u_C}{R} = \frac{U}{R} \tag{1-8}$$

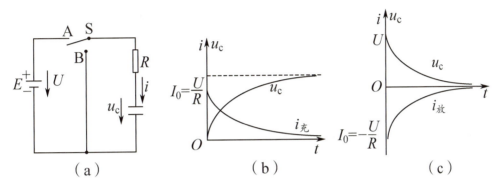

图 1-10　电容器充放电电路及其充放电曲线

（a）电容器充放电电路；（b）电容器充电曲线；（c）电容器放电曲线。

通电后,电容器的极板上开始积累电荷。电容器上的电压 u_C 随时间而逐渐升高,使得 U 与 u_C 之差不断减小,因而充电电流 i 随之减小。最后,当 u_0 和 U 趋于相等时,充电电流趋近于零,充电过程基本结束。实验和理论可以证明,电容器两端的电压为

$$u_C = U(1 - e^{-\frac{t}{RC}}) \tag{1-9}$$

根据欧姆定律,充电电流 $i = \frac{u_R}{R} = \frac{U - u_C}{R}$,式中的 u_C 用式（1-9）代入,可得

$$i = \frac{U}{R} e^{-\frac{t}{RC}} \tag{1-10}$$

由式（1-9）和式（1-10）可知:当 $t = 0$ 时,$u_C = 0$,$i = \frac{U}{R}$（最大）；当 $t \to \infty$ 时,$u_C = U$,$i \to 0$。

由此,得出两个重要结论:

（1）当电路刚接通的瞬间,电容器相当于短路；充电结束后,电容器相当于开路。

（2）充电过程总是需要一定的时间,所以电容器两端的电压不可能突变。

在充电过程中,u_C 和 i 是随时间 t 按指数规律变化的曲线,如图 1-10（b）所示。

2. 电容器放电　电容器泄放电荷的过程,称为电容器放电。电容器充电结束以后,若将开关 S 由 A 扳至 B,电容器便通过电阻 R 进行放电,放电过程如图 1-10（c）所示。

经实验和理论证明:在放电过程中,电容器两端的电压 u_C 和放电电流 i 均随时间按指数规律递减。其表达式为

$$u_C = U e^{-\frac{t}{RC}} \tag{1-11}$$

$$i = -\frac{U}{R}e^{-\frac{t}{RC}} \tag{1-12}$$

上式中的负号,表示放电电流与充电电流的方向相反。从式(1-11)和式(1-12)中可以看出:放电初始时刻($t=0$)电容器两端电压最高($u_C = U$),放电电流最大($I = -U/R$)。随着放电的进行,正电荷不断地往电容器的负极板上迁移,正负电荷不断中和,u_C 和 i 越来越小,直至电容器上电荷放尽,放电电流等于零时,放电过程结束。放电过程中,u_C 和 i 随时间 t 变化的曲线如图1-10(c)所示。

电容器的充、放电时间是短暂的,故常把它称为暂态过程。充、放电结束后,电路中的电流都趋于零。所以,在不专门研究暂态过程的情况下,认为直流电流不能通过电容器。

3. 时间常数 从式(1-9)~(1-12)可以看出:无论充电还是放电,其过程的快慢,均与电阻 R 和电容 C 的乘积有关。RC 越小,充放电过程越快;RC 越大,充放电过程越慢。所以,把 RC 称为电路的时间常数,用 τ 表示,即

$$\tau = RC \tag{1-13}$$

当 R 的单位是欧姆、C 的单位是法拉时,τ 的单位是秒。

电容器充电时,不同 τ 值对应的 u_C 和 i 之值,如表1-3所示。

表1-3 电容器充电时不同 t 值对应的 u_C 和 i 之值

t	0	τ	2τ	3τ	4τ	5τ	……	∞
u_C	0	$0.632U$	$0.865U$	$0.95U$	$0.982U$	$0.993U$	……	U
i	$\dfrac{U}{R}$	$0.368\dfrac{U}{R}$	$0.135\dfrac{U}{R}$	$0.05\dfrac{U}{R}$	$0.018\dfrac{U}{R}$	$0.007\dfrac{U}{R}$	……	0

理论上,只有当 $t \to \infty$ 时,才有 $u_C = U$,即要经过无限长时间,充电过程才能真正结束。但从表1-3中可以看出:当充电时间 $t = (4 \sim 5)\tau$ 时,电容器上的电压 u_C 已达($0.982 \sim 0.993$)U,通常就认为充电过程已基本结束。同样,放电时间 $t = (4 \sim 5)\tau$ 时,电容器两端的电压 u_C 以及放电电流 i,已降至初始值的 $1.8\% \sim 0.7\%$,通常就认为放电过程已基本结束。故一般将电容器的暂态过程定为($4 \sim 5$)τ。

(四) 电容器在电路中的作用

综上分析可知,只要电容器中存储的电荷发生变化,电路中就有电流产生。但充、放电所形成的电流,并非通过了电容器的电介质。如果把电容器接入交流电路中,因为交流电压的极性不断改变,电容器被反复充电、放电,电路中就始终有电流通过。可见交流电可以"通过"电容器,所以说电容器在电路中的作用是"隔直流、通交流"。

在电子线路中,电容可以用于滤波、耦合、旁路、调谐和能量转换等。

法 拉 电 容

近年来出现了一种新型电容器称为法拉电容(又称超级电容),它基于多孔炭材料,可实现更大的表面积,故具有惊人的大静电容量,这也是其称为"超级"的原因。法拉电容是介于电容器和电池之间的储能元件,既具有电容器可以快速充放电的特点,又具有电池的储能机制。作为一种新型储能元件,其电容量可高达法拉级甚至上万法拉,比蓄电池具有更高的功率密度和更长的循环使用寿命(充放电次数可达10万次),同时可以在极低温度等恶劣环境中使用,是一种值得关注的新型电容器件。

第四节　欧 姆 定 律

欧姆定律是电路的基本定律之一,它反映了电流、电压和电阻三者间的相互关系。

一、部分电路欧姆定律

在一段电阻电路中,流过电阻的电流与电阻两端的电压成正比,而与电阻成反比,称为部分电路欧姆定律。在关联参考方向下,其表达式为

$$I = \frac{U}{R} \tag{1-14}$$

在非关联参考方向下,其表达式为

$$I = -\frac{U}{R} \tag{1-15}$$

二、全电路欧姆定律

图 1-11 是最简单的闭合电路,图中的 R_0 是电源的内阻。闭合电路中的电流 I 与电源电动势 E 成正比,而与闭合电路中的总电阻成反比,即在关联参考方向下为

$$I = \frac{E}{R+R_0} \tag{1-16}$$

上式称为全电路欧姆定律。

电源两端的电压 U,称为电源端电压,简称端电压。

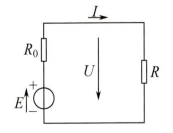

图 1-11　最简单的闭合电路

将 $U=IR$ 代入上式得

$$E=U+IR_0 \text{ 或 } U=E-IR_0 \qquad (1-17)$$

该式表明电源电动势等于内、外电路的电压降之和。

【例1-2】 在图1-11中,电源电动势 $E=3\text{V}$,端电压 $U=2.9\text{V}$,已知外电路的电阻 $R=8.7\Omega$,试求电源内阻 R_0 和电路中的电流 I。

解: 由式(1-14)得

$$I=\frac{U}{R}=\frac{2.9}{8.7}\text{A}=0.33\text{A}$$

由式(1-17)变换得

$$R_0=\frac{E-U}{I}=\frac{3-2.9}{0.33}\Omega=0.3\Omega$$

第五节 电路的三种工作状态

电路有负载、空载和短路三种状态。

一、负 载

如图1-12(a)所示,电源与负载接通,称为电路的负载状态,又称通路状态。此时,电源向负载提供的电流为 $I=E/(R+R_0)$,负载两端的电压为

$$U=IR=E-IR_0 \qquad (1-18)$$

由于电源存在内阻,电压 U 将随负载电流的增加而降低,如图1-12(b)实线所示,称它为电源的外特性曲线。其斜率与电源内阻有关。内阻越小,直线越平;内阻越大,直线一端下降越大。

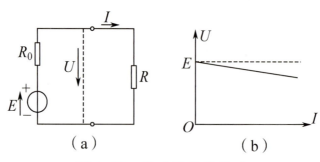

图1-12 电路的负载状态

(a)电路;(b)电源外特性曲线。

将式(1-18)两边同乘以 I,可得电路的功率平衡方程式 $IU=IE-I^2R_0$。其中电源输出的功率为 $P_0=IU$,电源产生的功率为 $P_E=IE$,电源内阻上消耗的功率为 $P_{R_0}=I^2R_0$。

二、空　　载

如图 1-13 所示,外电路与电源断开,称为电路的空载状态,又称开路状态。此时,电路中的电流 $I=0$,电源端电压等于电动势,即 $U=E$,电源的输出功率 $P_0=0$。

三、短　　路

由于工作不慎或负载的绝缘破损等原因,致使电源两端被导体连通,称为电路的短路状态,简称短路,如图 1-14 所示。此时,电路的端电压 $U=0$,负载的电流 $I=0$,负载的功率即电源的输出功率 $P_0=0$,通过电源的电流达到最大,称为短路电流,即 $I_S=E/R_0$,电源内阻 R_0 上消耗的功率 $P_{R_0}=I_S^2 R_0$。

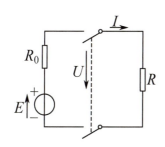

图 1-13　电路的空载状态

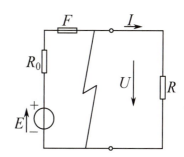

图 1-14　电路的短路状态

电源发生短路时,因为电源内阻很小,I_S 大大超过额定电流,导致电源和短路电流所经过的线路毁坏,甚至导致火灾事故的发生。为了防止短路造成的危害,通常在电路中接入熔断器(F),如图 1-14 所示。一旦发生短路,熔断器立即烧断,从而切断电路,保护电源和设备。

电路三种工作状态时的特征见表 1-4。

表 1-4　电路三种工作状态的特征

状态	电流	电源端电压	用电器功率	电源功率	内阻功率
负载	$I=\dfrac{E}{R+R_0}$	$U=IR=E-IR_0$	$P_0=UI$	$P_E=EI$	$P_{R_0}=I^2 R_0$
空载	$I=0$	$U=E$	$P_0=0$	$P_E=0$	$P_{R_0}=0$
短路	$I=0;I_S=\dfrac{E}{R_0}$	$U=0$	$P_0=0$	$P_E=\dfrac{E^2}{R_0}$	$P_{R_0}=I_S^2 R_0$

第六节　电功、电功率

一、电　功

电路接通后便开始了能量的转换。电荷通过负载时,电场力做正功,电荷的电能减少,被负载吸收或消耗;电荷通过电源时,电场力做负功,即非静电力做功,电荷的电能增加,电源吸收能量。功和被转换的能量在数值上是相等的,根据能量守恒定律,在某一电路中电源提供的电功与负载吸收或消耗的电能相等。

在电源内部,电源提供的电功即非静电力移动电荷 q 所做的功为 W_E,由式(1-4)可知,$W_E = qE$,而 $q = It$,因此,在时间 t 内,电源提供的电功为

$$W_E = EIt \tag{1-19}$$

在外电路上,负载吸收或消耗的电能即电场力移动电荷 q 所做的功为 W,由式(1-3)可知,$W = qU$,而 $q = It$,因此,在时间 t 内,负载吸收或消耗的电能为

$$W = UIt \tag{1-20}$$

电功的单位是焦耳(J),电功较大时,用千瓦时(kW·h)作单位。1 千瓦时就是 1 度电,即

$$1 \text{ 度} = 1 \text{ 千瓦时} = 1\,000 \text{ 瓦} \times 3\,600 \text{ 秒} = 3.6 \times 10^6 \text{ 焦耳}$$

二、电　功　率

(一) 电功率的概念

单位时间内电源发出或负载吸收的电能,称为电功率,简称功率。电源的功率为

$$P_E = \frac{W_E}{t} = EI \tag{1-21}$$

负载的功率为

$$P = \frac{W}{t} = UI \tag{1-22}$$

如果负载是电阻元件,根据欧姆定律,电功率还可以表示为

$$P = I^2 R = \frac{U^2}{R} \tag{1-23}$$

功率的单位是瓦特(W),功率较大时,用千瓦(kW)作单位。

$$1 \text{kW} = 10^3 \text{W}$$

【例 1-3】在图 1-15 中,已知电动势 $E = 12\text{V}$,电源内阻 $R_0 = 0.5\Omega$,导线电阻 $R_1 = R_2 = 0.2\Omega$,负载电阻 $R = 5.1\Omega$。试计算各部分的功率,并指出电源产生的功率与回路内消耗的

总功率在数值上有何关系。

解: 根据全电路欧姆定律,回路中的电流为

$$I = \frac{E}{R + R_0 + R_1 + R_2}$$

所以

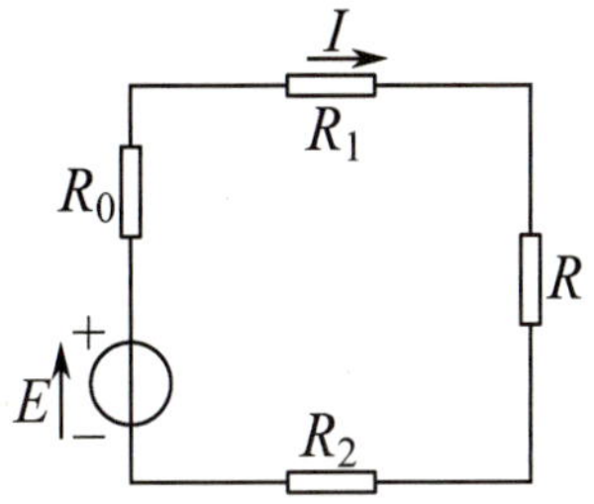

$$I = \frac{12}{5.1 + 0.5 + 0.2 + 0.2}A = 2A$$

（1）

图1-15 例1-3图

电源产生的功率

$$IE = 2 \times 12W = 24W$$

负载消耗或取用的功率

$$I^2 R = 2^2 \times 5.1W = 20.4W$$

电源内阻上损耗的功率

$$I^2 R_0 = 2^2 \times 0.5W = 2W$$

线路上损耗的功率

$$I^2(R_1 + R_2) = 2^2 \times (0.2 + 0.2)W = 1.6W$$

计算结果表明:回路内消耗的总功率为$(20.4 + 2 + 1.6)W = 24W$,与电源产生的功率相等。

（1）式也可以写成 $E = IR + IR_0 + I(R_1 + R_2)$,两边同乘以 I,可得

$$IE = I^2 R + I^2 R_0 + I^2(R_1 + R_2) \tag{2}$$

（2）式就是功率平衡方程式。它表明,在一个闭合电路中,电源产生的功率与负载取用的功率、电源内阻和导线电阻上损耗的功率总是平衡的。它是能量守恒定律的体现。

（二）负载获得最大功率的条件

在实践中有些电路要求负载能从电源获取尽可能大的功率,负载获得的功率为

$$P = I^2 R = \left(\frac{E}{R_0 + R}\right)^2 R = \frac{E^2 R}{(R_0 + R)^2}$$

$$= \frac{E^2 R}{(R_0 + R)^2 - 4R_0 R + 4R_0 R}$$

$$= \frac{E^2}{\dfrac{(R_0 - R)^2}{R} + 4R_0}$$

上式中,只有 $R_0 - R = 0$ 时,分母最小,P 为最大值。可见,负载获得最大功率的条件是

$$R = R_0$$

此时,负载的最大功率是

$$P = \frac{E^2}{4R_0} \tag{1-24}$$

由 $R = R_0$ 可知,电源产生的功率为 $P_E = IE = E^2/(2R_0)$,其中只有一半输送给负载,另一半消耗在电源内阻和线路上,电源效率较低。这种情况在电力系统中是不允许的。但在电子电路中,有时为了使负载获取最大功率,可使 $R = R_0$,这种工作状态称为负载与电源相匹配。

三、额 定 功 率

为了给电气设备提供正常工作条件和尽量发挥其工作能力,对电压、电流和功率都有一定的限额值,称为电气设备的额定值。电气设备的额定值是指导用户正确使用电气设备的技术数据,通常标在设备的铭牌上或在说明书中给出。额定电压、额定电流和额定功率分别用 U_N、I_N 和 P_N 表示,对于电阻性负载有 $P_N = U_N I_N$。

各种电气设备只有按照额定值使用才最安全可靠、经济合理,超过额定值运行时,设备将遭到毁坏或缩短使用寿命;小于额定值时,设备的能力得不到充分的发挥,有些电气设备(如电动机)电压太低时也可能烧坏。所以使用电气设备之前必须仔细阅读其铭牌和说明书。

由于电压、电流和功率之间有一定关系,因此某些设备的额定值并不一定全部标出。灯泡、日光灯管标有 220V、40W,给出的是额定电压和额定功率,其额定电流可由 $I_N = P_N/U_N$ 求出。一只电阻标有 200Ω、1W,给出的是电阻值和额定功率,其额定电流可由 $I_N = \sqrt{P_N/R}$ 求出。

【例 1-4】 一电阻器标有 1kΩ、2W,使用该电阻器时其电流和电压不能超过多大数值?

$$I_N = \sqrt{\frac{P_N}{R}} = \sqrt{\frac{2}{1 \times 10^3}} A = 0.045A = 45mA$$

$$U_N = \sqrt{P_N R} = \sqrt{2 \times 1 \times 10^3} V = 44.7V$$

电流不能超过 45mA,电压不能超过 44.7V。

第七节　基尔霍夫定律

基尔霍夫定律是电路的基本定律之一,是分析电路的依据,它包括基尔霍夫电流定律和基尔霍夫电压定律。

一、基尔霍夫电流定律

基尔霍夫电流定律(简称 KCL)用于确定连接在同一节点上的各支路电流间关系。由于电流的连续性,电路中任何一点均不能堆积电荷。因此,KCL 指出:在任一瞬时,流入某一节点的电流之和应该等于流出该节点的电流之和,即

$$\sum I_{入} = \sum I_{出} \qquad (1-25)$$

若把上式等号右边各项移至等号左边,则

$$\sum I_{入} - \sum I_{出} = 0 \ \text{或} \ \sum I = 0 \qquad (1-26)$$

因此,KCL 也可陈述为:在任一时刻,汇集于任一节点的电流代数和等于零。若规定

流入节点的电流取"+"号,则流出节点的电流应取"-"号,反之亦然。在应用 KCL 之前,必须首先在电路图上标明待求节点上所有电流的参考方向。

例如,在图 1-16 中,根据式(1-25),各电流的关系为

$$I_1+I_2+I_3+I_4=I_5 \tag{1}$$

根据式(1-26)也可写成

$$I_1+I_2+I_3+I_4-I_5=0 \tag{2}$$

显然,方程(1)、(2)是相同的。

如果 $I_1=1A$, $I_2=2A$, $I_3=3A$, $I_4=-10A$ 代入方程(2),求 I_5 得

$$I_5=I_1+I_2+I_3+I_4=\left[1+2+3+(-10)\right]A=-4A$$

说明 I_5 的实际方向与图中所标参考方向相反。

基尔霍夫电流定律又称为基尔霍夫第一定律。它不仅适用于节点,还可推广应用于一个虚拟的封闭面,如图 1-17 所示。无论封闭面中有多少元件、电路如何连接,在任一时刻,通过任一封闭面的电流的代数和恒等于零,即

$$I_1+I_2-I_3=0$$

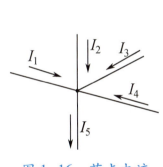

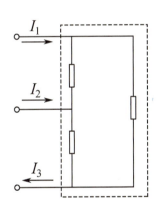

图 1-16　节点电流　　　　　图 1-17　基尔霍夫电流定律的推广应用

二、基尔霍夫电压定律

基尔霍夫电压定律(简称 KVL)用来确定回路中各段电压间关系。在电路中,电源提供电能,以电压升的形式出现,负载消耗或取用电能,以电压降的形式出现。根据能量守恒定律,在某一回路中,电源提供的电能应与负载及电路消耗或取用的电能相等。因此,KVL 指出:在任一时刻,沿任一闭合回路绕行一周,回路中的电压升之和等于电压降之和,即

$$\sum U_{升} = \sum U_{降} \tag{1-27}$$

或回路中各部分电压的代数和恒等于零,即

$$\sum U=0 \tag{1-28}$$

应用 KVL 前,首先应在回路中标定电压(或电流)的参考方向和回路的绕行方向(绕行方向可以任选)。如果规定与绕行方向一致的电压取"+"号,则与绕行方向相反的电压

取"−"号,如图 1−18 中 abcda 回路所示。根据式(1−28),其回路电压方程为

$$-U_1+U_2-U_3+U_4=0$$

在图 1−18 中,$U_1=E_1$,$U_2=I_1R_1$,$U_3=I_2R_2$,$U_4=E_2$,故上式也可表示成

$$E_1-E_2=I_1R_1-I_2R_2$$

写成一般式为

$$\sum E=\sum IR \qquad\qquad (1-29)$$

上式为基尔霍夫电压定律的另一种表达式,它表明:沿回路绕行一周,回路中所有电动势的代数和等于所有电阻上电压降的代数和。电动势和电压降的正负号可以这样确定:凡电动势的参考方向与回路绕行方向一致者取正号,反之取负号;凡电流的参考方向与回路绕行方向一致者,IR 取正号,反之 IR 取负号。

基尔霍夫电压定律又称为基尔霍夫第二定律或回路电压定律,它不仅适合于闭合回路,也可推广应用于不闭合的虚拟回路。图 1−19 中回路Ⅲ即为虚拟回路,其 KVL 方程为

$$-U_2+U_4+U_6+U_{cd}=0$$

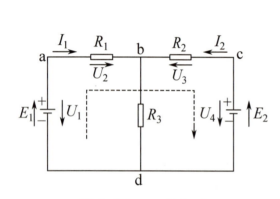

图 1−18　回路电压

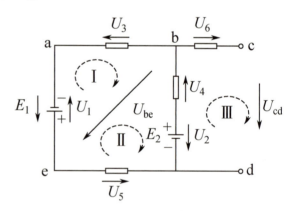

图 1−19　基尔霍夫电压定律的推广应用

应该指出,基尔霍夫定律不仅适用于直流电阻电路,也适用于交流电路及各种不同性质的元件所构成的电路。

【例 1−5】 在图 1−20 中,$E_1=12V$,$E_2=6V$,$R_1=2\Omega$,$R_2=6\Omega$,$R_3=4\Omega$,求总电流 I 及电压 U_{bc}。

解:首先在图中标明电流和电动势的参考方向及回路的绕行方向。因取关联参考方向,故电压方向不必标出。对闭合电路 abdca,应用 KVL 可得

$$E_1-E_2=IR_1+IR_2+IR_3$$

总电流

$$I=\frac{E_1-E_2}{R_1+R_2+R_3}=\frac{12-6}{2+6+4}A=0.5A$$

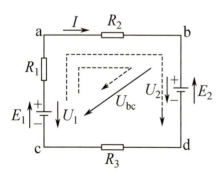

图 1−20　例题 1−5 图

对虚拟回路 abca,应用 KVL 可得

$$E_1 = IR_1 + IR_2 + U_{bc}$$
$$U_{bc} = E_1 - I(R_1 + R_2) = [12 - 0.5 \times (2+6)]V = 8V$$

【例1-6】 在图1-21中,已知$E_1 = 12V, E_2 = 8V, R_1 = 0.6\Omega, R_2 = 0.5\Omega, R_3 = 3\Omega$,求各支路电流。

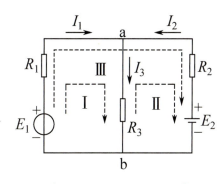

图 1-21　例题 1-6 图

解: 首先在图中标明电流和电动势的参考方向及回路的绕行方向。因取关联参考方向,故电压方向不必标出。

要求三个未知电流I_1、I_2和I_3,需列出三个独立方程。

根据 KCL

对节点 a 有　　　　$I_1 + I_2 - I_3 = 0$ 　　　　　　　　　　(1)

对节点 b 有　　　　　　　　　$I_3 - I_1 - I_2 = 0$ 　　　　　　　　(2)

以上两个方程,只有一个是独立的。一般来说,具有 n 个节点的电路,只能列出$(n-1)$个独立的电流方程(本题 $n=2$)。另外两个方程,可应用基尔霍夫电压定律列出。根据 KVL 可得

回路 I　　　　　　　　$E_1 = I_1 R_1 + I_3 R_3$ 　　　　　　　　　(3)

回路 II　　　　　　　　$-E_2 = I_2 R_2 - I_3 R_3$ 　　　　　　　　(4)

回路 III　　　　　　　$E_1 - E_2 = I_1 R_1 - I_2 R_2$ 　　　　　　　(5)

以上三个回路电压方程中,只有两个是独立的。如(5)式减(4)式可得(3)式。方程独立与否,与回路的选择有关。要使方程独立,至少要有一条新的支路。一般来说,独立电压方程的个数等于网孔数 m(本题 $m=2$)。

将已知量带入(1)、(3)、(4)三个方程,可得

$$\left.\begin{array}{l} I_1 + I_2 - I_3 = 0 \\ 12 = 0.6 I_1 + 3 I_3 \\ -8 = -0.5 I_2 - 3 I_3 \end{array}\right\}$$

解联立方程可得

$$I_1 = 5A \quad I_2 = -2A \quad I_3 = 3A$$

应用 KCL 和 KVL,一共能列出$(n-1)+m$个独立方程,从而解得各支路电流。这种电路分析的方法称为支路电流法,适用于分析计算较复杂的电路。

第八节　电路分析方法

一、电阻的串联、并联连接及其等效变换

(一)电阻的串联

两个或两个以上电阻首尾相连,且通过同一电流,这种连接方式称为电阻的串联。图1-22(a)所示是两个电阻串联的电路。

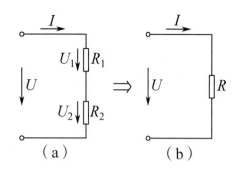

图 1-22　电阻的串联及其等效电路

（a）电阻的串联；（b）等效电路。

两个串联电阻可用一个等效电阻 R 来代替，如图 1-22（b），等效的条件是在同一电压 U 的作用下，电流 I 保持不变。

串联电路的特点：①总电压等于各分电压之和，即 $U=U_1+U_2$。②总电阻（即等效电阻）等于各分电阻之和，即 $R=R_1+R_2$。③各电阻上的电压与其阻值成正比，即 $U_1/R_1=U_2/R_2=I$。④各电阻消耗的功率与其阻值成正比，即 $P_1/R_1=P_2/R_2=I^2$。⑤串联电路消耗的总功率等于各电阻消耗的功率之和，即 $P=P_1+P_2$。

在图 1-22（a）中，有

$$I=\frac{U}{R_1+R_2}$$

根据以上特点③，可得

$$\left.\begin{aligned}U_1=R_1I=\frac{R_1}{R_1+R_2}U\\U_2=R_2I=\frac{R_2}{R_1+R_2}U\end{aligned}\right\} \quad\quad (1-30)$$

上式是两个电阻串联时的分压公式，它是分析计算串联电路时常用的公式。

串联电阻的作用主要是分压和限流。如图 1-23（a）所示，利用 R_1 的分压作用，将 R_1 与额定电压较低的灯泡（或其他用电器）串联后接入电压较高的电源上使用。在图 1-23（b）中，调节 R_1，可以改变通过负载 R_2 的电流。在图 1-23（c）中，利用可变电阻 R_2 能使输出电压 U_o 大小可调。此外还可利用电阻的分压作用来扩大电压表的量程。

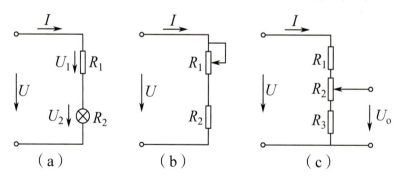

图 1-23　电阻串联的应用

（a）分压；（b）限流；（c）调压。

【例 1-7】 一灯泡标有 6V、3W 的额定值，欲接在电压 $U=8V$ 的电源上，问灯泡能否正常工作？如果要使灯泡正常工作应如何连接电路？连接后灯泡两端的电压与通过的电流各是多少？

解：根据灯泡标定的额定值（$U_N=6V$，$P_N=3W$），灯泡电阻应为

$$R_2 = \frac{U_N^2}{P_N} = \frac{6^2}{3}\Omega = 12\Omega$$

将灯泡直接接到电源上则有

$$U_2 = U = 8V, I_2 = \frac{U_2}{R_2} = \frac{8}{12}A = \frac{2}{3}A, P_2 = U_2 I_2 = 8\times\frac{2}{3}W = 5.33W$$

灯泡上的电压、电流及功率均超过其额定值,故灯泡不能正常工作。

要使灯泡正常工作需串联一电阻(R_1)后再接到电源上,参见图 1-23(a)。

此时灯泡两端的电压应为额定电压,故有

$$U_2 = 6V, U_1 = U - U_2 = (8-6)V = 2V$$

根据串联电路的特点

$$\frac{U_1}{R_1} = \frac{U_2}{R_2}$$

应串联电阻值

$$R_1 = \frac{U_1 R_2}{U_2} = \frac{2\times12}{6}\Omega = 4\Omega$$

串联电阻后灯泡电流

$$I = \frac{U}{R_1+R_2} = \frac{8}{4+12}A = 0.5A$$

串联电阻后灯泡功率

$$P = U_2 I_2 = 6\times0.5W = 3W$$

计算结果表明,将灯泡串联一个 4Ω 电阻后再接入电源便可以正常工作。

由上例可以看出,灯泡串联一个电阻后,同时起到了分压和限流的作用。

【例 1-8】 在图 1-23(c)中,$R_1 = R_3 = 10k\Omega$,$R_2 = 20k\Omega$,$U = 12V$,求输出电压 U_o 的变化范围。

解: 当滑动点移至 R_2 的上端时根据分压公式,输出电压最大值为

$$U_{omax} = \frac{R_2+R_3}{R_1+R_2+R_3}U = \frac{20+10}{10+20+10}\times12V = 9V$$

当滑动点移至 R_2 的下端时根据分压公式,输出电压最小值为

$$U_{omin} = \frac{R_3}{R_1+R_2+R_3}U = \frac{10}{10+20+10}\times12V = 3V$$

输出电压的变化范围为 3~9V。

(二) 电阻的并联

两个或两个以上电阻连接在两个公共的节点之间,这种连接方法称为电阻的并联。各并联电阻承受的是同一个电压。图 1-24(a)所示是两个电阻并联的电路,两个并联电阻可用一个等效电阻 R 来代替,如图 1-24(b)所示。

并联电路的特点:①总电流等于各分电流之和,即 $I = I_1 + I_2$。②总电阻(即等效电阻)的倒数

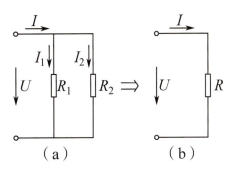

图 1-24 电阻的并联及其等效电路

(a) 电阻的并联;(b) 等效电路。

等于各分电阻的倒数之和,即 $1/R=1/R_1+1/R_2$。R_1 与 R_2 并联可记作 $R_1//R_2$。③各电阻分得的电流与其阻值成反比,即 $I_1R_1=I_2R_2=U$。④各电阻消耗的功率与其阻值成反比,即 $P_1R_1=P_2R_2=U^2$。⑤并联电路消耗的总功率等于各电阻消耗的功率之和,即 $P=P_1+P_2$。

在图 1-24(b)中,有

$$U=RI=\frac{R_1R_2}{R_1+R_2}I$$

根据以上特点③,可得

$$\left.\begin{aligned} I_1 &= \frac{U}{R_1} = \frac{R_2}{R_1+R_2}I \\ I_2 &= \frac{U}{R_2} = \frac{R_1}{R_1+R_2}I \end{aligned}\right\} \tag{1-31}$$

上式是两个电阻并联时的分流公式,它是分析计算并联电路时常用的公式。并联电阻的主要作用是分流,利用这一作用可以扩大电流表的量程。

【例 1-9】 在图 1-25 中,$U=12\text{V}$,$R_1=6\text{k}\Omega$,$R_2=3\text{k}\Omega$,$R_3=2\text{k}\Omega$,在 U 不变的情况下,求:(1) 当 S_2、S_3 断开时的电流 I 和 I_1;(2) 只闭合 S_2 时的电流 I_1、I_2、I 及总电阻 R_{12};(3) 同时闭合 S_2、S_3 时的电流 I_1、I_2、I_3、I 及总电阻 R_{123}。

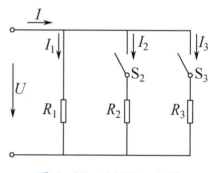

图 1-25 例题 1-9 图

解:(1) 当 S_2、S_3 断开时

$$I=I_1=\frac{U}{R_1}=\frac{12}{6\times10^3}\text{A}=2\times10^{-3}\text{A}=2\text{mA}$$

(2) 只闭合 S_2 时

$$I_1=\frac{U}{R_1}=\frac{12}{6\times10^3}\text{A}=2\times10^{-3}\text{A}=2\text{mA}$$

$$I_2=\frac{U}{R_2}=\frac{12}{3\times10^3}\text{A}=4\times10^{-3}\text{A}=4\text{mA}$$

$$I=I_1+I_2=(2+4)\,\text{mA}=6\text{mA}$$

$$R_{12}=R_1//R_2=\frac{R_1R_2}{R_1+R_2}=\frac{6\times3}{6+3}\text{k}\Omega=2\text{k}\Omega$$

(3) 同时闭合 S_2、S_3 时

$$I_1=\frac{U}{R_1}=\frac{12}{6\times10^3}\text{A}=2\times10^{-3}\text{A}=2\text{mA}$$

$$I_2=\frac{U}{R_2}=\frac{12}{3\times10^3}\text{A}=4\times10^{-3}\text{A}=4\text{mA}$$

$$I_3=\frac{U}{R_3}=\frac{12}{2\times10^3}\text{A}=6\times10^{-3}\text{A}=6\text{mA}$$

$$I = I_1 + I_2 + I_3 = (2+4+6)\,\text{mA} = 12\text{mA}$$

$$R_{123} = R_{12}/\!/R_3 = \frac{R_{12}R_3}{R_{12}+R_3} = \frac{2\times2}{2+2}\text{k}\Omega = 1\text{k}\Omega$$

由上例可以看出,并联的负载电阻越多,则总电阻越小,电路中总电流和总功率也就越大;各电阻上分得的电流与其阻值成反比。一般负载都是并联使用的,它们处于同一电压下,在理想情况下,任何一个负载的工作情况不受其他负载的影响。

（三）电阻的混联

既有电阻串联又有电阻并联的电路称为电阻的混联电路。这种电路应用广泛,形式多样。分析混联电路时,首先要弄清电路中各电阻的连接关系:①通过同一电流的各电阻一定是串联关系;②连接在共同两节点之间的各支路电阻一定是并联关系;③导线的长度可任意伸缩。

【例 1-10】 计算图 1-26(a)中,电路的等效电阻 R_{ab},并求电流 I 和 I_5。

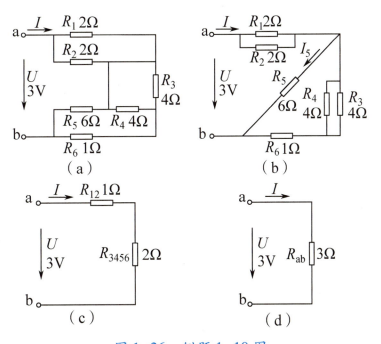

图 1-26　例题 1-10 图

解: 首先根据上述分析混联电路的三点原则,弄清电路中各电阻的连接关系,如图 1-26(b)所示。

R_1 与 R_2 并联,得　　　　$R_{12} = R_1/\!/R_2 = \dfrac{R_1R_2}{R_1+R_2} = \dfrac{2\times2}{2+2}\Omega = 1\Omega$

R_3 与 R_4 并联,得　　　　$R_{34} = R_3/\!/R_4 = \dfrac{R_3R_4}{R_3+R_4} = \dfrac{4\times4}{4+4}\Omega = 2\Omega$

R_{34} 与 R_6 串联,而后再与 R_5 并联,得

$$R_{3456} = (R_{34}+R_6)/\!/R_5 = \frac{(2+1)\times6}{2+1+6}\Omega = 2\Omega$$

将图 1-26(b)简化为图 1-26(c),则等效电阻

$$R_{ab} = R_{12} + R_{3456} = (1+2)\,\Omega = 3\,\Omega$$

由此化简为图 1-26(d)电路。电流

$$I = \frac{U}{R_{ab}} = \frac{3}{3}\,A = 1\,A$$

在图 1-26(b)中,应用分流公式得

$$I_5 = \frac{R_{34} + R_6}{R_{34} + R_6 + R_5} I = \frac{2+1}{2+1+6} \times 1\,A = \frac{1}{3}\,A$$

二、电源的两种模型及其等效变换

电源对于负载而言,可以看成是电压的提供者,也可以看成是电流的提供者。因此,实际电源可以用两种模型来表示,即电压源和电流源。

(一) 电压源

任何一个实际电源在产生电能的同时,自身也消耗电能,因此,都含有电动势 E 和内阻 R_0。由 E 和 R_0 串联所组成的电源的电路模型,即是电压源,如图 1-27(a)所示,其输出电压与电流的关系为

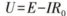

$$U = E - IR_0$$

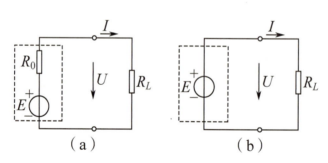

图 1-27 电压源和理想电压源电路

(a) 电压源;(b) 理想电压源。

当 $R_0 = 0$ 时,电压 U 恒等于电动势 E,这样的电压源称为理想电压源,又称为恒压源。如图 1-27(b)所示。理想电压源有两个特点:一是输出电压恒定不变;二是输出电流可取任意值,由负载电阻 R_L 决定。如在图 1-27(b)中,$E = 10V$,当 $R_L = 2\,\Omega$ 时,$I = (10/2)\,A = 5A$,$U = 10V$;当 $R_L = 5\,\Omega$ 时 $I = (10/5)\,A = 2A$,$U = 10V$;当 $R_L \rightarrow \infty$ 时,$I = 0$,$U = 10V$。

理想电压源实际上并不存在,但如果电源内阻远小于负载电阻,即 $R_0 \ll R_L$,则内阻上的压降 $IR_0 \ll UI$,于是 $U \approx E$,输出电压基本恒定,可以近似视为理想电压源。如通常使用的稳压电源可以看成是一个理想电压源。

(二) 电流源

实际的电源,除了用电压的形式表示以外,还可以用电流的形式表示。如果用恒定电

流 I_s 和 R_0' 并联的电路模型来等效代替实际的电源,就称为电流源,如图 1-28(a)所示,由图中可得出其输出电压与电流的关系为

$$I = I_s - \frac{U}{R_0'}$$

当 $R_0' \to \infty$ 时, $U/R_0' \to 0$。这时 $I = I_s$,为一恒量,这样的电流源称为理想电流源,又称为恒流源,如图 1-28(b)所示。理想电流源有两个特点:一是输出电流恒定不变,二是输出电压可取任意值,由负载电阻 R_L 决定。如在图 1-28(b)中, $I_s = 5A$,当 $R_L = 2\Omega$ 时, $I = I_s = 5A$, $U = 10V$;当 $R_L = 5\Omega$ 时, $I = I_s = 5A$, $U = 25V$。

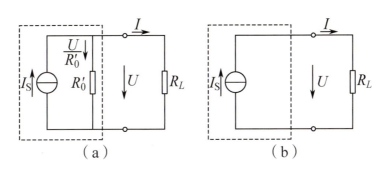

图 1-28 电流源和理想电流源电路

(a) 电流源;(b) 理想电流源。

理想电流源实际上并不存在,但如果电源内阻远大于负载电阻,即 $R_0' \gg R_L$,则 $I \approx I_s$,输出电流基本恒定,这时,可以近似看做是理想电流源。如半导体三极管在一定条件下,其输出电流几乎不变,就可以近似地把它看做是恒流源。

(三) 电压源与电流源的等效变换

电压源和电流源都是实际电源的电路模型,它们之间可以互相等效变换。对电源等效变换的要求是:变换前后它们具有相同的外特性,即两种电源所带负载相同时,其输出电压 U 与输出电流 I 也相同。

若两种电源向同一负载输出的电压均为 U,则图 1-27(a)所示电压源输出的电流为

$$I = \frac{E-U}{R_0} = \frac{E}{R_0} - \frac{U}{R_0}$$

图 1-28(a)所示电流源输出的电流为

$$I = I_s - \frac{U}{R_0'}$$

根据等效的要求,上述两式的对应项应相等,由此可得电压源与电流源等效变换的条件为

$$I_s = \frac{E}{R_0} \text{或} E = I_s R_0 \tag{1-32}$$

其中 $\qquad\qquad\qquad\qquad R_0 = R_0'$

电压源和电流源的等效变换如图 1-29 所示。电压源变换成电流源, $I_s = E/R_0 = (10/2)A = 5A$, R_0 阻值不变,改为与 I_s 并联, I_s 的方向与 E 的方向相同;由电流源变换成电压源, $E =$

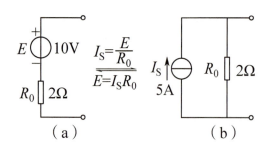

$I_S = \dfrac{E}{R_0}$
$E = I_S R_0$

图 1-29　电压源和电流源的等效变换

$I_S R_0 = (5 \times 2)\,\text{V} = 10\text{V}$，$R_0$ 阻值不变，改为与 E 串联，E 的方向与 I_S 的方向相同。

实际上，任何一个理想电压源 E 和任意阻值的电阻 R 串联的电路，都可以等效变换为一个理想电流源 I_S 和 R 并联的电路，反之亦然。进行这种变换时，只需用 R 来代替转换公式中的 R_0 即可。这样就扩大了等效电源的应用范围，使复杂电路的分析更为方便。

电压源与电流源等效变换时应注意：①电压源与电流源的等效变换关系只对外电路而言，对内部电路是不等效的。例如，当电压源和电流源都处于开路状态时，电压源内部，由于 $I = 0$，内阻 R_0 上没有损耗，但电流源内部依然有电流存在，其内阻 R_0 上有功率损耗。②理想电压源与理想电流源不能等效变换，因为理想电压源的内阻等于零，理想电流源的内阻趋于无穷大，两者之间不存在等效条件。

【例 1-11】 试用电源等效变换的方法，计算图 1-30(a)中电流 I_3。已知 $E_1 = 12\text{V}$，$E_2 = 8\text{V}$，$R_1 = 0.6\Omega$，$R_2 = 0.5\Omega$，$R_3 = 3\Omega$。

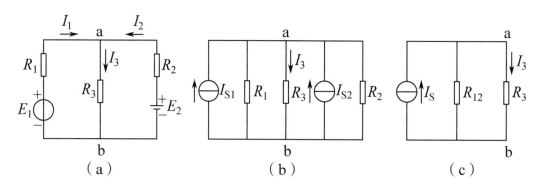

图 1-30　例题 1-11 图

解：先将图 1-30(a)中的两个电压源，分别等效变换为电流源，如图 1-30(b)所示。再将 I_{S1} 和 I_{S2}、R_1 和 R_2 分别合并，化成一个简单电路，如图 1-30(c)所示。

根据式(1-32)，可得

$$I_{S1} = \frac{E_1}{R_1} = \frac{12}{0.6}\text{A} = 20\text{A}$$

$$I_{S2} = \frac{E_2}{R_2} = \frac{8}{0.5}\text{A} = 16\text{A}$$

I_{S1} 和 I_{S2} 合并得　　　　$I_S = I_{S1} + I_{S2} = (20 + 16)\text{A} = 36\text{A}$

R_1 和 R_2 合并得　　　$R_{12} = R_1 /\!/ R_2 = \dfrac{R_1 R_2}{R_1 + R_2} = \dfrac{0.6 \times 0.5}{0.6 + 0.5}\Omega = \dfrac{3}{11}\Omega$

由图 1-30(c)可看出，R_{12} 与 R_3 是并联电路，应用分流公式(1-31)可得

$$I_3 = \frac{R_{12}}{R_{12}+R_3}I_S = \frac{\dfrac{3}{11}}{\dfrac{3}{11}+3}\times 36\text{A} = 3\text{A}$$

答案与例 1-6 相同。

 知识链接

叠 加 定 理

叠加定理是分析与计算线性问题的普遍原理,可以用来计算复杂线性电路的电流或电压。

对于线性电路,任何一条支路中的电流或电压,都可以看成是电路中各个电源(电压源或电流源)分别作用时,在此支路中所产生的电流或电压的代数和,这就是叠加定理。所谓电路中只有一个电源单独作用,就是假设将其余电源均除去(将各个理想电压源短接,即其电动势为零;将各个理想电流源开路,即其电流为零),但是它们的内阻(如果给出的话)仍应计及。

用叠加定理计算复杂电路时,就是把一个多电源的复杂电路化为几个单电源电路来进行计算。叠加定理只适用于线性电路,不适用于非线性电路;只适用于计算电流或电压,不适用于功率。

本章小结

1. 电路主要由电源、负载和中间环节组成;为了便于分析和计算,常把实际电路元件理想化。由理想电路元件组成的电路称为实际电路的电路模型。

2. 电流、电压是电路中的基本物理量,电流、电压的正、负表示参考方向,"正值"表示参考方向与实际方向一致,"负值"表示参考方向与实际方向相反。未知电流、电压的参考方向,可以任意假定,如果参考方向选得相反,会相差一个负号,但不影响电流实际方向的正确判断。

3. 组成电路的基本元件有电阻、电感和电容等,电阻对电流有阻碍作用,电感对交流电有阻碍作用,电容能存储电荷,具有阻碍直流的作用。

4. 欧姆定律是电路的基本定律。对部分电路,可以应用部分电路欧姆定律;对包含电源在内的整个电路,可应用全电路欧姆定律。

5. 电路有负载、开路、短路和三种不同的工作状态,其中短路是危险状态,应该避免发生。

6. 在任一闭合电路中,电源产生的功率与负载取用的功率、电源内阻和线路电阻上损耗的功率总是平衡的。它是能量守恒定律的体现。

7. 应用基尔霍夫定律分析电路时，必须在电路图上标明电流、电压、电动势的参考方向，然后才能列方程求解。

8. 电阻的连接方式有串联、并联、混联等方式，串联电路有分压作用，并联电路有分流作用；实际电源可以用电压源和电流源模型表示。对较复杂的电路，可以用串并联的等效变换、电压源与电流源的等效变换进行分析。

目标测试一

1. 图 1-31 所示电路分别有几个节点、支路、回路和网孔？

2. 电路中的参考点即_____电位点。参考点选得不同,电路中各点的_____也不同,但是_____是不变的。在电路中不指定参考点而谈_____是没有意义的。

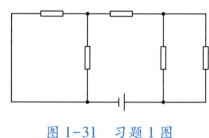

图 1-31　习题 1 图

3. 电流通过电阻时受到_____,因而沿电流方向在电阻两端产生_____。电压降与电流之间的关系称为_____关系。电阻值是一个常数,不随电压或电流而改变,这样的电阻称为_____电阻。

4. 电阻的大小可以用色环来表示,一个电阻的色环分别为绿、棕、橙、金,它的电阻是_____,精确度是_____;一个电阻的阻值是 4.7K±10%,应该用_____、_____、_____表示;一个电阻的色环分别为金、红、橙、黄,它的电阻是_____,精确度是_____。

5. 负载获得最大功率的条件是_____,负载所能获得的最大功率是_____。

6. 基尔霍夫电流定律不仅适用于节点,也可推广应用于_____;基尔霍夫电压定律不仅适用于闭合回路,也可推广应用于_____;基尔霍夫定律不仅适用于直流电阻电路,也适用于_____以及各种_____的元件所构成的电路。

7. 电压源与电流源的等效关系只对_____电路成立,对_____电路不成立。理想电压源与理想电流源之间_____。

8. 有一只标有 220V,40W 的电灯,其额定电流是多少？ 若实际电压降至 200V 或升到 240V 时,其实际功率各是多少(设电灯为线性电阻)？

9. 计算图 1-32 中各电路的等效电阻 R_{AB}(各电阻的单位都是欧姆)。

10. 电源电动势 $E = 3V$,电源的内阻为 2Ω,负载电阻为 13Ω,求电路中的电流和路端电压。

11. 在图 1-33 电路中,已知 $E_1 = 10V$,$E_2 = 26V$,$R_1 = 6\Omega$,$R_2 = 2\Omega$,$R_3 = 4\Omega$,用支路电流法求 I_1、I_2、I_3。

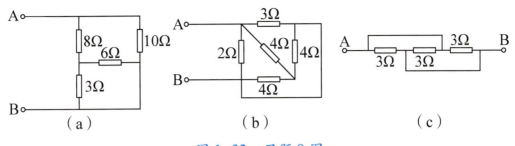

图 1-32　习题 9 图

12. 电阻 $R_1 = 10\Omega$ 和 $R_2 = 20\Omega$ 串联,两个电阻两端的总电压是 15V,问两个电阻各分担多少电压?

13. 电阻 $R_1 = 10\Omega$ 和 $R_2 = 20\Omega$ 并联,干路中的总电流是 15A,问两个电阻所在的支路各分多少电流?

14. 在图 1-34 电路中,已知 $E_1 = 12V$, $E_2 = 6V$, $R_1 = 4\Omega$, $R_2 = 2\Omega$,求电路中的电流 I。

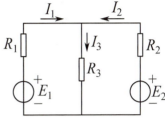

图 1-33　习题 11 图

15. 请把一个电动势为 1.5V,内阻 0.5Ω 的电源,画成电压源,然后再改画成电流源。

16. 请把一个总电流为 12A,内阻 0.1Ω 的电源,画成电流源,然后再改画成电压源。

17. 图 1-35 所示两个电压源串联,相当于一个怎样的电压源? 请画出来。

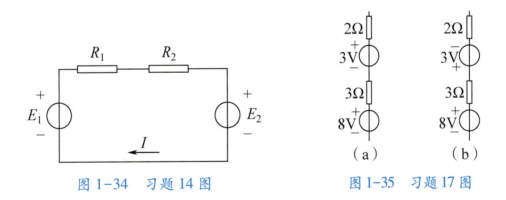

图 1-34　习题 14 图

图 1-35　习题 17 图

18. 图 1-36 所示两个电流源并联,相当于一个怎样的电流源? 请画出来。

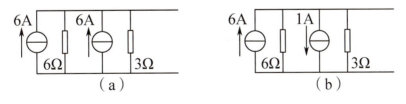

图 1-36　习题 18 图

19. 如图 1-33 所示,已知 $E_1 = 10V$, $E_2 = 26V$, $R_1 = 6\Omega$, $R_2 = 2\Omega$, $R_3 = 4\Omega$,用电压源和电流源等效变换的方法求 I_3。

20. 电容器充放电时间常数 τ 的意义是什么?

（王世刚）

第二章 | 正弦交流电路

02章 数字资源

学习目标

- **知识目标：**掌握正弦交流电的基本概念，单相正弦交流电路的特性；熟悉正弦交流电的常用表示方法，用相量图分析交流电路；了解 *RLC* 串联电路的特性及应用。
- **能力目标：**掌握正弦交流电路的分析方法，能够使用和操作常用的电工仪器、仪表，具有常用电器设备的安装、调试、检测的能力。
- **素质目标：**激发学生的求知欲望，培养学生探索精神和独立创新意识；培养学生严谨求实的科学态度和刻苦钻研的学习作风，具有良好的社会责任感与职业道德。

正弦交流电是电能生产、输送、分配和使用的主要形式，现代社会的生产和生活中广泛应用的就是正弦交流电。发电厂发出的电能都是交流电，照明、动力、电热等方面的绝大多数设备也都使用交流电。在电能输送上，可以利用变压器把某一数值的交流电压变换成另一数值的交流电压，以解决高压输电和低压配电之间的矛盾。交流电在能量转换上比直流电容易，转换设备结构相对简单，成本低，工作可靠；在需要直流电的场合，大多数情况是将正弦交流电通过整流设备变换为直流电。因此学习和研究正弦交流电具有重要的现实意义。

在交流电作用下的电路称为交流电路，本章主要讲述正弦交流电的概念、表示方法、单一元件交流电路及 *RLC* 谐振电路等内容。

第一节　正弦交流电的基本概念

一、正弦量的概念

在研究电能的不同形式上,人们常用图形来表示电动势、电压和电流随时间的变化规律,这种图形称为波形图。图 2-1 是几种电能形式的波形图。

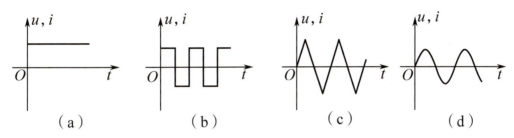

图 2-1　几种常见的电压和电流波形
（a）直流量；（b）方波；（c）三角波；（d）正弦波。

直流电路中所讨论的电压和电流,其方向（或极性）都是不随时间变化的,如图 2-1(a)所示。凡大小和方向随时间周期性变化的电动势、电压和电流,统称为交流电,其波形如图 2-1(b)、(c)、(d)所示。随时间按正弦规律变化的交流电称为正弦交流电,其波形如图 2-1(d)所示。作为能量使用的正弦交流电是由正弦交流发电机产生的,作为信号使用的正弦交流电是由电子信号发生器产生的。

正弦函数和余弦函数的解析式分别为

$$y = A\sin(\omega x + \varphi)$$
$$y = A\cos(\omega x + \varphi)$$

(2-1)

它们的图像分别为正弦曲线和余弦曲线,正弦曲线与余弦曲线有着相同的周期规律和图像。为了研究方便,人们把正弦函数和余弦函数统称为正弦量。

正弦交流电路中的电动势、电压和电流都按正弦规律变化,所以它们都是正弦量。分别称为正弦交流电动势 e、正弦交流电压 u 和正弦交流电流 i,它们的正弦量表达式即三角函数表达式分别为

$$e = E_m\sin(\omega t + \varphi_e)$$
$$u = U_m\sin(\omega t + \varphi_u)$$
$$i = I_m\sin(\omega t + \varphi_i)$$

(2-2)

图 2-2 所示,分别为正弦交流电的电流波形和电压波形。正弦量主要有以下特点:正弦量是最简单的周期量;正弦量的变化是平滑的;同频率的几个正弦量相加或相减其结果仍为同频率的正弦量。

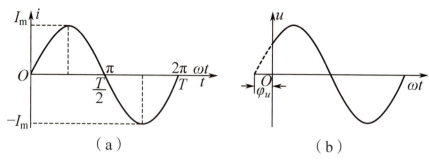

图 2-2　正弦波形

（a）电流波形；（b）电压波形。

二、正弦量的三要素

正弦量的特征表现在变化的大小、快慢和初始值三个方面,这三个方面称为正弦量的"三要素",即最大值、角频率和初相位。对确定的正弦交流电路,其正弦量的"三要素"也是确定的。

（一）频率、周期与角频率

周期、频率与角频率是用来表示交流电变化快慢的物理量。

1. 周期　交流电完成一次周期性变化所需的时间称为交流电的周期,用字母 T 表示,单位是秒(s)。周期越长,交流电变化越慢;周期越短,交流电变化越快。

2. 频率　交流电在一秒钟内完成周期性变化的次数称为交流电的频率,用字母 f 表示,单位是赫兹(Hz),简称赫。比赫兹大的常用单位有千赫兹(kHz)、兆赫兹(MHz)和吉赫兹(GHz),即

$$10^3 \text{Hz} = 1\text{kHz}, 10^6 \text{Hz} = 1\text{MHz}, 10^9 \text{Hz} = 1\text{GHz}$$

周期与频率互为倒数,即

$$T = \frac{1}{f} \text{或} f = \frac{1}{T} \tag{2-3}$$

我国和大多数国家都采用 50Hz 作为电力正弦交流电的标准频率(有些国家采用 60Hz),这种频率在工业上应用广泛,习惯上也称为工频,常用的交流电动机和照明用电都用这种频率。

在其他各种不同的技术领域内使用着各种不同频率的交流电,工业和医疗中的特殊设备使用的中频频率是 200Hz~20kHz,如中频电炉和中频 X 线机;高频频率为 200~300kHz,如高频电炉和高频理疗机等。无线电通信领域中使用的电磁波频率更高,收音机的中波段频率为 530~1 600kHz,短波段为 2.3~23MHz,电视信号传输使用的频段为 48.5~958MHz,卫星通信使用的频率高达 GHz。我们随身携带的手机,使用的通信频率也很高,有 900MHz 和 1 800MHz 等频段。

3. 角频率　正弦交流电每秒钟内变化的电角度称为角频率或角速度。角度常用弧度

来表示,因此,角频率 ω 的单位是弧度/秒,用符号 rad/s 表示。因为正弦交流电变化一个周期经历的电角度是 2π,如图 2-2(a)所示,所以角频率

$$\omega = \frac{2\pi}{T} = 2\pi f \tag{2-4}$$

上式描述了周期、频率、角频率之间的关系。

【例 2-1】已知工频 $f = 50\text{Hz}$,求周期 T 和角频率 ω。

解:

$$T = \frac{1}{f} = \frac{1}{50}\text{s} = 0.02\text{s}$$

$$\omega = 2\pi f = 2 \times 3.14 \times 50 \text{rad/s} = 314\text{rad/s}$$

(二) 幅值与有效值

正弦交流电的电动势、电压、电流在任一时刻的数值称为瞬时值,分别用小写字母 e、u 和 i 表示,它们对应的正弦量表达式如式(2-2)所示。

正弦交流电最大的瞬时值称为最大值,也称为幅值或峰值,用字符 E_m、U_m、I_m 表示。正弦量的瞬时值是随时间变化的,它不能直接反映正弦交流电在电路中一些效应的大小,如转换热能和机械能等。为此,在计算和测量时,需引入有效值的概念。交流电流通过电阻和直流电流通过电阻一样,都会产生热量。如果某交流电流通过一个电阻在一个周期内所产生的热量和某直流电流通过同一电阻在相同的时间内产生的热量相等,那么,这个直流电的电动势、电压和电流的各量值就称为对应交流电各量值的有效值。正弦交流电的电动势、电压、电流的有效值分别用大写字母 E、U、I 来表示。理论证明,正弦交流电的有效值与最大值关系为

$$E = \frac{E_\text{m}}{\sqrt{2}} \approx 0.707 E_\text{m}$$

$$U = \frac{U_\text{m}}{\sqrt{2}} \approx 0.707 U_\text{m} \tag{2-5}$$

$$I = \frac{I_\text{m}}{\sqrt{2}} \approx 0.707 I_\text{m}$$

在实际电工技术中,若无特殊说明,正弦交流电的大小均是指有效值。交流用电设备的额定电压、额定电流都用有效值表示。一般的电流表和电压表所指示的数值都是指有效值。通常使用的交流电压 220V、380V,交流电流 5A、10A 等均指有效值。

(三) 初相位

1. 相位 式(2-2)中的 $(\omega t + \varphi_e)$、$(\omega t + \varphi_u)$ 和 $(\omega t + \varphi_i)$ 称为正弦量的相位角,简称相位,单位是弧度。相位表示正弦交流电在任意时刻所处的状态和变化趋势。

2. 初相位 $t = 0$ 时刻的相位称为初相位。式(2-2)中的 φ_e、φ_u 和 φ_i 分别表示 e、u 和 i 的初相位。初相位决定正弦量的初始状态。

3. 相位差 研究两个以上同频率的正弦量,常常需要比较和确定它们之间的相位关

系,同频率正弦量的相位角之差,称为相位角差或相位差,常用 φ 表示。在一个正弦交流电路中,电压 u 和电流 i 的频率是相同的,但初相位不一定相同,图 2-3(a)中的 u 和 i 的表达式分别为

$$u = U_m \sin(\omega t + \varphi_u)$$

$$i = I_m \sin(\omega t + \varphi_i)$$

其相位差

$$\varphi = (\omega t + \varphi_u) - (\omega t + \varphi_i) = \varphi_u - \varphi_i \qquad (2-6)$$

由此可见,两个同频率的正弦量的相位差,即是初相位之差,是一个常数。

当 $\varphi = \varphi_u - \varphi_i = 0$,$u$ 和 i 同相位。如图 2-3(b)中 u 和 i_1 的相位关系;

当 $\varphi = \varphi_u - \varphi_i > 0$,$u$ 超前 i,或 i 滞后 u,如图 2-3(a)所示;

当 $\varphi = \varphi_u - \varphi_i = \pi$,$u$ 和 i 反相位,如图 2-3(b)中 u 和 i_2 的相位关系。

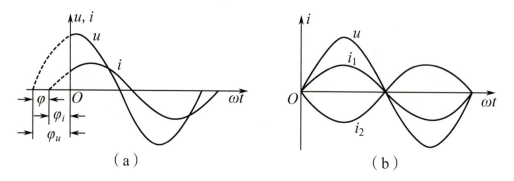

图 2-3　正弦量的相位

(a) 正弦量的超前与滞后;(b) 正弦量的同相与反相。

【例 2-2】 一个用电器两端的电压和通过用电器的电流的表达式分别为 $u = 537\sin(314t + 30°)$ V,$i = 7\sin(314t - 60°)$ A。试分别求出电压及电流的最大值、有效值、频率、周期、初相位和它们的相位差。

解: 用电器两端正弦电压的各量为

$$U_m = 537V$$

$$U = \frac{U_m}{\sqrt{2}} = \frac{537}{\sqrt{2}}V \approx 380V$$

$$f = \frac{\omega}{2\pi} = \frac{314}{2 \times 3.14}Hz = 50Hz$$

$$T = \frac{1}{f} = \frac{1}{50}s = 0.02s$$

$$\varphi_u = 30°$$

通过用电器正弦电流的各量为

$$I_m = 7A$$

$$I = \frac{I_m}{\sqrt{2}} = \frac{7}{\sqrt{2}} \text{A} \approx 5\text{A}$$

$$f = \frac{\omega}{2\pi} = \frac{314}{2 \times 3.14} \text{Hz} = 50\text{Hz}$$

$$T = \frac{1}{f} = \frac{1}{50}\text{s} = 0.02\text{s}$$

$$\varphi_i = -60°$$

正弦电压与电流的相位差

$$\varphi = \varphi_u - \varphi_i = 30° - (-60°) = 90°$$

可见，电压超前电流 90°。

第二节　正弦交流电的表示方法

为了便于研究正弦量，人们常用几种不同的方法来表示正弦量。一般采用的有三角函数表示法、波形图表示法和旋转相量表示法。

一、三角函数表示法

前面讲到的式（2-2），即为正弦量的三角函数表示法，式中包含了正弦量的频率、幅值和初相位，只要知道这三要素，就可写出正弦量的表达式。这种方法是正弦量的基本表示方法，欲求某一时刻正弦量的瞬时值，将时间 t 代入便可求得。但在正弦量加减运算时较为繁琐。

二、波形图表示法

把正弦量按相位或时间展开，即为正弦量的波形图表示法，如图 2-2 和图 2-3 所示。波形图表示法比较形象，可以直接观察出正弦量的三要素，比较出几个正弦量的大小和相位关系。但是，对正弦量的加减运算却很困难。

三、相量图表示法

正弦量可以用旋转相量来表示，并能利用相量对同频率的正弦量进行加减运算，运算方法相对简单，这是分析计算正弦量常用的一种方法。

（一）旋转相量表示法

1. 相量　在一平面直角坐标系上画一矢量，矢量既有大小又有方向，它的长度等于正弦量的幅值,它与横轴正方向之间的夹角为正弦量的初相位,而频率因其固定而不必再标明,这种仅反映正弦量的幅值和初相位的矢量,称为相量。

2. 用相量表示正弦量   一个正弦量可以用旋转的矢量,即有向线段来表示。图 2-4 所示有向线段 OA 的长度 A 为正弦量的幅值 U_m;有向线段初始位置与横轴正方向的夹角表示正弦量的初相位 φ;有向线段逆时针旋转的角速度表示正弦量的角频率 ω。有向线段在纵轴上的投影的变化就是正弦电流 $u = U_m \sin(\omega t + \varphi)$ 的波形。

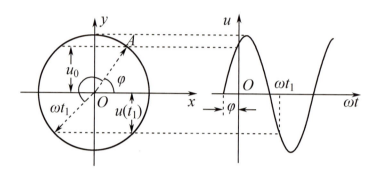

图 2-4   旋转矢量表示正弦量

可以发现,有向线段 OA 具有长度、初始位置和旋转角速度三个特点,这三个特点正好是正弦量的三要素:最大值、初相位和角速度。因此可以用旋转的有向线段来表示正弦量,正弦量的瞬时值也就是有向线段该时刻在纵轴上的投影。例如,当 $t = 0$ 时,$u(0) = U_m \sin\varphi$;当 $t = t_1$ 时,$u(t_1) = U_m \sin(\omega t_1 + \varphi)$。

由以上分析可知,旋转矢量 OA 只代表正弦量,而等于正弦量;并且只有正弦周期量才能用相量表示,相量不能表示非正弦周期量。任何一个正弦交流量都可以由旋转相量表示,具体方法是:

(1) 旋转相量的长度代表正弦量的最大值;

(2) 旋转相量初始位置与 x 轴正方向的夹角代表正弦量的初相位;

(3) 旋转相量以角频率 ω 随时间 t 逆时针旋转的任一瞬间,在 y 轴上的投影就是该正弦量的瞬时值。

正弦交流电动势、电压和电流的最大值相量的符号表示,是在相应的字符上加点,即用 $\dot{E}_m$、$\dot{U}_m$ 和 $\dot{I}_m$ 来表示。以上分析过程中的有向线段 OA 即可以用 $\dot{U}_m$ 表示。

在分析线性电路时,正弦激励和响应均为同频率的正弦量,频率是已知的,不必考虑。因此,一个正弦量仅由幅值和初相位就可确定。按照各个正弦量的大小和相位关系画出的若干个相量的图形,称为相量图。由于各正弦量之间的关系主要决定于相位差,一般情况下可以以某一正弦量为参考相量,画在 x 轴的正轴上,其他各正弦量以与参考相量的相位差画出来。这样可以使相量图更直观,更容易运算。

同频率的正弦交流电用相量图表示后,它们的和差运算就可以用矢量加减的平行四边形法则来运算,最后可以求出正弦量的和与差,运算的结果仍是同频率的正弦量。

（二） 有效值相量

由于最大值与有效值是$\sqrt{2}$的关系，最大值相量的长度除以$\sqrt{2}$，就是有效值相量的长度。因此，同一相量图，既是最大值相量图，又是有效值相量图，只是相量代表的意义和数值不同。在实际电工技术中，常用有效值相量图。正弦交流电动势、电压和电流的有效值相量分别用$\dot{E}$、$\dot{U}$和$\dot{I}$来表示。

因为最大值具有瞬时性，而有效值则代表正弦量在一个周期内的有效作用，所以在应用有效值相量图时，要注意有效值相量不再是旋转相量，它在y轴上的投影也不是正弦量的瞬时值。但有效值相量根据作图需要可以旋转或平移。

【例 2-3】 已知电压$u_1 = 4\sqrt{2}\sin(314t+60°)\,\text{V}$，$u_2 = 3\sqrt{2}\sin(314t-30°)\,\text{V}$，试求$u_1+u_2$的总电压$u$及$U_\text{m}$和$U$。

解：$u = u_1+u_2$的相量式为

$$\dot{U}_\text{m} = \dot{U}_{1\text{m}}+\dot{U}_{2\text{m}}（最大值相量）$$

或

$$\dot{U} = \dot{U}_1+\dot{U}_2（有效值相量）$$

u_1与u_2的相位差

$$\varphi = \varphi_1-\varphi_2 = 60°-(-30°) = 90°$$

根据各正弦量的大小和初相位画出相量图，如图 2-5（a）所示；也可以$\dot{U}_2$为参考相量画出如图 2-5（b）的相量图。

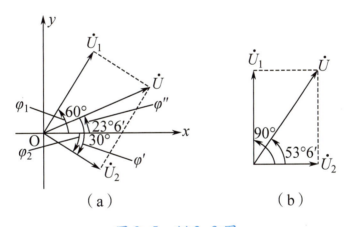

图 2-5　例 2-3 图

按平行四边形法则求合成相量$\dot{U}$，其大小为

$$U = \sqrt{U_1^2+U_2^2} = \sqrt{4^2+3^2} = 5\text{V}$$

合成相量$\dot{U}$与参考相量$\dot{U}_2$的夹角为

$$\varphi' = \arctan\frac{U_1}{U_2} = \arctan\frac{4}{3} = \arctan 1.333 = 53°6'$$

因为$\dot{U}_2$以逆时针旋转至零相位，故$\dot{U}$的初相位φ''应等于φ'加上$\dot{U}_2$原来的初相位$\varphi_2(-30°)$，即

$$\varphi'' = \varphi' + \varphi_2 = 53°6' + (-30°) = 23°6'$$

将合成相量 $\dot{U}$ 转换为合成正弦量

$$u = 5\sqrt{2}\sin(314t + 23°6')\,\text{V}$$

合成正弦量 u 的最大值为

$$U_m = 5\sqrt{2}\,\text{V} = 7.07\text{V}$$

第三节　单一元件的交流电路

一、电阻元件交流电路

电阻元件的交流电路是由纯电阻和交流电源所组成的电路,又称为纯电阻交流电路,如图 2-6(a)所示。

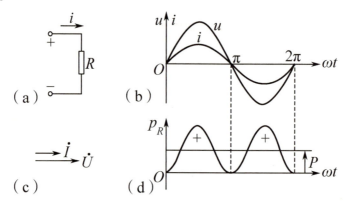

图 2-6　电阻元件的交流电路

（a）电路图;(b) 电压与电流的正弦波形图;(c) 电压与电流的相量图;(d) 功率波形图。

（一）电流与电压的关系

设加在电阻两端的正弦电压为

$$u = U_m\sin\omega t \qquad\qquad (2-7)$$

在图 2-6(a)所示电流与电压参考方向一致的情况下,根据欧姆定律,电流

$$i = \frac{u}{R} = \frac{U_m}{R}\sin\omega t = I_m\sin\omega t \qquad\qquad (2-8)$$

式(2-8)中

$$I_m = \frac{U_m}{R} \qquad\qquad (2-9)$$

化为有效值为

$$I = \frac{U}{R} \qquad\qquad (2-10)$$

用相量表示电压和电流的关系为

$$\dot{U}_{\mathrm{m}} = R\dot{I}_{\mathrm{m}}\tag{2-11}$$

或

$$\dot{U} = R\dot{I}\tag{2-12}$$

从式(2-7)和式(2-8)角频率和相位的相同性、式(2-9)和式(2-10)形式上的一致性,可分别得出两个重要结论:

(1) 在纯电阻交流电路中,通过电阻的电流与电阻两端的电压是同频率、同相位的两个正弦量,它们的波形图和相量图如图2-6(b)和图2-6(c)所示。

(2) 在纯电阻交流电路中,电流与电压的瞬时值、最大值和有效值均符合欧姆定律。

(二) 电阻的功率

1. 瞬时功率　在纯电阻电路中,电流的瞬时值 i 与电压的瞬时值 u 的乘积称为瞬时功率,用字母 p_R 表示

$$
\begin{aligned}
p_R &= ui \\
&= U_{\mathrm{m}}\sin\omega t \cdot I_{\mathrm{m}}\sin\omega t \\
&= U_{\mathrm{m}}I_{\mathrm{m}}\sin^2\omega t \\
&= U_{\mathrm{m}}I_{\mathrm{m}}\left(\frac{1-\cos2\omega t}{2}\right) \\
&= UI(1-\cos2\omega t)
\end{aligned}\tag{2-13}
$$

上式表明,瞬时功率也随时间作周期性变化,但其频率是电压或电流频率的2倍,若把各个时刻的瞬时功率在图上画出来,便得出瞬时功率 p_R 的曲线,见图2-6(d)。

由于电流 i 与电压 u 同相位,所以瞬时功率 p_R 的值在任一瞬间都是正值或者为零,这表明电阻从电源吸收能量,它是耗能元件。

2. 有功功率　瞬时功率的计算和测量很不方便,通常是用瞬时功率一个周期内的平均值来表示,称为平均功率或有功功率,用大写字母 P 表示,单位是瓦(W)。可以证明,平均功率等于瞬时功率的最大值的一半,即

$$P = \frac{1}{2}P_{\mathrm{m}} = \frac{1}{2}U_{\mathrm{m}}I_{\mathrm{m}} = \frac{1}{2}\sqrt{2}U\sqrt{2}I = UI = I^2R = \frac{U^2}{R}\tag{2-14}$$

式中 U 和 I 都是有效值。如果某一白炽灯标有220V、60W,是指它在有效值为220V的电压下,消耗的平均功率为60W。

二、电感元件交流电路

电感元件的交流电路是由纯电感(线圈电阻和分布电容均忽略不计)和交流电源组成的电路,又称纯电感交流电路,如图2-7(a)所示。

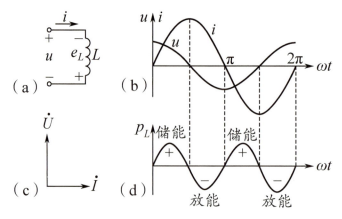

图 2-7　电感元件的交流电路

（a）电路图；（b）电压与电流的正弦波形图；（c）电压与
电流的相量图；（d）功率波形图。

（一）电流与电压的关系

当正弦电流通过电感线圈时，由于电流每时每刻都在变化，线圈内将产生自感电动势，其大小为

$$e = -L\frac{\Delta i}{\Delta t} \qquad (2-15)$$

由自感原理可知，对于电感线圈来说，其两端的电压 u 与自感电动势 e 总是大小相等方向相反，即

$$u = -e = L\frac{\Delta i}{\Delta t} \qquad (2-16)$$

由式（2-16）可看出，线圈两端电压 u 的大小与电流的变化率 $\frac{\Delta i}{\Delta t}$ 成正比。正弦电流的变化率（绝对值）在过零时最大，在过峰值时最小，也就是说，在正弦电流通过电感线圈的过程中，当电流为零时，电压为最大值；电流为最大值时，电压为零。因此，在纯电感交流电路中，电压的相位总是超前电流的相位 90°，且它们的频率相同。

设通过电感线圈的正弦电流的初相位为零，则电流与电压的瞬时值表达式为

$$i = I_{\mathrm{m}}\sin\omega t$$

$$u = U_{\mathrm{m}}\sin\left(\omega t + \frac{\pi}{2}\right) \qquad (2-17)$$

图 2-7（b）和（c）是在纯电感交流电路中电流与电压的波形图和相量图。

从式（2-16）$u = L\frac{\Delta i}{\Delta t}$ 可知，电压 u 与电感 L 和电流的变化率 $\frac{\Delta i}{\Delta t}$ 的乘积成正比。当 $\frac{\Delta i}{\Delta t}$ 一定时，L 越大 u 越大；当 L 一定时，$\frac{\Delta i}{\Delta t}$ 越大 u 越大，即电流的最大值 I_{m} 越大、周期 T 越小或角频率 ω 越高，电压 u 就越大。反之，u 越小。通过分析可得电压的最大值为

$$U_{\mathrm{m}} = \omega L I_{\mathrm{m}} \qquad (2-18)$$

这样,式(2-17)便可以写成

$$u = \omega L I_m \sin\left(\omega t + \frac{\pi}{2}\right)$$

式(2-18)化为有效值得

$$U = \omega L I \text{ 或 } \frac{U}{I} = \omega L \qquad (2-19)$$

式(2-19)中 ωL 称为自感线圈的感抗,用 X_L 表示,在国际单位中,自感系数的单位是亨利(H),感抗 X_L 的单位是欧姆(Ω),与电阻的单位相同。式(2-19)又可表示为

$$X_L = \omega L = 2\pi f L = \frac{U}{I} = \frac{U_m}{I_m} \qquad (2-20)$$

由式(2-17)和式(2-20)可以得出重要结论:

(1)在纯电感交流电路中,电压的相位总是超前电流的相位90°,且它们的频率相同。

(2)在纯电感交流电路中,电流与电压的有效值或最大值之间符合欧姆定律。

电压与电流的比值称为感抗。感抗是用来表示纯电感对交流电阻碍作用的一个物理量,感抗 X_L 的大小取决于电感 L 和流过它的电流的频率 f,对具有一定电感量的线圈而言,f 越高,X_L 越大,在相同电压作用下,线圈中的电流就会越小。在直流电路中,因 $f = 0$,故 $X_L = 0$,纯电感线圈可视为短路。因而,电感有"通直流,阻交流"和"通低频,阻高频"的作用。

(二) 电感的功率

1. 瞬时功率　在纯电感电路中,瞬时功率 p_L 是瞬时电流 i 与瞬时电压 u 的乘积,即

$$
\begin{aligned}
p_L &= ui \\
&= U_m \sin(\omega t + 90°) \cdot I_m \sin\omega t \\
&= U_m I_m \cos\omega t \sin\omega t \\
&= \frac{1}{2} U_m I_m \sin 2\omega t \\
&= UI \sin 2\omega t
\end{aligned}
\qquad (2-21)
$$

可见,电感的瞬时功率也按正弦规律变化,但频率却是电压或电流频率的 2 倍,其波形图如图 2-7(d)所示。

2. 平均功率　在纯电感电路中,由于线圈电阻 $R = 0$,它消耗的有功功率 $p_L = I^2 R = 0$,同时,电感与电源之间不停地进行着能量交换。从图 2-7(d)中可以看到,在第一和第三个 1/4 周期内,p_L 是正值,这说明线圈从电源吸取电能并把它转换为电磁能,储存在线圈周围的磁场中,此时线圈相当于一个负载的作用。在第二和第四个 1/4 周期内,p_L 为负值,这说明线圈向电源输送能量,也就是线圈把磁能再转换为电能送回电源,此时线圈相当于一个电源的作用。

功率曲线在一个周期内正负半周所占面积相等,因此,瞬时功率 p_L 在一个周期内的

平均值应等于零,也就是说,在纯电感电路中有功功率等于零。其物理意义是纯电感线圈在交流电路中不消耗电能,线圈与电源之间只有能量交换关系。

3. 无功功率 为了反映电感线圈交换能量的规模,人们用瞬时功率的最大值来反映这种能量交换的规模,并把它称为电路的无功功率,用字母 Q_L 表示,其大小为

$$Q_L = UI = I^2 X_L = \frac{U^2}{X_L} \tag{2-22}$$

为了与有功功率相区别,无功功率的单位为乏(Var)。

必须指出:"无功"的含义是"交换"而不是"消耗",它是相对"有功"而言的,不能理解为"无用"。

【例2-4】 有一个电感线圈(忽略其电阻),电感量 $L = 0.5H$,当分别接于电压 $U_1 = 100V$,$f_1 = 100Hz$ 和 $U_2 = 100V$,$f_2 = 1\,000Hz$ 两种交流电源时,分别求其电流 I 和无功功率 Q_L。

解: 当接于 $U_1 = 100V$,$f_1 = 100Hz$ 的交流电源时

$$X_{L1} = 2\pi f_1 L = 2 \times 3.14 \times 100 \times 0.5\Omega = 314\Omega$$

$$I_1 = \frac{U_1}{X_{L1}} = \frac{100}{314}A \approx 0.318A = 318mA$$

$$Q_{L1} = I_1^2 X_{L1} = 0.318^2 \times 314Var \approx 31.8Var$$

当接于 $U_2 = 100V$,$f_2 = 1\,000Hz$ 的交流电源时

$$X_{L2} = 2\pi f_2 L = 2 \times 3.14 \times 1\,000 \times 0.5\Omega = 3\,140\Omega$$

$$I_2 = \frac{U_2}{X_{L2}} = \frac{100}{3\,140}A \approx 0.031\,8A = 31.8mA$$

$$Q_{L2} = I_2^2 X_{L2} = 0.031\,8^2 \times 3\,140Var \approx 3.18Var$$

可见,同样的电感线圈,在同样电压大小的条件下,对低频电流阻抗小,通过电流较大;对高频电流阻抗大,通过的电流小。

三、电容元件交流电路

电容元件的交流电路是由纯电容(介质损耗视为零、绝缘电阻视为无穷大)和交流电源组成的电路,又称为纯电容交流电路,如图2-8(a)所示。

(一)电流与电压的关系

直流电是不能通过电容器的,但是若将交流电接到如图2-8(a)所示的电路中时,由于电压的不断变化,电容器不断充放电,从而在电路中形成电流,这就称为交流电通过电容器。

根据电容的定义

$$C = \frac{q}{u} \text{或} q = Cu \tag{2-23}$$

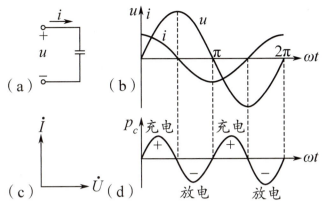

图 2-8　电容元件的交流电路

（a）电路图；（b）电压与电流的正弦波形图；（c）电压与
电流的相量图；（d）功率波形图。

设在 Δt 时间内电容器极板上的电荷变化量是 Δq，因此电路中的电流为

$$i=\frac{\Delta q}{\Delta t}=C\frac{\Delta u}{\Delta t} \tag{2-24}$$

由式（2-24）可看出，电路中的电流 i 与电容两端的电压 u 的变化率 $\dfrac{\Delta u}{\Delta t}$ 成正比。正弦电压的变化率（绝对值）在过零时最大，在过峰值时最小，也就是说，在电容两端有正弦电压的过程中，当电压为零时，电流为最大值；电压为最大值时，电流为零。因此，在纯电容交流电路中电流的相位总是超前电压的相位 $90°$，且它们的频率相同。

设电容两端电压的初相位为零，则电压与电流的瞬时值表达式为

$$u=U_m\sin\omega t$$

$$i=I_m\sin\left(\omega t+\frac{\pi}{2}\right) \tag{2-25}$$

图 2-8（b）和（c）是纯电容交流电路中电压与电流的波形图和相量图。

从式（2-24）$i=C\dfrac{\Delta u}{\Delta t}$ 可知，电流 i 与电容 C 和电压的变化率 $\dfrac{\Delta u}{\Delta t}$ 的乘积成正比。当 $\dfrac{\Delta u}{\Delta t}$ 一定时，C 越大 i 越大；当 C 一定时，$\dfrac{\Delta u}{\Delta t}$ 越大 i 越大，即电压的最大值 U_m 越大、周期 T 越小或角频率 ω 越高，电流 i 就越大。反之，i 越小。通过分析可得电流的最大值为

$$I_m=\omega C U_m \tag{2-26}$$

这样，式（2-25）便可以写成

$$i=\omega C U_m\sin\left(\omega t+\frac{\pi}{2}\right) \tag{2-27}$$

化为有效值得

$$I=\omega C U \text{ 或 } \frac{U}{I}=\frac{1}{\omega C} \tag{2-28}$$

式中 $1/\omega C$ 称为电容的容抗,用 X_C 表示,在国际单位中,电容的单位是法拉(F),容抗 X_C 的单位是欧姆(Ω),与电阻的单位相同。式(2-28)又可表示为

$$X_C = \frac{1}{\omega C} = \frac{1}{2\pi f C} = \frac{U}{I} = \frac{U_m}{I_m} \qquad (2-29)$$

由式(2-27)和式(2-29)可以得出重要结论:

(1) 在纯电容交流电路中,电流的相位总是超前电压的相位90°,且它们的频率相同。

(2) 在纯电容交流电路中,电流与电压的有效值或最大值之间符合欧姆定律。

电压与电流的比值称为容抗。容抗是用来表示电容对交流电阻碍作用的一个物理量,容抗 X_C 的大小取决于电容 C 和交流电的频率 f,对具有一定电容量的电容而言 f 越高,X_C 越小,在相同电压作用下,电路中的电流就会越大。在直流电路中,因 $f=0$,故 $X_C \to \infty$,纯电容可视为断路。因而,电容有"通交流,隔直流"和"通高频,阻低频"的作用。

(二) 电容的功率

1. 瞬时功率　在纯电容交流电路中,瞬时功率 p_C 是瞬时电流 i 与瞬时电压 u 的乘积,即

$$
\begin{aligned}
p_C &= ui \\
&= U_m \sin\omega t \cdot I_m \sin(\omega t + 90°) \\
&= U_m I_m \sin\omega t \cos\omega t \\
&= \frac{1}{2} U_m I_m \sin 2\omega t \\
&= UI \sin 2\omega t
\end{aligned}
\qquad (2-30)
$$

可见,电容的瞬时功率也按正弦规律变化,但频率却是电压或电流频率的2倍,其波形图如图2-8(d)所示。

2. 平均功率　电容器在交变电压作用下的周期性充放电过程,也即是电容与交流电源进行能量交换的过程。从图2-8(d)中可看到,在第一及第三个1/4周期内,p_C 是正值,此时电容器充电,从电源吸取能量,并把它储存在电容器的电场中,这时的电容器相当于一个负载的作用。在第二及第四个1/4周期内,p_C 是负值,此时电容器放电,它把储存在电场中的能量又送回电源,这时的电容器相当于一个电源的作用。

功率曲线在一个周期内所占正负面积相等,因此,瞬时功率 p_C 在一个周期内的平均值也等于零,即在纯电容电路中有功功率 $p_C=0$。其物理意义是电容器在交流电路中不消耗电能,电容与电源之间只有能量交换关系。

3. 无功功率　和纯电感电路相似,为了衡量电容器与电源之间的能量交换规模,一般用瞬时功率的最大值来表示其规模,并称之为无功功率,用 Q_C 表示,其大小为

$$Q_C = UI = I^2 X_C = \frac{U^2}{X_C} \qquad (2-31)$$

无功功率 Q_c 的单位也是乏(Var)。

【例2-5】 一个 $10\mu F$ 的电容器,分别接于电压 $u_1 = 36\sqrt{2}\sin628t\,V$ 和 $u_2 = 36\sqrt{2}\sin314t\,V$ 的两种电源上,试分别求其容抗 X_C、电流 I 及无功功率 Q_c。

解: 当接于电压 u_1 上时,u_1 的有效值 $U_1 = 36V$,角频率 $\omega_1 = 628rad/s$。

$$X_{C1} = \frac{1}{\omega_1 C} = \frac{1}{628 \times 10 \times 10^{-6}}\Omega \approx 159\Omega$$

$$I_1 = \frac{U_1}{X_{C1}} = \frac{36}{159}A \approx 0.226A$$

$$Q_{C1} = U_1 I_1 = 36 \times 0.226Var \approx 8.2Var$$

当接于电压 u_2 上时,u_2 的有效值 $U_2 = 36V$,角频率 $\omega_2 = 314rad/s$。

$$X_{C2} = \frac{1}{\omega_2 C} = \frac{1}{314 \times 10 \times 10^{-6}}\Omega \approx 318\Omega$$

$$I_2 = \frac{U_2}{X_{C2}} = \frac{36}{318}A \approx 0.113A$$

$$Q_{C2} = U_2 I_2 = 36 \times 0.113Var \approx 4.1Var$$

可见,同样的电容器,在同样电压大小的条件下,对高频电流阻抗小,通过的电流大;对低频电流阻抗大,通过的电流小。

现将电阻元件、电感元件和电容元件的交流电路进行比较,列入表2-1中。

表2-1　电阻元件、电感元件和电容元件在交流电路里的比较

电路	R	L	C
基本关系	$u_c = iR$	$u_L = L\dfrac{\Delta i}{\Delta t}$	$i_C = C\dfrac{\Delta u_C}{\Delta t}$
相位关系	$\dot{U}_m = R\dot{I}_m$ 或 $\dot{U} = R\dot{I}$	$\dot{U}_m = j\omega L\dot{I}_m$ 或 $\dot{U} = j\omega L\dot{I}$	$\dot{I}_m = j\omega C\dot{U}_m$ 或 $\dot{I} = j\omega C\dot{U}$
有效值关系	$U_C = IR$	$U_L = IX_L$	$U_C = IX_C$
阻抗值	R	$X_L = 2\pi fL$	$X_C = \dfrac{1}{2\pi fC}$
$\dot{U}$ 与 $\dot{I}$ 的相位差	0	$\dot{U}$ 超前于 $\dot{I}90°$	$\dot{I}$ 超前于 $\dot{U}90°$
电流瞬时值	$i_R = I_m\sin\omega t$	$i_L = I_m\sin\omega t$	$i_C = I_m\sin\omega t$
电压瞬时值	$u_R = U_m\sin\omega t$	$u_L = U_m\sin(\omega t + 90°)$	$u_c = U_m\sin(\omega t - 90°)$
功率	$P = I^2R$	$Q_L = I^2 X_L$	$Q_C = I^2 X_C$

第四节 *RLC* 串联谐振电路

一、*RLC* 串联电路

实际交流电路,往往不是单一参数组成,而是由两个或三个参数组成。例如像电动机和继电器这类电感性电路,当其线圈内阻不可忽略时,线圈的电感 *L* 和内阻 *R* 便同时存在;又如一些电子设备中多含有电阻 *R*、电感 *L* 和电容 *C*。电阻 *R*、电感 *L* 和电容 *C* 串接在交流电路上,就组成了 *RLC* 串联电路。

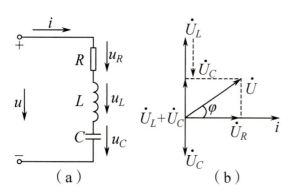

图 2-9　电阻、电感和电容串联的交流电路

(a) 电路图;(b) 相量图。

如图 2-9(a)所示,由于串联电路中电流处处相等,因此,以电流为参考量,令其初相位为零,即

$$i = I_m \sin\omega t$$

则各元件上的正弦电压的瞬时值为

$$u_R = I_m R \sin\omega t = U_{Rm} \sin\omega t$$

$$u_L = I_m X_L \sin\left(\omega t + \frac{\pi}{2}\right) = U_{Lm} \sin\left(\omega t + \frac{\pi}{2}\right)$$

$$u_C = I_m X_C \sin\left(\omega t - \frac{\pi}{2}\right) = U_{Cm} \sin\left(\omega t - \frac{\pi}{2}\right)$$

在图 2-9(a)所示的参考方向下,根据基尔霍夫电压定律,总电压的瞬时值等于各个分电压的瞬时值的代数和,即

$$u = u_R + u_L + u_C = U_m(\sin\omega t + \varphi) \qquad (2\text{-}32)$$

式中 φ 表示总电压与电流的相位差。用相量法求解,则式(2-38)的有效值相量式为

$$\dot{U} = \dot{U}_R + \dot{U}_L + \dot{U}_C \qquad (2\text{-}33)$$

根据电路中各元件电流和电压的相位关系,以电流为参考相量作出相量图,如图 2-9(b)所示。现以此相量图分析 *RLC* 串联电路的电流、电压、阻抗和功率之间关系。

1. 电压与电流的关系　由于 $\dot{U}_L$ 与 $\dot{U}_C$ 的方向相反,可先求出它们的相量和($\dot{U}_L + \dot{U}_C$)。若 $\dot{U}_L$ 的绝对值大于 $\dot{U}_C$ 的绝对值,则它们的相量和的方向与 $\dot{U}_L$ 相同;反之,与 $\dot{U}_C$ 的方向相同。然后再将($\dot{U}_L + \dot{U}_C$)与 $\dot{U}_R$ 进行相量相加,得出总电压相量 $\dot{U}$。由电压相量 $\dot{U}$、$\dot{U}_R$ 和($\dot{U}_L + \dot{U}_C$)所组成的直角三角形,称为电压三角形,如图 2-10(a)所示。

由电压三角形求得总电压的大小为

$$U = \sqrt{U_R^2 + (U_L - U_C)^2} \qquad (2\text{-}34)$$

将 $U_R = IR, U_L = IX_L, U_C = IX_C$ 代入上式得出

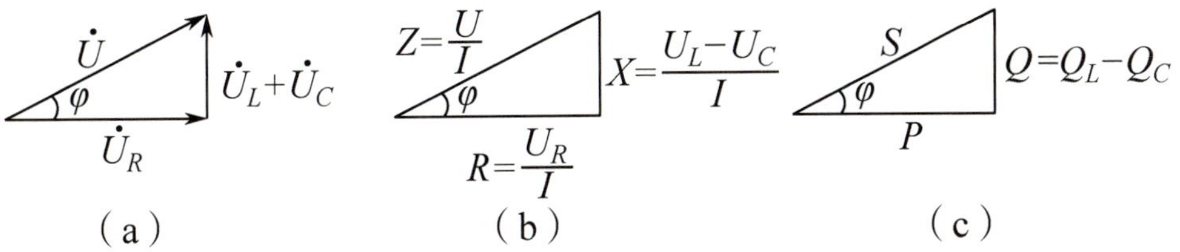

（a）　　　　　　　　　（b）　　　　　　　　　（c）

图 2-10　电压三角形、阻抗三角形及功率三角形

（a）电压三角形；（b）阻抗三角形；（c）功率三角形。

$$U=I\sqrt{R^2+(X_L-X_C)^2}=IZ \tag{2-35}$$

式中

$$Z=\sqrt{R^2+(X_L-X_C)^2} \tag{2-36}$$

称为电路的阻抗，单位为欧姆（Ω）。其中（X_L-X_C）又称为电抗，用 X 表示。由式（2-35）可知，在 RLC 串联电路中，总电压与电流的有效值（或幅值）之间的关系符合欧姆定律。

阻抗 Z、电抗 X 和电阻 R 之间的关系还可用阻抗三角形表示，如图 2-10（b）所示。电压三角形各量均除以电流 I，即可得到与电压三角形相似的阻抗三角形。阻抗不是相量，故不画箭头。

由电压三角形和阻抗三角形可知，角 φ 是总电压 $\dot{U}$ 与电流 $\dot{I}$ 的相位差，即

$$\varphi=\arctan\frac{U_L-U_C}{U_R}=\arctan\frac{X_L-X_C}{R} \tag{2-37}$$

2. 电路的功率　由于串联电路的电流相等，将电压三角形各量都乘以电流 I，就可得出一个功率三角形，如图 2-10（c）所示。因为功率不是相量，图中线段也不加箭头。

电压与电流有效值的乘积称为视在功率，用 S 表示，即

$$S=UI \tag{2-38}$$

视在功率的单位是伏安（V·A）或千伏安（kV·A），它表示正弦交流电源可能输出的最大有功功率。例如某变压器的容量是 1 000V·A，即指它的视在功率是 1 000V·A。

电感元件和电容元件要同时不断地在正弦交流电路中进行能量交换，即不断地储能和放能。在 RLC 串联电路中，$\dot{U}_L$ 与 $\dot{U}_C$ 是反相关系，所以电路总的无功功率为

$$Q=Q_L-Q_C=I(U_L-U_C)=I^2X=UI\sin\varphi \tag{2-39}$$

电路中所有电阻消耗的功率为有功功率，即

$$P=U_RI=I^2R=UI\cos\varphi \tag{2-40}$$

式中 $\cos\varphi$ 称为功率因数。

视在功率、无功功率和有功功率的关系为

$$S=\sqrt{P^2+Q^2} \tag{2-41}$$

综上所述，一个正弦交流电源输出的功率不仅与端电压和输出的电流有关，还与负载的参数及性质有关。

3. 电路的性质　由上式可知,总电压 $\dot{U}$ 与电流 $\dot{I}$ 的相位差取决于 R、X_L、X_C 的值。下面分三种情况来讨论:

（1）当 $X_L>X_C$ 时,$\varphi>0$,这时总电压 $\dot{U}$ 超前电流 $\dot{I}$,电路呈电感性。

（2）当 $X_L<X_C$ 时,$\varphi<0$,这时总电压 $\dot{U}$ 滞后电流 $\dot{I}$,电路呈电容性。

（3）当 $X_L=X_C$ 时,$\varphi=0$,这时总电压 $\dot{U}$ 与电流 $\dot{I}$ 同相位,电路呈纯电阻性。

二、*RLC* 串联谐振

在含有电阻、电感和电容元件的二端网络中,其端电压与电流一般是不同相的。若调节电路的参数或改变电源的频率,使二端网的端电压和电流同相,则该二端网络电路就发生了谐振现象。如前所述,当 $X_L=X_C$ 时,$\varphi=0$,这时总电压 $\dot{U}$ 与电流 $\dot{I}$ 同相位,*RLC* 串联电路呈纯电阻性,如图 2-11 所示。在这种情况下,电路中的电场能量与磁场能量互相转换、互相补偿产生振荡现象,称为串联谐振。

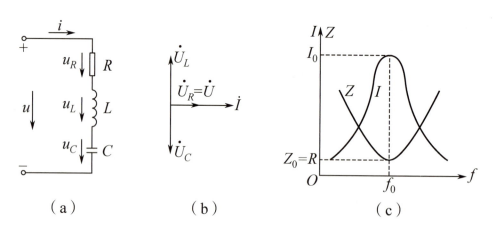

图 2-11　*RLC* 串联谐振电路

（a）电路图;（b）相量图;（c）谐振曲线图。

电路发生谐振现象时,有其自身的特征,我们可以充分运用谐振的规律;同时也要预防它所可能产生的危害。下面讨论这 *RLC* 串联电路谐振的条件、特征及频率特性。

串联谐振时有以下特点:

（1）阻抗最小,且呈纯电阻性。因为 $X_L=X_C$,所以

$$Z=\sqrt{R^2+(X_L-X_C)^2}=R$$

（2）电路中的电流 $\dot{I}$ 最大并与电源电压 $\dot{U}$ 同相,电源电压 $\dot{U}$ 等于电阻上的电压 $\dot{U}_R$,它们的关系为

$$U=U_R \quad I=I_0=\frac{U}{Z}=\frac{U}{R}$$

（3）电感电压 $\dot{U}_L$ 与电容电压 $\dot{U}_C$,在数值上相等,在相位上相反,其数值是总电压 $\dot{U}$

的 Q 倍,即

$$U_L = U_C = I_0 X_L = \frac{U}{R} X_L = \frac{X_L}{R} U = QU \tag{2-42}$$

上式中 Q 称为电路的品质因数,其大小为

$$Q = \frac{X_L}{R} = \frac{X_C}{R} \tag{2-43}$$

根据串联谐振的条件可以计算出谐振时的频率 f_0。

因为

$$X_L = X_C$$

有

$$2\pi f_0 L = \frac{1}{2\pi f_0 C}$$

整理得

$$f_0 = \frac{1}{2\pi\sqrt{LC}} \tag{2-44}$$

f_0 又称为电路的固有频率。当外加电压的频率等于电路的固有频率时,电路便发生谐振。

在谐振电路中,由于电阻 R 一般只是电感、电容器中的等效电阻,所以 Q 值总是大于 1,其数量级为 $10^1 \sim 10^2$。因为谐振时电感或电容两端的电压是电源电压的 Q 倍,所以串联谐振也称为电压谐振。例如,一个 RLC 串联谐振电路,$Q = 100$,电源电压 $U = 12\text{V}$,那么在谐振时,电感或电容两端的电压就高达 1 200V。因此,在电力工程中要尽量避免串联谐振的发生,防止绝缘损坏。

串联谐振在电子技术和无线电工程中应用较多,例如在收音机中应用串联谐振电路使人们可选择想要收听的电台信号。由于在空间中充满了各种不同频率的电磁波信号,各种信号将在收音机天线输入回路的线圈中感应出不同频率的电动势,当某一电台信号的频率与天线输入回路,即串联谐振电路的固有谐振频率相同时,电路就产生谐振,该电台信号就有最大的信号电压输出,经后级电路处理后,就会收听到该电台的播音。调节串联谐振电路中可变电容器的数值,其固有谐振频率就会改变,电路就会对不同频率的电台信号发生谐振,于是就可收听到不同的电台节目。

 知识链接

功 率 因 数

功率因数是指用电负荷的有功功率与视在功率的比值。电力用户的用电设备,除从电力系统吸取有功功率外,还要吸取无功功率。无功功率仅完成电磁能量的相互转换,并

不做功。无功功率和有功功率同样重要,没有无功功率,则变压器不能变压,电动机不能转动,电力系统不能正常运行。无功功率的消耗导致功率因数降低,因而降低了电力系统发、供电设备提供有功功率的能力,同时也增加了输电过程中的有功功率损耗。

用某种方法(比如用户并联电容器),使用户负载所需的无功功率能就地补偿,就地供应,就能提高功率因数。提高功率因数能提高线路或设备输送有功功率的能力,从而可减小供电设备的装机容量和投资,并能提高线路电压,改善电能质量。

本章小结

1. 正弦交流电的大小和方向随时间按正弦规律作周期变化。正弦量可用三要素即最大值、角频率和初相位来描述。两个同频率正弦量的初相位之差,称为相位差,几个同频率的正弦量之间存在相位上同相、超前、滞后等情况。

2. 正弦交流电可用三角函数式、正弦波形和相量三种方法表示。用相量表示时,对分析计算交流电路带来很大方便。

3. 在单一参数的交流电路中,电阻两端的电压与流过的电流成正比关系,电压与电流是同相位,电阻是耗能元件;电感两端的电压与流过的电流的变化率成正比,电压的相位比电流的相位超前90°;电容的充电电流与电容两端的电压的变化率成正比,电流的相位比电压的相位超前90°;电感和电容都是储能元件。

4. 在 RLC 电路中,$X_L > X_C$ 时,呈电感性;$X_L < X_C$ 时,呈电容性;$X_L = X_C$ 时,呈电阻性,此时,电路中阻抗最小,电流最大,即发生谐振现象,谐振现象在电力工程上一般应避免其发生,但在电子技术和无线电工程中有较广泛应用,如电台调节。

 目标测试二

1. 正弦交流电的三要素是_____,_____和_____。

2. 正弦交流电压 $u = 311\sin\left(314t + \dfrac{\pi}{3}\right)$ V,其最大值为_____,角频率为_____,初相位为_____。

3. 正弦交流电的最大值是有效值的_____倍,我国的生活用电中使用的交流电频率为_____,周期为_____。

4. 已知电压 $u_1 = 311\sin(314t + 40°)$ V,$u_2 = 537\sin(314t - 20°)$ V,则电压 u_1 超前电压 u_2 _____。

5. 正弦交流电用相量图表示,相量与 x 轴的夹角代表正弦量的_____。

6. 若 $u = 6\sqrt{2}\sin(314t + 60°)$ V,则其有效值相量形式为_____。

7. 电感线圈在正弦交流电路中,当线圈中的电流 i_L 为最大值时,线圈两端的电压 u_L 为_____。

8. 电容器在正弦交流电路中,当电路中的电流 i_C 为最大值时,电容器两端的电压 u_C 为_____。

9. 纯电感电路中,电压_____电流;纯电容电路中,电压_____电流。

10. 纯电感元件的感抗为_____,纯电容元件的容抗为_____,它们的单位为_____。

11. 电容有_____和_____的作用。

12. RLC 串联电路谐振的谐振频率是_____。

13. 已知电路中电容器 C 的两端电压为 $u_0=100\sqrt{2}\sin\omega t$ V,$f=50$Hz,$C=50\mu$F,试求 $t_1=0$,及 $t_2=T/6$ 瞬时的电流的大小。

14. $u_1=4\sqrt{2}\sin(314t+90°)$ V,$u_2=3\sqrt{2}\sin(314t-90°)$ V,请在同一个坐标系里边画出它们的有效值相量,并求它们的和 u_1+u_2。

15. $u_1=4\sqrt{2}\sin(314t+45°)$ V,$u_2=4\sqrt{2}\sin(314t-45°)$ V,请在同一个坐标系里边画出它们的有效值相量,并求它们的和 u_1+u_2。

16. 有一只电烙铁(看做纯电阻元件)在它铭牌上注明为 220V、45W,今接在 220V、50Hz 交流电源上使用,求通过该元件电流的有效值和此时它的电阻值。若每天使用 8h,每月以 25d 计,问一个月用电多少度?(1 度电=1 千瓦时)

17. 已知某线圈,其电阻忽略不计。当它接入 10V、50Hz 的交流电源时,通过线圈的电流为 0.1 A。今将它接入 10V、400Hz 的交流电源时,通过线圈的电流是多少?

18. 电容器和线圈串联接在 100V、50Hz 电源上。已知线圈的电感及电阻分别是 320mH 及 20Ω,电容 $C=40\mu$F,求:①线圈的阻抗 Z_{RL} 及电路的总阻抗 Z。②电路中电流的有效值 I。

19. 在电压 $U=5$V,$f=50$Hz 的电源上工作的线圈,其工作电流为 1A,已知线圈电阻 $R=3Ω$,试问线圈感抗 X_L 为多大?

20. 在纯电感的正弦交流电路中,当通入的电流为零并向正值增加的瞬时,电压却为正的最大值,如何说明这种现象?

(游敏娟)

第三章 ｜ 三相交流电路

03章 数字资源

- **知识目标**：掌握三相负载的 Y 型和△型连接方法；熟悉三相电源的产生和表示方法，触电方式；了解三相电源的连接方法，节约用电与安全用电常识。
- **能力目标**：掌握三相四线制连接方式在电路中应用，培养节约用电和安全用电意识。
- **素质目标**：树立可持续发展的意识，关注世界能源危机，关爱和珍惜生命。

三相交流电是由三个频率相同、电势振幅相等、相位互差 120°角的交流电路组成的电力系统。因为三相交流电具有效率高、输电损耗低等优点，广泛应用于工业生产、电力输送等领域。

第一节　三相交流电源

三相交流电源是指能够提供 3 个频率相同而相位不同的电压或电流的电源，其中最常用的是三相交流发电机。

一、三相电动势的产生

三相电电动势由三相交流发电机产生，三相交流发电机由定子和转子组成。图 3-1 为三相交流发电机原理图。

三相交流发电机的定子上有三个结构相同、匝数相等的绕组，每个绕组称为一相。这三个绕组对称放在定子里，各绕组空间上彼此相隔 120°，合称三相绕组，三相绕组的始端

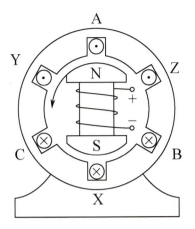

图 3-1　三相交流发电机原理图

分别用 A、B、C 表示,末端分别用 X、Y、Z 表示。

三相交流发电机的转子是一个电磁铁,转子匀速转动时,在定子的三相绕组中产生三个电动势,这三个电动势是对称的,它们是最大值相等、频率相同、相位互差 120° 的按正弦规律变化的电动势。图 3-2 为对称三相交流电电动势波形图,图 3-3 为对称三相交流电电动势相量图。

三相交流发电机各绕组产生的电动势瞬时值可表示为:

$$e_A = E_m \sin\omega t$$

$$e_B = E_m \sin(\omega t - 120°)$$

$$e_C = E_m \sin(\omega t - 240°) = E_m \sin(\omega t + 120°)$$

对称三相交流电动势瞬时值的代数和为零,对称三相电压与电流也有相同的特性。

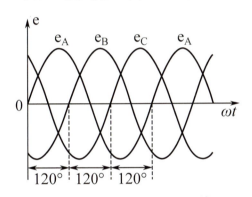

图 3-2　对称三相交流电电动势波形图

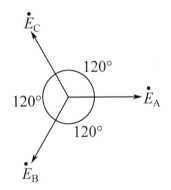

图 3-3　对称三相交流电电动势相量图

二、三相电源的连接方式

三相电源的连接方式有星形接法和三角形接法两种。

(一) 星形接法

三相交流发电机有三个绕组,把三相电源三个绕组的末端 X、Y、Z 连接在一起成为一公共点 N,从此点引出一根导线,这根导线称中性线或零线;从绕组的始端 A、B、C 各引出一根导线,这三条导线称相线或端线,俗称火线。这种接法称为星形接法或称 Y 形接法。图 3-4 为三相电源星形连接。

星形接法有三根火线和一根零线,形成了三相四线的供电方式,图 3-5 即为三相四线制供电图。

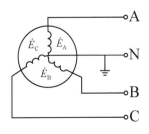

图 3-4　三相电源的
星形连接

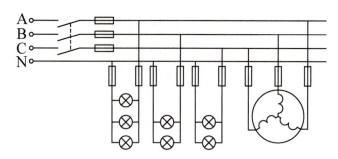

图 3-5　三相四线制供电

（二）三角形接法

将三相交流发电机的三个绕组始末端首尾相连,由三个连接点引出三条端线,这种接法称三角形接法或称△接法。图 3-6 为三相电源三角形接法。

三、三相电源的电压

（一）星形接法中的线电压和相电压

三相电源中,每一相始端与末端之间的电压,即火线与中性线之间的电压称为相电压,一般用 U_P 表示其有效值,也可以用 U_A、U_B、U_C 表示。任意两条火线之间的电压称为线电压,一般用 U_L 表示其有效值,也可以用 U_{AB}、U_{BC}、U_{CA} 表示。

星形接法中的线电压 U_L 和相电压 U_P 是不相等的,因为三相交流电的对称性,可得图 3-7 所示的三相电源星形接法电压相量图。

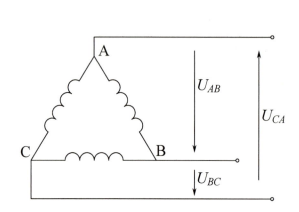

图 3-6　三相电源的三角形接法

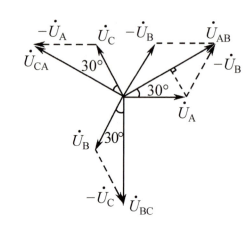

图 3-7　三相电源星形接法电压相量图

线电压 $U_L = U_{AB} = U_{BC} = U_{CA}$,相电压 $U_P = U_A = U_B = U_C$

因为线电压等于相应两相相电压之差,所以 $\dot{U}_{AB} = \dot{U}_A - \dot{U}_B$

图 3-7 所示
$$\frac{1}{2}U_{AB} = U_A\cos30° = \frac{\sqrt{3}}{2}U_A$$

即 $U_L = \sqrt{3}\,U_P$ 　　　　　　(3-1)

三相交流电源采用星形接法时,线电压是相电压的$\sqrt{3}$倍。当相电压为220V,线电压约为380V。

星形接法的线电流与相电流相等。

$$I_L = I_P \tag{3-2}$$

我国民用供电系统使用三相四线制,有220V的相电压和380V的线电压供用户选择,三相交流电源的星形接法,既能提供工农业生产所需的三相动力用电,也能满足居民日常生活照明及家用电器的用电。

(二) 三角形接法中的线电压和相电压

三角形接法没有中线,线电压就等于相应的相电压。

$$U_L = U_P \tag{3-3}$$

三角形接法的线电流是相电流的$\sqrt{3}$倍。

$$I_L = \sqrt{3}\, I_P \tag{3-4}$$

通常,功率较低时采用星形接法,功率较高时采用三角形接法。电机的星形接法可给用户提供两种电压等级,即线电压和相电压,且线电压等于相电压的约1.73倍,线电流等于相电流。电机的三角形接法只有一种电压等级,线电压等于相电压,线电流等于相电流的约1.73倍。

第二节　三相负载的连接

发电厂一般采用三相交流电的方式对外供电。发电厂把三相交流电送至用户末端变压器,末端变压器再输送至千家万户的同样是三相交流电。三相电路中,负载的连接方式与三相电源一样,有星形连接和三角形连接。如果各相负载的性质(电感性、电容性或电阻性)相同,即阻抗相同,这样的三相负载称为对称三相负载;若各相负载性质不同,称为不对称三相负载。从电力系统的运行角度说,总是希望三相负载是对称的或接近对称的。

对称三相负载多局限于单个独立的三相用电器,如三相电动机、三相电炉等;不对称三相负载用户端使用的用电设备不同,又分为单相负载和三相负载。居民日常生活中所使用的普通电器几乎都是单相负载,如:电视机、洗衣机,电饭煲、空调、冰箱、电脑等。工厂、企业、建筑施工现场等使用的多为三相负载。

一、三相负载的星形连接

三相负载分别接在三相电源的相线和中性线之间的接法称为三相负载的星形连接,常用符号"Y"表示。图3-8即为三相负载的星形连接。

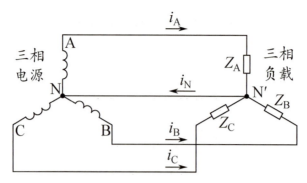

图 3-8　三相四线制电路负载星形连接

（一）三相负载对称的星形连接

三相负载对称时,如果不考虑导线的阻抗,则三相电源和三相电压也是对称的,负载端的线电压和相电压与电源端的线电压和相电压相等,线电压是相电压的 $\sqrt{3}$ 倍。

$$U_{\mathrm{L}} = \sqrt{3}\,U_{\mathrm{P}} \tag{3-5}$$

每相负载的电流称为负载的线电流,用 I_{L} 表示;每相负载相连的相线的电流称为线电流,用 I_{P} 表示。

$$I_{\mathrm{L}} = I_{\mathrm{P}} \tag{3-6}$$

因为对称三相交流电的电流瞬时值代数和为零。

由基尔霍夫定律可得: $\qquad \dot{I}_{\mathrm{N}} = \dot{I}_{\mathrm{A}} + \dot{I}_{\mathrm{B}} + \dot{I}_{\mathrm{C}} = 0 \tag{3-7}$

【例 3-1】 把一星形连接的三相对称负载接入线电压 $U_{\mathrm{L}} = 380\mathrm{V}$ 的三相电源,已知各相负载电阻 $R_{\mathrm{P}} = 8\Omega$,感抗 $X_{\mathrm{P}} = 6\Omega$,求通过每相负载的电流。

解:由 $U_{\mathrm{L}} = \sqrt{3}\,U_{\mathrm{P}}$ 得

各相负载上的电压 $\qquad U_{\mathrm{P}} = \dfrac{U_{\mathrm{L}}}{\sqrt{3}} = \dfrac{380}{\sqrt{3}}\mathrm{V} \approx 220\mathrm{V}$

各相负载上的电流 $\quad I_{\mathrm{P}} = I_{\mathrm{a}} = I_{\mathrm{b}} = I_{\mathrm{c}} = \dfrac{U_{\mathrm{P}}}{Z_{\mathrm{P}}} = \dfrac{U_{\mathrm{P}}}{\sqrt{R_{\mathrm{P}}^2 + X_{\mathrm{P}}^2}} = \dfrac{220}{\sqrt{8^2 + 6^2}}\mathrm{A} = 22\mathrm{A}$

一个独立的三相对称负载在星形连接时,因为中性线电流为零,可以不接中性线。

（二）三相负载不对称的星形连接

三相不对称负载是指出现多个独立的单相用电群组时,各相负载的电阻抗可能不同。

三相不对称负载的星形连接,负载端的线电压和相电压与电源端的线电压和相电压相等,线电压是相电压的 $\sqrt{3}$ 倍。

$$U_{\mathrm{L}} = \sqrt{3}\,U_{\mathrm{P}} \tag{3-8}$$

因为三相不对称负载每相的阻抗不同,所以各相电流不对称、不相等。

$$\dot{I}_{\mathrm{N}} = \dot{I}_{\mathrm{A}} + \dot{I}_{\mathrm{B}} + \dot{I}_{\mathrm{C}} \neq 0 \tag{3-9}$$

日常照明线路由于用电不均匀,容易出现三相负载不对称的情况,应注意将负载尽可能平均分接,不要全部接在某一相,以免该相电流过大。

如果不考虑中性线的阻抗,则每相负载的电压与该相电源电压相等,中性线的作用是使各相负载的电压相等并保持不变。当负载不对称时而又没有中性线或中性线断开时,各相负载上的电压将不相等,阻抗较小的相电压会降低,用电设备达不到额定电压导致设备不能正常工作;阻抗较大的相电压会升高,可能超过用电设备的额定电压导致设备损坏。为避免负载不对称时中性线断开,需要采用机械强度高的导线做中性线,并且中性线上不允许安装熔断器或开关。

三相负载经常会出现不对称情况,为了用电设备能正常工作,必须采用三相四线制供电。

二、三相负载的三角形连接

把三相负载中的每一相的末端与后续相的始端相连,然后再从 3 个连接点引出端线连接到三相电源的相线,这种接线方式称三相负载的三角形连接,常用符号"△"表示。图 3-9 即为三相负载的三角形连接。

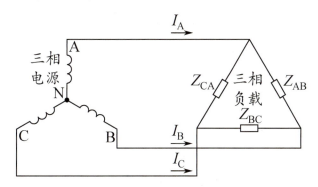

图 3-9　三相电路负载三角形连接

(一) 三相负载对称的三角形连接

三角形连接中三相负载的每一相都跨接在两条端线上,不论负载对称与否,负载的相电压均等于三相电源的线电压。

$$U_P = U_L \tag{3-10}$$

如果三相电源的线电压为 380V,一台额定电压为 380V 的三相感应电动机要正常工作,只有把负载连接成三角形才能保证其正常工作。

图 3-10 所示,线电流为 I_A、I_B、I_C,相电流为 I_{AB}、I_{BC}、I_{CA},由基尔霍夫定律得

$$\dot{I}_A = \dot{I}_{AB} - \dot{I}_{CA}$$

$$\dot{I}_B = \dot{I}_{BC} - \dot{I}_{AB}$$

$$\dot{I}_C = \dot{I}_{CA} - \dot{I}_{BC}$$

三相负载对称时,各相电流也是对称的,从其线电流 $\dot{I}_L$ 和相电流 $\dot{I}_P$ 的相量图 (图 3-11)

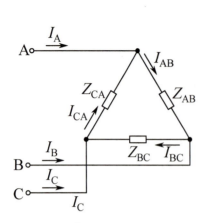

图 3-10 负载三角形连接时的
三相电路

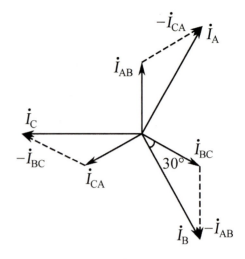

图 3-11 对称性负载三角形连接线
电流与相电流的相量图

得出
$$\frac{I_A}{2}=I_{AB}\cos 30° =\frac{\sqrt{3}}{2}I_{AB}$$

由此得
$$I_L=\sqrt{3}I_P \qquad\qquad (3-11)$$

相位上,相电流超前线电流 30°。

（二）三相负载不对称的三角形连接

如果三相负载不对称,相电流与线电流也不对称,但每相负载上的电压仍然等于电源线电压,负载依然能正常工作。

【例 3-2】设三相对称负载的各相额定电压为 380V,$R_P=60\Omega$,$X_P=80\Omega$。当电源线电压为 380V 时,要让负载正常工作,该负载应采用星形连接还是三角形连接? 其相电流和线电流各为多少?

解:要让负载正常工作,应采用三角形连接。

相电流
$$I_P=\frac{U_P}{Z_P}=\frac{U_P}{\sqrt{R_P^2+X_P^2}}=\frac{380}{\sqrt{60^2+80^2}}A=3.8A$$

线电流
$$I_L=\sqrt{3}I_P=\sqrt{3}\times 3.8A\approx 6.6A$$

 知识链接

线路上的熔断器或过流保护装置

对称负载三角形连接中,如果有一相短路,则短路相的阻抗为零,这时与短路相负载相连的两条端线上将出现很大的短路电流,电源及线路会因此被烧毁。如果在线路上安装熔断器或过流保护装置,线路出现短路时,熔断器的熔丝熔断或过流保护装置动作切断电源,三相负载停止工作,保障用电安全。

第三节　三相负载的功率

三相电路的功率可以分为有功功率、无功功率和视在功率。

有功功率指电能用于做功被消耗的功率,是保持用电设备正常运行所需的电功率。它们转化为热能、光能和机械能或化学能等。

无功功率指在具有电感或电容的交流电路中,电场或磁场在一周期的一部分时间内从电源吸收能量,另一部分时间则释放能量,在整个周期内平均功率是零,但能量在电源和电抗元件(电容、电感)之间不停地交换。因为只是进行能量形式的交换,并没有真正消耗能量,所以这个交换的功率值称为无功功率。无功功率对外不做功,在设计电器产品时,要尽量减小无功功率的损耗。

视在功率指电路中电流与电压的直接乘积。对于非纯电阻电路,有功功率小于视在功率;对于纯电阻电路,视在功率等于有功功率。在实际中,通常是用额定电压和额定电流来设计和使用用电设备的,用视在功率来标示它的容量。

三相电路中,无论是星形连接还是三角形连接,消耗的总功率等于各相负载消耗的功率之和。

$$P = P_A + P_B + P_C$$

当负载为对称负载时
$$P = 3P_A = 3U_P I_P \cos\varphi \tag{3-12}$$

上式中,φ 为相电压与相电流的相位差,$\cos\varphi$ 为三相负载的功率因数。

当负载为星形连接时,$U_L = \sqrt{3}\,U_P$,$I_L = I_P$,
$$P = 3U_P I_P \cos\varphi = \sqrt{3}\,U_L I_L \cos\varphi \tag{3-13}$$

当负载为三角形连接时,$U_L = U_P$,$I_L = \sqrt{3}\,I_P$,
$$P = 3U_P I_P \cos\varphi = \sqrt{3}\,U_L I_L \cos\varphi \tag{3-14}$$

所以,三相对称负载的任一种连接方式

有功功率
$$P = 3U_P I_P \cos\varphi = \sqrt{3}\,U_L I_L \cos\varphi \tag{3-15}$$

无功功率
$$Q = 3U_P I_P \sin\varphi = \sqrt{3}\,U_L I_L \sin\varphi \tag{3-16}$$

视在功率
$$S = \sqrt{P^2 + Q^2} = 3U_P I_P = \sqrt{3}\,U_L I_L \tag{3-17}$$

【例3-3】 一台电阻性三相用电器的线电压是380V,线电流是15A,问这台用电器的有功功率是多少?

解: 根据
$$P = \sqrt{3}\,U_L I_L \cos\varphi$$

因为是电阻性用电器,所以 $\varphi = 0$

$$P = \sqrt{3} \times 380 \times 15\,\text{W} = 9\,872\,\text{W}$$

第四节 安全用电常识

一、电流对人体的危害

电能是一种经济、清洁且容易控制和转换的能源形态,电的广泛应用是第二次工业革命的显著标志,在现代生产生活,电能是不可或缺的能源之一。在电能广泛应用的过程中,也存在着安全风险,若用电不当,可能会造成人员伤害和财产损失。安全用电,是我们值得关注的问题。

在医学领域,电疗是物理治疗方法中最常用的手段之一。不同类型电流对人体产生的生理作用不同,直流电可以改变人体内离子分布,调整机体功能,常用于辅助药物离子导入;低、中频电流刺激会引起神经肌肉收缩,降低痛阈,缓解粘连,常用于神经肌肉疾病(如损伤、炎症等)的治疗;高频电可以对人体产生热效应,有促进循环的作用,常用于治疗损伤、止痛、消退炎症和水肿、刺激组织再生;大功率高频电可用于加温治癌。

(一) 安全电流

人体对电流的感觉随电流强度的大小而不同,电流对人体的伤害程度也因电流的大小而有差异。

工频 1mA 或直流 5mA 的电流通过人体时,人体会有麻、刺、痛的感觉;10mA 以下的工频电流和 50mA 以下的直流电流通过人体,会使人体神经系统受到刺激,呼吸器官、肌肉与筋腱麻痹,但触电者一般能摆脱电源,所以危险不大;如果流过人体的电流高于上述数值,人体肌肉麻木和收缩导致心脏停搏和呼吸困难,触电者难以摆脱电源而造成生命危险。影响人体受电流伤害的因素有:

(1) 电流的大小;

(2) 电流通过人体的持续时间;

(3) 电流流经人体的途径;

(4) 人体的电阻;

(5) 电流的频率。

(二) 安全电压

因为人体电阻因各种因素而改变,流经人体电流的大小无法事先计算出来,为了确定安全条件,通常采用安全电压进行安全估算。

一般环境,安全电压为 36V;

持续接触,安全电压为 24V;

潮湿容易引发触电危险的环境,安全电压为 12V。

干燥天,脱毛衣时发出的静电火花电压高达几万伏,但因为是瞬间的放电现象,没有形成持续电流,所以脱毛衣时的发出的静电不会使人发生触电危险。

二、触 电 方 式

人体直接接触电源,简称触电。

（一）常见的触电方式

按人体触及带电体的方式和电流流过人体的途径,常见有下面几种触电方式:

1. 单线触电   人体的一部分直接(或间接通过导体)接触火线,身体另一部分直接(或间接通过导体)与大地接触构成回路,电流通过人体(图3-12)。

2. 双线触电   人体同时接触带电设备或线路中的两相导体(图3-13)。

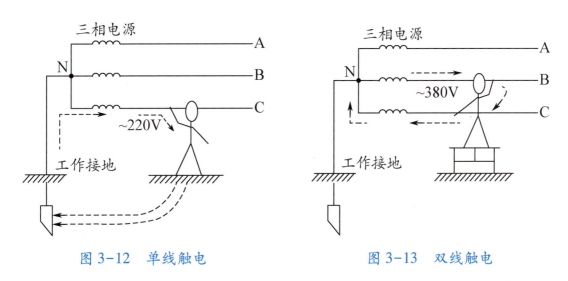

图 3-12   单线触电   图 3-13   双线触电

3. 高压电弧触电   人靠近高压线或高压带电体,造成弧光放电而触电(图3-14)。

电压很高时,即使不接触高压输电线路,人在接近高压输电线或高压带电体时会看到一瞬的闪光(弧光)并被高压击倒触电。

4. 跨步电压触电   当高压输电线落在地面上,地面上与电线断头不同距离的各点间存在电压,人走过电线断头附近时,两脚前后位于离断头远近不同的位置上,导致两脚之间有了电压,形成跨步电压触电(图3-15)。

（二）触电急救

触电急救的第一步是使触电者迅速脱离电源。

对于低压电源的触电事故,可以就近断开电源开关,如果开关离触电现场较远,可用带绝缘柄的工具切断电源线;如果带电导线落在触电者身上或被压在触电者身下,可用绝缘干燥的长棍挑开导线,或用绝缘干燥的绳索套拉导线或触电者,也可拉触电者干燥且不与身体接触的衣服(绝对不得触及触电者的身体)使触电者离开电源;如果触电者因为痉挛

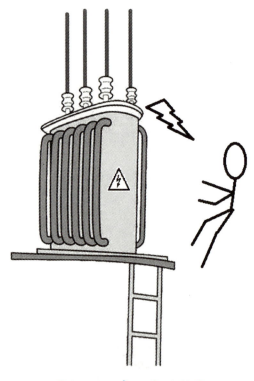

图 3-14　高压电弧触电

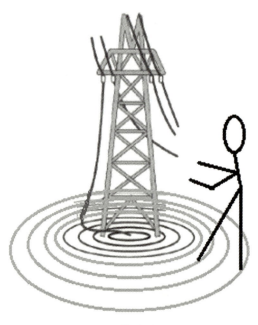

图 3-15　跨步电压触电

而紧握导线或导线绕在身上,可以先把绝缘干燥的板材塞到触电者的身下,触电者与地绝缘后再切断电源。

　　对于高压电源的触电事故,一般的绝缘物品不能有效保障救护人员的生命安全,可立即电话告知有关部门拉闸停电;如果电源开关离触电现场不远,可使用相应电压等级的绝缘工具(戴绝缘手套、穿绝缘靴、使用绝缘棒)解脱触电者。救护人员在救护过程要注意自身与周围带电部分保持必要的安全距离。

　　发现有电线断落,不要靠近电线的断头处,跨步电压的安全距离同接地电压的高低有关。如果不小心走进有跨步电压的区域,不要撒腿就跑,应立即单脚跳出有跨步电压的区域,或并拢双脚跳出有跨步电压的区域,要离开电线落地点 8m 以外,同时提醒周围的人不要靠近电线落地点并及时告知供电部门紧急处理。

　　触电者脱离电源后,现场人员要根据触电者的状况迅速投入救护。

　　如果触电者意识清醒,呼吸和脉搏正常,可以让触电者就地平卧休息,要密切观察触电者的意识、呼吸和脉搏情况。

　　如果触电者意识不清,但呼吸和脉搏正常,可以让触电者以侧卧位的方式休息,要注意观察触电者的意识、呼吸和脉搏等情况,发现触电者口腔有分泌物,要及时处理,防止窒息。

　　如果触电者意识不清,且呼吸和脉搏都停止时,应立即拨打急救电话 120,同时对触电者施行心肺复苏,直到医护人员赶到。

三、预防触电的安全措施

（一）电气设备的安全保护

接地和接零是保证电气设备的可靠运行及确保人身安全的主要措施。

1. 接地　接地是把电气设备的某一部分通过电阻很小的接地装置和大地相连接。

（1）保护接地：三相电气设备在正常情况下金属外壳或构架通过接地装置与大地良好连接，不同的场合的用电系统，国家有相应的接地电阻大小规定，通常接地电阻要应小于 4Ω，如果电气设备因各种原因导致外壳带电，人体接触到设备外壳相当于人体与接电电阻并联，人体的电阻一般在 500Ω 至十几万欧，比接地电阻大得多，这时电流主要流经接地电阻，从人体流过的电流很小，对人起到保护作用。

（2）防静电接地：为消除静电的危害而进行的接地。如一些金属外壳的电气设备、金属管道、运输可燃性物质的车辆及加油站等的接地。

（3）屏蔽接地：为防止电气设备受到电磁干扰或本身产生强大电磁的设备对外界的干扰而进行的接地。如仪表的屏蔽线缆接地。

（4）防雷接地：为防止雷电对电气设备产生危害而设置的接地。如建筑物的防雷接地。

2. 接零　接零是借助接零线路，使设备在绝缘损坏后碰壳形成接触性短路时，利用短路电流促使线路上的保护装置迅速切断电源。

在电网中，如果通过中性点接地的方式进行保护，当单相对地电流过大时，难以确保人体不受触电的危害。保护接地是限制设备漏电后的对地电压，使之不超过安全范围。在高压系统中，保护接地除限制对地电压外，在某些情况下，还有促使电网保护装置动作的作用；保护接零是借助接零线路使设备漏电形成单相短路，促使线路上的保护装置动作，以及切断故障设备的电源。

在电压低于 1 000V 的接零电网中，若电气设备因绝缘损坏或意外情况而使金属外壳带电，形成相线对中性线的单相短路，则线路上的保护装置（自动开关或熔断器）迅速动作，切断电源，从而使设备的金属部分不至于长时间存在危险的电压，保证了人身安全。

（二）人员的安全保护

用电安全是保证人民生命财产安全的基本原则，我们应该做到：

1. 合理配置漏电保护开关和空气开关。

2. 不能用铁丝或铜线等其他物品替代熔线作保险丝用。

3. 老旧的电线要及时更换，防止因线路老化而发生意外。

4. 不要随意将三眼插头改为两眼插头使用。

5. 不要用湿手、湿布接触用电设备和开关。

6. 家用电器更换或维修时必须先切断电源。

7. 禁止在无人看管的情况下使用电吹风、电熨斗、电暖器等会发出高热的电器,使用时应将它们远离易燃物品。

8. 电器着火时,先切断电源再救火。

9. 发现家里煤气泄漏时,应先打开门窗通风,不要拉合电源。

10. 不要私自乱接电线,电源线路的安装要聘请有资质的专业电工进行施工操作。

11. 高压系统和带电工作区应设置围栏或其他隔离保护设施,应挂明显的警示牌,避免非工作人员接近。

12. 切忌去高压线或高压带电体附近玩耍,高压线下和高压带电体附近不要久留。

(三) 安全用电标志

例如,当心触电的标志(图 3-16)与当心电缆的标志(图 3-17)。

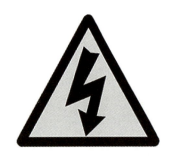 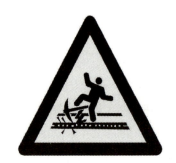

图 3-16　当心触电的标志　　　图 3-17　当心电缆的标志

四、节约用电措施

科技的进步和发展,我们日常生活和工作使用的电气设备越来越多,电能成了我们日常不可缺少的能源。为了社会的可持续发展,我们有必要培养节能意识,养成良好的节约用电习惯。

(一) 企业的节约用电

对企业来说,更新淘汰现有低效高能耗的供用电设备,以高效节能的电气设备来取代低效高能耗的电气设备;改革落后工艺,改进操作方法,减少生产流程,采用新技术、新工艺,合理利用能源,提高工作效率,减少电能损耗。

(二) 办公、学习场所的节约用电

在办公室或教室等公共场所,养成最后离开时随手关灯、关电风扇、关空调的节电习惯。

(三) 居家生活的节约用电

居民日常生活中电能的主要消耗是家用电器。

1. 照明电器节电　用日光灯代替白炽灯,在一些对灯光要求不高的地方,用低功率的节能灯。

2. 电视机节电　把对比度和亮度调至最佳状态,音量适中,因为音量越大,亮度越高越耗电;不要让电视机长时间处于待机状态。

3. 电冰箱节电　电冰箱放置在通风处,不要靠近热源,按季节进行温控调节,尽量减少开门次数。

4. 空调节电　开启空调时,要关闭门窗,定期清洗过滤网,室温一般设置在24~26℃为宜。

 知识链接

心肺复苏操作

具体步骤:①观察判断患者意识;②检查呼吸及颈动脉搏动 5~10s;如果病人无意识、呼吸消失、颈动脉无搏动,施救者要立即启动急救系统,呼救并拨打120,同时松开病人衣领和裤带;③胸外心脏按压:施救者左手掌根紧贴患者胸部,十指交叉、两手重叠、左手五指翘起双臂伸直按压两乳头连线的中点,用力快速胸外按压(100~120 次/min)30 次,深度 5~6cm;④打开气道,采用仰头抬颌法,确认患者口腔无分泌物,无义齿;⑤口对口人工呼吸两次,吹气量大约 400~600ml。胸外心脏按压与人工呼吸的比例是 30:2,操作五个循环以后,需要观察病人情况,判断复苏是否有效,如果病人心跳呼吸恢复正常,则停止心肺复苏治疗;⑥整理患者,进一步生命支持。

本章小结

1. 三相交流电是由三个频率相同、电势振幅相等、相位互差120°角的交流电路组成的电力系统。

2. 三相电源的连接方式有星形接法和三角形接法两种。

3. 电源的星形接法中的线电压 U_L 和相电压 U_P 是不相等的,$U_L = \sqrt{3} U_P$;当相电压为220V 时,线电压约为 380V。电源的三角形接法,线电压和相应的相电压相等,$U_L = U_P$,线电流等于相电流的约 1.73 倍。

4. 三相电路中,负载的连接方式有星形连接和三角形连接。

5. 三相电路中,无论是星形连接还是三角形连接,消耗的总功率等于各相负载消耗的功率之和。$P = P_A + P_B + P_C$

6. 一般环境,安全电压小于 36V;持续接触,安全电压小于 24V;潮湿环境,触电危险加大。

7. 接地和接零是为了保证电气设备的可靠运行和确保人身安全的主要措施。

8. 发生触电后要做的急救工作首要是切断电源,使触电者尽快脱离电源,然后视触电者的情况进行正确的人工呼吸。

9. 要培养节能意识,养成良好的节约用电习惯。

目标测试三

1. 三相交流电是由三个频率_____、电势振幅_____、相位差互差_____角的交流电路组成。

2. 对称三相交流电动势瞬时值的代数和为_____。

3. 三相电源的连接方式有_____接法和_____接法两种。

4. 三相交流电源采用星形接法时,线电压是相电压的_____倍。当相电压为220V,线电压约为_____V。

5. 三相交流电源采用星形接法时,线电流与相电流_____。

6. 三相交流电源采用三角形接法时,线电压和相应的相电压_____。

7. 三相交流电源采用三角形接法时,线电流是相电流的_____倍。

8. 一个独立的三相对称负载在星形连接时,因为_____线电流为零,可以不接中性线。

9. 为避免负载不对称时中性线断开,需要采用_____的导线做中性线,并且中性线上_____安装熔断器或开关。

10. 三相负载的三角形连接,常用符号_____表示。

11. 电器着火时,先_____电源再救火。

12. 三相对称负载,其每相的电阻 $R = 8\Omega$,感抗 $X_L = 6\Omega$。如果把负载连接为星形接到线电压 $U_1 = 380V$ 的三相电源上,试求相电压、相电流及线电流的大小。

13. 将三个 100Ω 的电阻星形连接后接到线电压为 380V 的三相电源上,求各电阻中的电流及各端线上的电流。

14. 照明电路中各相负载不能保证对称,能否取消照明电路中的中性线?为什么?

15. 简述用电安全措施。

（韦　红）

第四章 | 电磁设备

04 章 数字资源

- **知识目标：**掌握变压器的基本构造原理，变压器在电路中变压、变流、变阻抗的作用，三相异步电动机的构造、原理及使用；熟悉自耦变压器结构、作用，单相异步电动机的构造，继电器、接触器等设备在控制电路的应用；了解电流互感器的构造及应用，伺服电动、步进电机等控制电机的应用，行程控制的工作原理。
- **能力目标：**掌握变压器、低压控制器件在电路中的应用，学会使用各类电动机应用于生产实践。
- **素质目标：**激发学生的创新意识，培养学生求真务实、精益求精的科学态度，树立积极进取，乐于奉献、永不放弃的精神品格。

  穿过闭合电路的磁通量发生变化时，闭合电路中就会产生感应电流，这一现象称之为电磁感应现象。1831 年，出身贫苦，自学成才的科学家迈克尔·法拉第发现了电磁感应现象。电磁感应现象的发现，是电磁学领域中最伟大的成就之一，法拉第也因此被誉为"电学之父"和"交流电之父"。电磁感应现象不仅揭示了电与磁之间的内在联系，而且为电与磁之间的相互转化奠定了实验基础，为人类获取巨大而廉价的电能开辟了道路。电磁感应现象的发现，标志着一场重大的工业和技术革命的到来。事实证明，电磁感应在电工、电子技术、电气化、自动化方面的广泛应用，对推动社会生产力和科学技术的发展发挥了极其重要的作用。变压器、电动机、接触器、继电开关等都是利用电磁感应原理制造的电工设备，这些设备广泛应用于医用 X 线设备中，对 X 线的产生、控制及 X 线机的保护起到了非常关键的作用。本章将对影像设备中常见的一些电磁设备进行介绍。

第一节 变压器

变压器是利用电磁感应的原理来改变交流电压的装置,是一种具有广泛用途的电磁设备,常见变压器的实物图如4-1所示。在电力传输中,可以利用变压器升压以降低传输损耗,通过变压器变压以满足不同用电电器的电压需求,确保用电安全;在电子技术中,变压器可用于电路耦合、传送信号和实现阻抗匹配等。

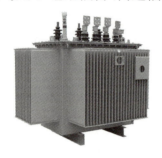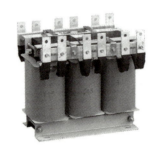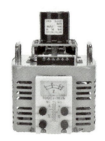

图 4-1 常见变压器的实物图

变压器种类繁多,按用途分类有电源变压器、调压变压器、音频变压器、中频变压器、高频变压器、脉冲变压器等;按冷却方式分类有干式(自冷)变压器、油浸(自冷)变压器、氟化物(蒸发冷却)变压器等;按防潮方式分类有开放式变压器、灌封式变压器、密封式变压器等;按铁芯或线圈结构分类有芯式变压器、壳式变压器、环形变压器、金属箔变压器等;按电源相数分类有单相变压器、三相变压器、多相变压器;按绕组形式分类有双绕组变压器、三绕组变压器、自耦变电器。

一、变压器的构造

变压器的结构基本都相同,主要有闭合铁芯、线圈绕组和其他部件构成,各部件之间都有良好的绝缘性。

(一)铁芯

铁芯是变压器中主要的磁路部分,利用铁芯的高导磁性作为磁通量的主要通道,同时能支撑绕组。铁芯分为铁芯柱和横片两部分,铁芯柱套有绕组,横片是闭合磁路之用。为了提高导磁性能和减少磁通损耗,铁芯通常由含硅量较高的厚度在 0.25~0.5mm 并且表面涂有绝缘漆的热轧或冷轧硅钢片叠加组装而成。常见的铁芯有"口"式与"日"式,对应制作而成的变压器分别称为心式变压器和壳式变压器。心式变压器的特点是绕组包围铁芯,结构如图 4-2 所示,大容量变压器均采用心式结构。小容量变压器采用壳式结构,见图 4-3。还有一种是环形变压器,它是电子变压器的一大类型,不但具有良好的输出特性和抗干扰能力,还具有性价比高、体积小等优点,已广泛应用于家电设备和其他技术要求较高的电子设备中,它的主要用途是作为电源变压器和隔离变压器,图 4-4 为环形变压器结构图。

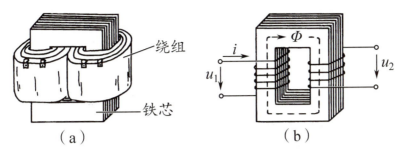

图 4-2　变压器的基本结构

（a）外形图;（b）绕组示意图。

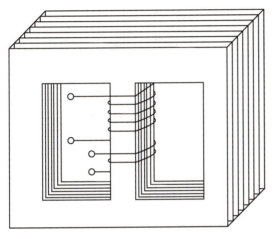

图 4-3　壳式变压器结构图

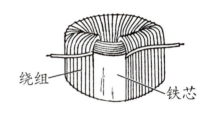

图 4-4　环形变压器

（二）绕组

绕组是变压器的电路部分,与电源相连的称作原绕组线圈（或称一次绕组、初级绕组）,与负载相连的称作副绕组线圈（或称二次绕组、次级绕组）,原、副绕组电路是分开的,它们通过铁芯中磁通的耦合而联系起来。绕组具有良好的绝缘性,通常是用绝缘良好的漆包线或纱包铜线等绕成。壳式、环形变压器一般将原、副绕组绕成直径不同的同心圆筒,套在铁芯柱上,为了提高绕组与铁芯之间的绝缘性能,一般将低压绕组安装在里,高压绕组安装在外,如图 4-5 所示。

变压器在电路图中的图形符号如图 4-6 所示。

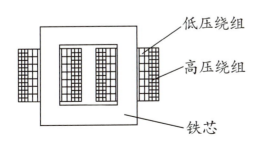

图 4-5　变压器绕组安装图

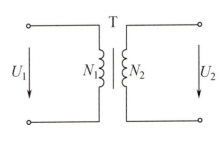

图 4-6　变压器的图形符号

（三）其他部件

变压器在工作时发热量极大，铁芯和绕组都会发热，因此要考虑散热问题。常见的冷却方式有：风冷、油浸自冷、油浸风冷、油浸水冷等方式。小容量的变压器采用风冷的方式，在安装变压器的位置相邻外壳部位上开散热孔，或者安装散热栅，利用自然对流散热。大容量的变压器则采用油浸自冷方式，将变压器浸入机油内，温度上升的热油进入变压器壳四周的散热翼或扁管散热器，温度降低后又流到变压器的底部，形成散热环流。油浸风冷方式是在自冷方式基础上用鼓风机或小风扇将冷空气吹过散热器，以增强散热效果。更大容量的通常采用在浸油自冷情况下在外部使用水冷式进行散热。变压器机油必须具有绝缘性能好，比热大等特点，一般是由矿物油为主要介质。

常见的变压器的组成部件包括器身（铁芯、绕组、绝缘层、引线）、变压器油、变压器油箱和冷却装置、调压装置、保护装置（吸湿器、安全气道、气体继电器、储油柜及测温装置等）和出线套管。

二、变压器的工作原理

变压器主要应用电磁感应原理来工作的，可用于交流电压变换、电流变换和阻抗变换。在理想情况下，若原、副绕组绕行的变压器铁芯规格一致，变压器输入和输出功率不变，频率不变。

（一）电压变换

将变压器原绕组接电压为 u_1 的交流电源而副绕组不接负载，这种运行状态称为变压器的空载运行，如图 4-7 所示，这时便有空载电流 i_0 流过原绕组，从而在铁芯中产生交变的磁通量 $\boldsymbol{\Phi}$，交变磁通量在原、副绕组中产生感应电动势分别为 E_1、E_2。

$$E_1 = 4.44 f N_1 \Phi_m$$
$$E_2 = 4.44 f N_2 \Phi_m \tag{4-1}$$

上面式子 4-1 中，E_1、E_2 分别为原绕组和副绕组感应电动势的有效值，f 为交流电源的频率，N_1、N_2 分别为原、副绕组的匝数，Φ_m 为交变磁通量的最大值。如果忽略磁通量和绕组电阻的电能损耗，就有 $U_1 = E_1$，而副绕组开路，则有 $U_2 = E_2$。这时原、副绕组电压的比值用 K 来表示，称为变压器的变压比或变比。

$$\frac{U_1}{U_2} \approx \frac{E_1}{E_2} = \frac{4.44 f N_1 \Phi_m}{4.44 f N_2 \Phi_m} = \frac{N_1}{N_2} = K \tag{4-2}$$

由式子 4-2 可知，变压器空载运行时，原、副组的电压比近似等于两绕组的匝数之比。当 $N_1 > N_2$ 时，则 $K > 1$，$U_1 > U_2$，变压器降压；当 $N_1 < N_2$ 时，则 $K < 1$，$U_1 < U_2$，变压器升压。由此可知，当电源电压 U_1 不变时，改变原、副绕组的匝数使变比 K 发生变化，

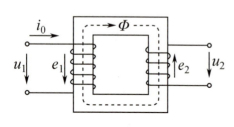

图 4-7　变压器空载运行

就可以得到不同的输出电压 U_2,这就是变压器电压变化的原理。

（二）电流变换

将变压器原绕组接电压为 u_1 的交流电源,副绕组连接负载 R_L,这种运行状态称为变压器的负载运行,如图 4-8 所示。

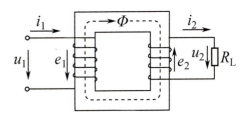

图 4-8　变压器的负载运行

变压器负载运行时,副绕组中就有电流 i_2 通过,这时原绕组电流由 i_0 增大到 i_1,表明副绕组向负载输送能量,原绕组必须从电源吸取相应的能量。若忽略变压器的电能损耗,则电源提供的功率应等于负载得到的功率,有效值为 $I_1U_1 = I_2U_2$,实验表明,负载运行时变压器仍具有电压变换作用,即

$$K = \frac{U_1}{U_2}$$

因此有

$$\frac{I_1}{I_2} = \frac{U_2}{U_1} = \frac{N_2}{N_1} = \frac{1}{K} \tag{4-3}$$

式 4-3 表明,变压器在有负载运行时,原、副绕组电流比与绕组匝数比近似成反比。高压绕组的匝数多,它所通过的电流就小,绕制时可用较细的导线,而低压绕组的匝数少,它所通过的电流就大,绕制时需要用较粗的导线。改变变压比 K,就可以改变原、副绕组电流的比值,这就是变压器的电流变换作用。

（三）阻抗变换

变压器除了能变换电压和电流,还可以进行阻抗变换,以实现阻抗"匹配",如图 4-9 所示。

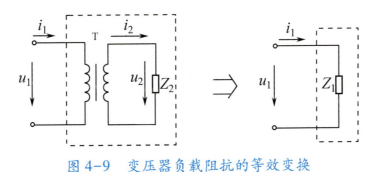

图 4-9　变压器负载阻抗的等效变换

变压器副绕组接负载阻抗 Z_2,对于电源来说,相当于直接给电源接阻抗 Z_1,这里原绕组一侧的电压、电流和功率均保持不变,则

$$Z_1 = \frac{U_1}{I_1} \tag{4-4}$$

根据变压和变流公式得到 $U_1 = KU_2$,$I_1 = \dfrac{I_2}{K}$,代入到上式 4-4 中,得出

$$Z_1 = \frac{KU_2}{\dfrac{I_2}{K}} = K^2 \frac{U_2}{I_2} = K^2 Z_2 \qquad (4-5)$$

当在变压器的输出端接入阻抗 Z_2，相当于直接给电源接入一个阻抗值为 $Z_1 = K^2 Z_2$ 的阻抗，由此可知，选取适当的变比 K，可以把负载阻抗 Z_2 等效变换到原绕组一侧所需要的阻抗值 Z_1。在电子电路中，常使用变压器来实现阻抗匹配，以获得较高的输出功率。

三、变压器的主要参数

大型变压器的外壳通常附有铭牌来标明其型号及参数，它是正确使用变压器的依据，以下是一些常见的变压器主要参数。

原绕组额定电压 U_{1N}：指变压器原绕组在规定的使用条件运行时，在原绕组上应施加的电源电压值，它是根据变压器的材料及允许发热程度而设定的。

原绕组额定电流 I_{1N}：指变压器在规定的使用条件下，原绕组允许通过的最大电流值。

副绕组额定电压 U_{2N}：指变压器原绕组按额定电压运行时，在副绕组上空载的电压值。

副绕组额定电流 I_{2N}：指变压器在规定的使用条件下，副绕组允许通过的最大电流值。

额定容量 S_N：是变压器在规定的使用条件下能带动的负载总功率，其值为副绕组的额定电压和额定电流的乘积，单位为伏安。

效率 η：变压器在电能的传输过程中，存在由原、副绕组和铁芯产生的发热损耗及铁芯的涡流损耗与磁滞损耗，因此变压器输出功率 P_2 要比输入功率 P_1 小，两者的功率比值就称为变压器的效率，表示为

$$\eta = \frac{P_2}{P_1} \times 100\% \qquad (4-6)$$

四、特殊变压器

（一）自耦变压器

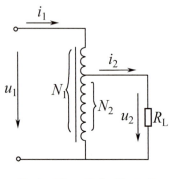

图 4-10　自耦变压器

自耦变压器的原、副绕组有一部分是共用的，如图 4-10 所示，自耦变压器只有一个原绕组，副绕组是原绕组的一部分，它实际上是利用绕组抽头方式来实现电压改变的变压器。自耦变压器的结构特点是原、副绕组既有磁路耦合，又有电路连通，具有省材料、效率高等优点。因为原、副绕组彼此不绝缘，在使用上要注意安全。自耦变压器的电压、电流关系仍然跟普通变压器一样。

如果将自耦变压器的副绕组抽头改为滑动触头，就构成

为自耦调压器。中、小型 X 线机控制台的电源变压器大多使用自耦调压器的形式,且采用抽头、滑动和混合三种方式来进行电压调节,如图 4-11 所示

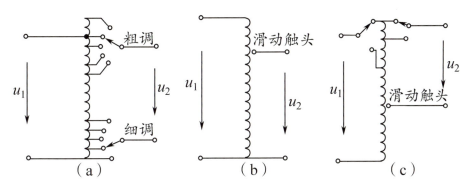

图 4-11　X 线机控制台的电源变压器

（a）抽头式；（b）滑动式；（c）混合式。

（二）电流互感器

电流互感器是依据电磁感应原理制造的,由闭合的铁芯和绕组组成,如图 4-12 所示。电流互感器的一次绕组匝数很少,串在需要测量的电流的线路中,二次绕组匝数比较多,串接在测量仪表和保护回路中。电流互感器起到变流和电气隔离作用,它是电力系统中测量仪表、继电保护等二次设备获取电气一次回路电流信息的传

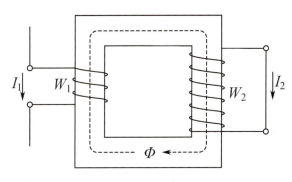

图 4-12　电流互感器原理图

感器,电流互感器将高电流按比例转换成低电流,电流互感器一次侧接在一次系统,二次侧接测量仪表、继电保护等。电流互感器在工作时,它的副绕组回路始终是闭合的,因此测量仪表和保护回路串联线圈的阻抗很小,电流互感器的工作状态接近短路。

按照用途不同,电流互感器大致可分为两类:

测量用电流互感器:在正常工作电流范围内,向测量、计量等装置提供电网的电流信息。

保护用电流互感器:在电网故障状态下,向继电保护等装置提供电网故障电流信息。

五、变压器绕组的极性

在变压器的实际应用当中,有些变压器的原、副绕组各有两个或两个以上,有时需要将变压器的两个或两个以上绕组连接起来使用。例如,为了适应两种不同的电源电压,一台变压器的原绕组由两个相同的绕组构成(假设各绕组的额定电压均为 110V),如图 4-13（a）所

示。当需要接通220V的交流电源时,按图4-13(b)所示那样将两绕组串联起来。当需要接通两个110V交流电源时,按图4-13(c)所示将两绕组并联连接,这样变压器才正常工作。若将2和4端连在一起形成绕组串联,让1和3两端接交流电源,这时两个绕组产生的磁通将互相抵消,在绕组内会流过很大电流把变压器烧坏。为了使绕组能正确连接,把同一变化磁通量作用下,绕组中感应电动势极性相同的一端作为变压器绕组的同极性端,用"·"表示,如图4-13(d)所示。

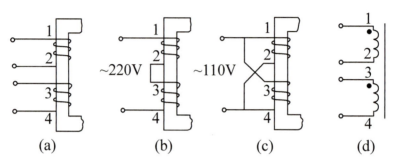

图4-13 变压器绕组的各式接法

六、中频原理简介

一百多年前工频 X 线机问世,X 线质量的提升一直是工频 X 线机的发展瓶颈,所以经过多年的实践,发现把 X 线机工作频率提高到中频(200Hz~20kHz),X 线机的性能可以得到质的飞跃,采用中频技术制造的 X 线机称之为中频 X 线机。

根据变压器中感应电压与磁通量的关系,$U = 4.44fN\Phi_m$,因为 $\Phi_m = B_mS$,所以 $U = 4.44fNB_m$,而 B_m(磁感强度的最大值)只由铁芯材料决定,给定变压器中 B_m 基本不变,所于可得:

$$U/fNS = 常数 \tag{4-7}$$

式(4-7)表明,在变压器绕组电压确定的情况下,提高电压频率可使绕组的匝数减少和铁芯横截面积减小,使得变压器的体积和重量大为减小。X 线机工作电压频率的提高,使高压发生器输出的脉动程度降低,输出 X 线的质量大大提高,病人皮肤吸收的剂量大为降低。

如图4-14所示,中频 X 线机在电源变换部分将工频交流电整流成直流电,然后经逆变电路变换成中频电源,使高压电路、灯丝加热电路及控制电路的工作频率得于提高,从而使 X 线管两极产生高质量的 X 线。中频 X 线机使用计算机对整机电路进行控制和管理,比如降落负载、曝光限时、实时控制、数据存储、自动处理等,为 X 线机的数字化和智能化创造了有利的条件。中频 X 线机具有体积小、X 线质量高,输出稳定、控制精确等优点,同时,中频 X 线机既可使用交流电源,也可以使用直流电源,适用于电源条件较差的场合。

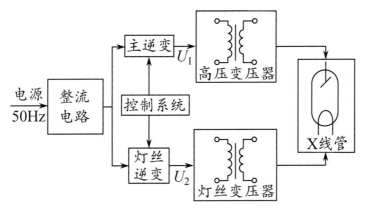

图 4-14 中频 X 线机系统框图

  知识链接

变压器的应用

在电子产品中,变压器可以于电源、传输信号等方面。插针式、桥架式、环形及 R 形等变压器在电子产品中有广泛应用,插针式变压器和桥架式变压器广泛用于空调、微波炉、智能冰箱、洗衣机、多媒体音响等电器产品中;环形变压器广泛用于各类灯饰电源及音响器材电源中;R 形变压器主要用于有线电视设备、通信设备、精密仪表、医疗设备中。

第二节 电 动 机

电动机是一种将电能转换成机械能的设备,它是利用通电线圈产生旋转磁场并作用于转子形成磁电动力旋转扭矩,使转子转动起来,从而使电能转换成机械能。1821 年,法拉第受奥斯特"电流磁效应"的启发,完成了他的第一项重大的电发明,一台使用电流将物体运动的装置,事实上法拉第发明的这种装置是电动机雏形,1870 年前后,经比利时工程师格拉姆等人的发明改造,电动机才真正用于工业生产。电动机按使用电源不同分为直流电动机和交流电动机,不管是直流电动机还是交流电动机,都有很多的种类,本节就对几种常见的电动机进行介绍。

一、三相异步电动机

电力系统中使用的电动机大部分是交流电动机,它可以是同步电机或者是异步电机,异步电动机由于构造简单、工作可靠以及使用和维护方便等优点,广泛用于生产生活中。

电动机在正常工作时,定子电流合成磁场的转速与转子转速之间总有一定的差异,这类电动机称为异步电动机。异步电动机种类很多,根据供电电源相数不同,可分为单相异步电动机、两相异步电动机和三相异步电动机。与单相异步电动机相比,三相异步电动机结构简单,制造方便,运行性能好,价格便宜。三相异步电动机功率大,它一般用于有三相电源的大型工业设备中。

（一）三相异步电动机的构成

三相异步电动机是由固定不动的定子和旋转的转子构成。定子和转子之间留有相对运动所需要的很窄的空隙,支承转子的端盖固定在定子外面的机壳上。图 4-15 就是三相异步电动机的外形(a)与内部结构(b)。

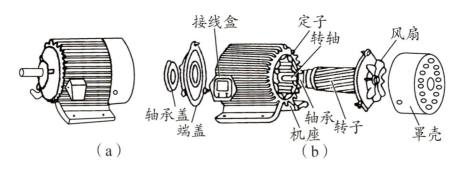

图 4-15　三相异步电动机的结构

（a）外形；（b）内部结构。

1. 定子　定子是电动机的静止部分,包括机座(外壳)、定子铁芯和定子绕组三大部分。机座是由铸铁制成,作为安装定子铁芯的支架,为了减少磁滞涡流损耗,定子铁芯用相互绝缘的硅钢片压叠成圆筒形。铁芯的内圆周围上有均匀分布的线槽用来安放三相绕组,绕组与铁芯之间相互绝缘,通以三相交流电后能产生合成旋转磁场。

三相绕组的首端标为 U_1、V_1、W_1,末端标为 U_2、V_2、W_2,接线柱的位置排列如图 4-16(a)所示。三相定子绕组根据供电电压,可接成星形连接,见图 4-16(b);或者接成三角形连接,见图 4-16(c)。

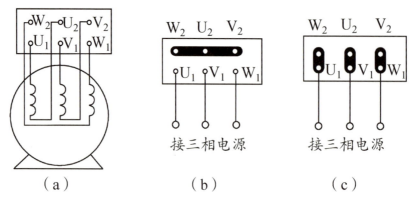

图 4-16　定子绕组接线柱排列与连接

（a）接线柱排；（b）星形连接；（c）三角形连接。

2. 转子　转子是由硅钢片叠压在转轴上组合而成,呈现圆柱体,硅钢片表面上冲成均匀分布的凹线槽,以放置转子绕组。为了简化制造工艺和节约材料,大多数中小型电动机的转子都是外形形似鼠笼结构的转子,然后由合金铝浇注入转子铁芯槽内并由两端端环短接而成,电动机的扇叶也一起用铝铸成,不能人为改变电动机的机械特性,这种形状的电动机称为鼠笼式电动机,外形如图4-17所示。还有一种少见的电动机为绕线式电动机,但这种电动机结构复杂、制造成本高、维护工作量大,跟笼式电动机不同之处在于外加电阻可人为改变电动机的机械特性。

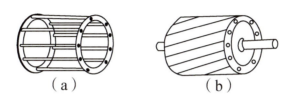

（a）　　　　　　　　（b）

图 4-17　鼠笼式电动机的转子

（二）三相异步电动机的工作原理

当电动机的三相定子绕组接入三相对称交流电后,产生一个旋转磁场,该旋转磁场切割转子绕组,从而在转子绕组中产生感应电流,载流的转子导体在定子旋转磁场作用下将产生电磁力,从而在电动机转轴上形成电磁转矩,驱动电动机旋转,并且电动机旋转方向与旋转磁场的方向相同。

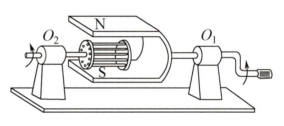

图 4-18　鼠笼式异步电动机的模型

图4-18是异步电动机工作原理的模型图,由一个装有摇柄的蹄形磁铁和在两磁极间自由转动的鼠笼结构转子组成,磁铁与转子之间没有机械联系。

当转动摇柄时使磁铁顺时针方向旋转时,形成相当于转子铜条切割磁场的磁力线,闭合铜条中就会产生感应电流,其方向可用右手定则来确定。因为感应电流处于磁铁的磁场中,铜条受到磁场力 F 的作用,方向由左手定则来确定。由磁场力形成电磁转矩使转子转动,方向与磁铁旋转方向一致。图4-19即是转子转动原理图。

在图4-18中的旋转磁场是由蹄形磁铁旋转产生的,但在实际异步电动机中,并没有永久性磁铁在里面,那旋转磁场是如何产生的呢?通过图4-20的定子绕组模型的实验后发现,当把三相发电机产生的三相交流电以星形连接方式分别通入同轴的三相绕组时,会看到绕组内的小磁针在随机转动。实验表明,三相异步电动机的旋转磁场可由定子绕组

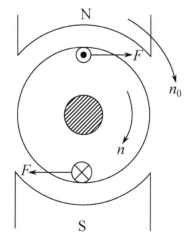

图 4-19　转子转动原理图　三相交流电源进行转动产生。

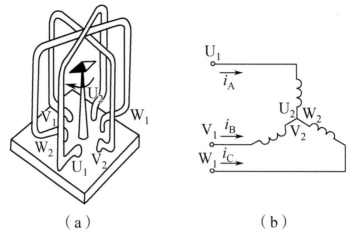

（a）　　　　　　　　　　　　（b）

图 4-20　旋转磁场的演示

（a）定子绕组模型;（b）星形连接。

如果定子绕组成星形连接并接入三相电源,选择几个瞬时时刻来分析三相电流产生的旋转磁场。设 A-B-C 为首端,X-Y-Z 为末端,三相绕组彼此间在空间差为 120°。选定首端指向末端为电流正方向,当电流为正值时说明电流实际方向与正方向一致,电流为负值时说明电流实际方向与正方向相反。

在图 4-21 中,当 $t=t_1=0$ 时,A 相电流 $i_A=0$,B 相电流 i_B 为负值,C 相电流 i_C 为正值,电流是由 B 端流入从 Y 端流出。根据右手螺旋定则,可以判断此时电流产生的合成磁场如图 4-21（a）所示。

当 $t=t_2=\dfrac{1}{3}T$ 时,电流已经变化了三分之一个周期。这时 i_A 为正值,$i_B=0$,i_C 为负值,

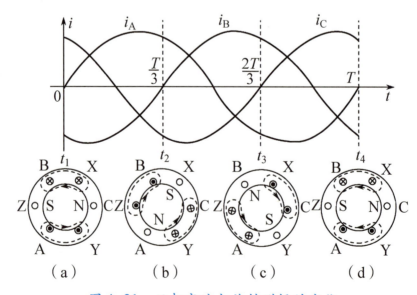

（a）　　　　（b）　　　　（c）　　　　（d）

图 4-21　三相交流电旋转磁场的变化

电流由 Y 端流入从 B 端流出,角度沿顺时针方向转动了 120°,磁场方向如图 4-21(b)所示。

当 $t = t_3 = \dfrac{2}{3}T$ 时,电流已经变化了三分之二个周期。这时 i_A 为负值,i_B 为正值,$i_C = 0$,电流由 Z 端流入从 C 端流出,角度沿顺时针方向转动了又一个120°,磁场方向如图 4-21(c)所示。当 $t = t_4 = T$ 时,电流变化了一个周期,磁场旋转了一周,图 4-21(d)跟 4-21(a)图一致,后面的旋转是在重复相同周期的变化。

改变定子绕组的任意两相的位置,用同样的方法分析可以证明,磁场的旋转方向与原来方向相反。

三相电流通过定子绕组所产生的合成磁场,是随电流的交变而在空间旋转的磁场,旋转磁场的转速称为电动机的同步转速,用 n_0 表示,其单位为"转/分(r/min)",同步转速由交流电的频率和定子绕组的磁极对数来决定,即:

$$n_0 = \frac{60f}{p} \tag{4-8}$$

式(4-8)中,f 为交流电频率,p 为定子绕组的磁极对数。如某三相异步电动机的电源频率为 50Hz,定子绕组的磁极对数为 3,则该电动机的同步转速为 1 000r/min。

当闭合线圈有感应电流时,才存在驱动转矩。转矩由闭合线圈的电流确定,且只有当环内的磁通量发生变化时才存在。因此,闭合线圈和旋转磁场之间必须有速度差,遵照上述原理工作的电机被称作"异步电机"。定子旋转磁场转速和转子转速不同,把定子磁场旋转的速度(n_0)和转子旋转的速度(n_1)之间的差值称作"转差"。转差与定子磁场的旋转速度之比,就是转差率,转差率表示为:

$$s = \frac{n_0 - n_1}{n_0} \tag{4-9}$$

转差率是异步电动机的一个重要参数,一般异步电动机在额定运转时,转差率在 2%~6%之间,转差率越小说明电机的效率就越高。

(三) 三相异步电动机的使用

1. 铭牌　每台电动机外壳上都有一块铭牌,从铭牌上可以读出电动机的性能以及适用的场景,是正确使用电动机的依据,如图 4-22 所示。

(1) 型号:表示电动机的系列品种、性能、防护结构形式、转子类型等产品代号。用汉语拼音字母及数字来表示电动机的种类,结构特点、磁极数。如型号 Y355L2-4,Y-代表三相异步电动机,355-代表机座中心高度为 355mm,L-代表长机座,L2 代表 L 型铁芯中的第二种规格,4-代表磁极对数,为 4 极电动机,2 对磁极。

(2) 功率:表示额定运行时电动机轴上输出的额定机械功率,单位 kW。

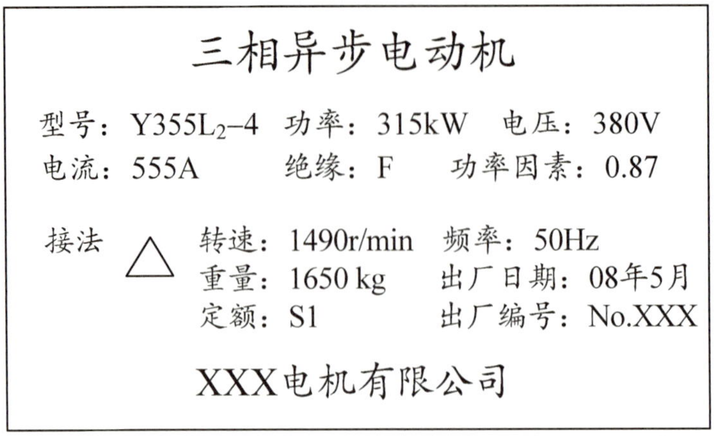

```
┌─────────────────────────────────────────────────┐
│              三相异步电动机                        │
│                                                   │
│  型号：Y355L₂-4  功率：315kW   电压：380V          │
│  电流：555A      绝缘：F       功率因素：0.87       │
│                                                   │
│  接法  △   转速：1490r/min   频率：50Hz            │
│            重量：1650 kg     出厂日期：08年5月      │
│            定额：S1          出厂编号：No.XXX       │
│                                                   │
│              XXX电机有限公司                       │
└─────────────────────────────────────────────────┘
```

图 4-22　电动机铭牌

（3）电压：接到定子绕组上的线电压（V），电机有 Y 形和 △ 形两种接法，其接法应与电机铭牌规定的接法相符，以保证与额定电压相适应。

（4）电流：电动机在额定电压和额定频率下，输出额定功率时定子绕组的三相线电流。

（5）频率：指电动机所接交流电源的频率，我国规定为 50Hz±1。

（6）转速：电动机在额定电压、额定频率、额定负载下，电动机每分钟的转速（r/min）；2 极电机的同步转速为 3 000r/min。

（7）工作定额：定额也称工作制，指电动机运行的持续时间，一般有 S1 持续运行、S2 短时间运行、S3 电机间歇运行三种运行方式电动机工作制。

（8）绝缘等级：电动机绝缘材料的等级，决定电机的允许温升。

此外，电动机铭牌中还有效率、功率因数、温升等一些技术参数。

2. 三相异步电动机的起动　接通三相电源，使异步电动机转子从静止到转速达到平稳的过程即为电动机的起动。电动机起动时希望起动电流尽可能小而起动转矩尽可能大。但在刚起动时，转子与旋转磁场的转差率很大，会导致转子电路中的电流达到最大值，这时也会使得定子电流达到最大。鼠笼形电动机的起动电流（定子电流）会达到额定电流的 4~7 倍，对电动机来说只要起动时间短或电动机不处于频繁起动中，就不会引起电动机发热量过大，对电动机损害不大。但起动电流大，在电源内阻抗和线路阻抗上会产生较大的阻抗压降，以至于同一电源或线路中的电压下降，对其他用电设备造成影响。比如，同一供电线路设备白炽灯、LED 灯及家用电器显示屏类的光变暗。电动机的功率相对于电源的容量越大，产生的影响越明显。

为了减小起动电流，带动较大负载，三相异步电动机主要采取以下起动方式：

（1）直接起动：电动机直接接到额定电压的电源上起动。可以利用三相闸刀开关或接触器来连通电源与电动机，这种起动方式简单、可靠且起动迅速，在条件允许的情况下尽可能采用。直接起动会使电源产生电压降，通常直接起动时相连电网的电压降不超过额定电压的 15%，如果电动机功率太高，不允许直接起动，就要采用降压起动。

（2）降压起动:在不允许直接起动电动机的场合,起动时降低加在定子绕组上的电压,以减小起动电流。当起动过程结束后,再加上额定电压全压运行。降压起动电流变小,会导致起动转矩也变小,这种起动方法适用于对起动转矩要求不高的生产机械。常用的降压起动方法有定子串电抗降压起动、星形-三角形启动器起动、软起动器起动和用自耦变压器起动。

3. 三相异步电动机的反转　三相电动机使用过程中有时候需要进行反转。通常情况下,电动机的方向跟旋转磁场的方向相同,而旋转磁场的转动方向又跟电源的相序相同。因此,电动机的反转只需要将电源的相序改变就行了,即把三相电源的任意两根线对调一下。图4-23是控制异步电动机正、反转的接线简图,S是一个三相双投开关,向上合时按顺序连接的电源相序是 A—B—C,这时电动机为正转;向下合时按顺序连接的电源相序是 A—C—B,相序不同使电动机的方向变成反转。在控制正、反转的时候,S是不能直接从上向下合的,下合的瞬间,旋转磁场改变了方向,但转子还有惯性按原方向转动,这时磁场与转子的相对切割速度变得很大,在定子上形成了比静止开始起动时约大一倍的电流,因此不能直接反转。电动机的正、反转要使用具有过载保护的磁力启动器来实现。

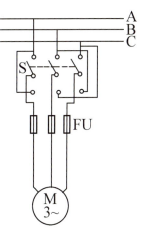

图4-23　电动机正、反转控制电路图

二、单相异步电动机

单相异步电动机定子绕组是单相的,由单相电源供电,结构上也是由定子和转子两部分组成。单相异步电动机由于成本低廉、噪声小、对无线电系统干扰小、体积小和采用电源方便等特点,在一些功率较小的家电设备中得到广泛应用。如小电风扇、洗衣机、电冰箱、空调、抽油烟机、电钻、医疗器械、小型风机及家用水泵等小型设备。单相异步电动机的功率都较小,一般低于 1kW。

单相异步电动机的构造和工作原理跟三相异步电动相似,都是采用笼式转子,用定子绕组产生旋转磁场驱动转子。不同的地方在于使用的电源不同,单相电源简单地接入定子绕组是产生不了旋转磁场的,要使单相异步电动机起动,就要建立旋转磁场。根据产生旋转磁场方法不同,单相异步电动机可分为电容分相式电动机和罩极式电动机,本书主要介绍电容分相式异步电动机。

图4-24 就是电容分相式异步电动机基本构造图,电动机的定子中有两相绕组,没有串电容的绕组为主绕组,串有电容的绕组为副绕组。主绕组的匝数多,副绕组的匝数少。

从图4-24 可以看出主绕组和副绕组相隔90°,工作时

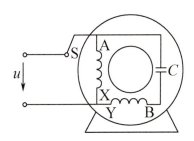

图4-24　电容分相式异步电动机的基本构造

主绕组直接连接电源,而副绕组与电容串联后再接入电源。副绕组因为串联有电容,所以在两个绕组上的电流在时间上就不相同了。

选用适当的电容器,使两个绕组的电流相位差接近于90°,在时间和空间上相差90°的绕组电流合成的磁场就是一个旋转磁场,在旋转磁场作用下使电动机转子旋转起来。如图4-25所示,副绕组电流i_B超前于主绕组电流i_A,以前面分析三相异步电动机磁场的方法,可得到一个周期内不同时刻两相电流产生的旋转磁场方向。在图中可见,在电流发生变化的1/4T周期时,磁场的方向也随之而旋转变化90°,从而得到旋转磁场。

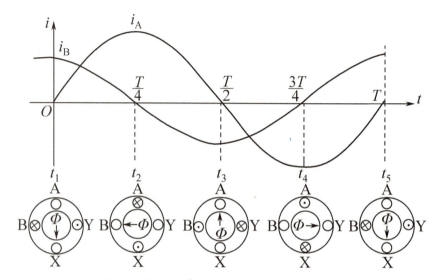

图4-25　两相电流产生的旋转磁场

旋转磁场的旋转方向跟两个绕组的电流有关,只要改变两个绕组的首、末端,就可以改变电动机的转向。图4-26是电动机正反控制电路图,通过K的切换来改变电源电流相位,从而控制正、反转。如洗衣机就可以利用定时器中的自动转换开关来实现正、反转。单相异步电动机存在着正反两个磁场,它的功率因数、效率及过载能力较低下,只适用于小容量的电动机。

单相异步电动机的电磁转矩与外加电压大小有关,可以通过串联有抽头的阻流圈来控制转动速度。如图4-27所示,电动机有低、中、高等三个抽头,改变抽头位置(低、中、高挡)就可以改变定子绕组上的电压,使电动机的转速也发生改变。电风扇、抽油烟机等家电就是采用这种方式进行调速。

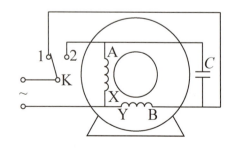

图4-26　电动机正、反转控制电路

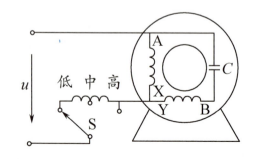

图4-27　电动机调速电路

三、控 制 电 机

控制电机主要是应用在精确的转速、位置控制上,在控制系统中作为"执行机构"。可分成伺服电机、步进电机、力矩电机、开关磁阻电机、直流无刷电机等几类,这里就对伺服电机和步进电机作简要介绍。

(一) 伺服电机

伺服电机可控制速度,位置精度非常准确,可以将电压信号转化为转矩和转速以驱动控制对象。伺服电机转子转速受输入信号控制,并能快速反应,在自动控制系统中,用作执行元件,且具有机电时间常数小、线性度高、始动电压小等特性,可把所收到的电信号转换成电动机轴上的角位移或角速度输出。分为直流交流伺服电动机和交流伺服电动机两大类,其主要特点是,当信号电压为零时无自转现象,转速随着转矩的增加而匀速下降。

伺服系统是使物体的位置、方位、状态输出被控量能跟随输入目标(或给定值)任意变化的自动控制系统。交流伺服电机是一种无刷电机,分为同步和异步电机,目前运动控制中一般都用同步电机,它的功率范围大,转动惯性大,最高转动速度低,且随着功率增大而快速降低,因而适合做低速平稳运行的应用。伺服电机内部的转子是永磁铁,驱动器控制的 A/B/C 三相电形成电磁场,转子在此磁场的作用下转动,同时电机自带的编码器反馈信号给驱动器,驱动器根据反馈值与目标值进行比较,调整转子转动的角度。伺服电机的精度取决于编码器的精度。交流伺服电机和无刷直流伺服电机区别是:交流伺服是正弦波控制,转矩脉动小。直流伺服是梯形波,但直流伺服比较简单、便宜,适用于小功率(0.5~100W)的控制系统。

(二) 步进电机

步进电机是将电脉冲信号转变为角位移或线位移的开环控制元件。在非超载的情况下,电机的转速、停止的位置只取决于脉冲信号的频率和脉冲数,而不受负载变化的影响,当步进驱动器接收到一个脉冲信号,它就驱动步进电机按设定的方向转动一个固定的角度,称为"步距角",它的旋转是以固定的角度一步一步运行的。可以通过控制脉冲个数来控制角位移量,从而达到准确定位的目的。同时,可以通过控制脉冲频率来控制电机转动的速度和加速度,从而达到调速的目的。

步进电机是一种感应电机,它的工作原理是利用电子电路,将直流电变成分时供电的多相时序控制电流,用这种电流为步进电机供电,步进电机才能正常工作,驱动器就是为步进电机分时供电的多相时序控制器。步进电机作为执行元件,是机电一体化的关键产品之一,广泛应用在各种自动化控制系统中。

步进电机一般追求定位精度和力矩输出,效率比较低,电流一般比较大,且谐波成分高,电流交变的频率也随转速而变化,因而步进电机普遍存在发热情况,且情况比一般交流电机严重。

步进电机由于每步的精度在百分之三到百分之五,而且不会将一步的误差积累到下一步,因而有较好的位置精度和运动的重复性,优秀的起、停和反转响应,是机电一体化的关键产品之一,广泛应用在各种自动化控制系统中。伴随着不同的数字化技术的发展以及步进电机本身技术的提高,步进电机将会在更多的领域得到应用,打印机、绘图仪、机器人等设备都以步进电机为动力核心。

伺服电机和步进电机是自动化工业生产中常用的执行电机,其应用领域非常相似,但事实上两者之间是存在一定差异的,两种电机比较如下:

(1)步进电机的精度比伺服电机优越,因为它不会累积误差,而且通常只要做开回路控制即可,然而伺服电机在响应性方面却比步进电机更为优越。

(2)步进电机在低速时易出现低频振动现象,当它工作在低速时一般采用阻尼技术或细分技术来克服低频振动现象,而伺服电机的运转却非常平稳,即使在低速时也不会出现振动现象。

(3)步进电机从静止加速到工作转速需要上百毫秒的时间,而交流伺服系统的加速性能较好,一般只需几毫秒就可以了,可用于要求快速启停的控制场合。

(4)步进电机一般不会出现丢步,方便控制,而伺服电机特别是低端的伺服电机转速不精确,不方便控制和操作。

(5)步进电机不具有过载的能力,而伺服电机却具有较强的过载能力。

第三节　继电-接触器控制系统

现代电器元件要实现对电动机的控制时,按外界的输入信号和要求,自动或手动地接通或分断电路,断续或连续地对电路或非电路进行转换、控制、调节和保护,这些相关的电工器具都属于控制电路。对电动机或其他电气设备的接通或断开,当前国内较多地采用继电器、接触器及按钮开关等控制电器来实现自动控制,这种控制系统一般称之为继电-接触器控制系统,它是一种有触点的断续控制,属于低压电器。

一、常见的低压电器

低压电器,工作电压在交流 1 000V、直流 1 200V 以下。常见的低压电器有转换开关、按钮、交流接触器、继电器、熔断器和自动空气断路器等。电气控制电路需要用到接触器、继电器以及其他低压电器相互配合才能完成高质量的控制,下面介绍几种控制电路中常用的低压电器。

(一) 交流接触器

接触器是利用线圈流过电流产生磁场控制触头闭合或断开,从而控制电动机和其他电力负载的一种自动化控制系统。接触器控制容量大,适用于频繁操作和远距离控制。

接触器分为交流接触器和直流接触器两种,直流接触器的动作原理与交流接触器相似,交流接触器的应用比直流接触器要广泛。

1. 交流接触器结构　交流接触器主要由电磁系统、触头系统和灭弧装置组成。交流接触器构造如图4-28(a)所示,接触器上的符号如图4-28(b)所示。

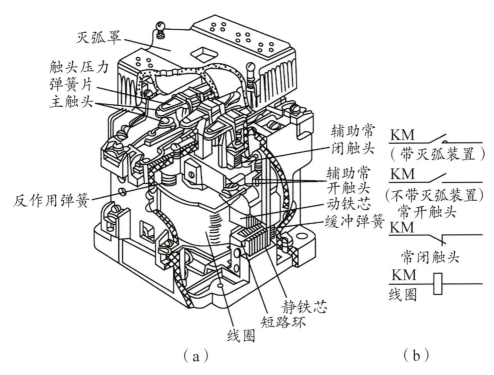

图 4-28　交流接触器外形结构及符号

(a) 构造;(b) 符号。

(1) 电磁系统:由静铁芯、动铁芯和线圈组成,通电产生电磁场。为了减少铁芯存在的涡流,所以电磁铁芯做成一片一片叠加在一起。为防止过零瞬间电磁释放,在电磁铁芯上加有短路环。线圈具有匝数少,线径粗、电流大等特点。

(2) 触头系统:分为主触头和辅助触头。主触头用来控制主电路通、断,体积较大和允许通过的电流也较大。辅助触头一般由"常开"和"常闭"触头组成,常开和常闭指交流接触器未通电时触头的状态。未通电时,常开触头是断开的,常闭触头是闭合的;当通电后常开触头就变成是闭合的,而常闭触头就变成断开,两者之间是联动的,时间差极小;失电后,两种触头又会联动地回复到未通电时的常态。触头主要由银钨合金制成,具有良好的导电性和耐高温烧蚀性。

(3) 灭弧装置:交流接触器采用栅片灭弧装置。当接触器断开电源时,如果电路电压不低于10~20V,电流不小于80~100mA,感性负载存储的磁场能量瞬时释放,断点处产生高能电弧。为了减轻电弧对触头的烧蚀,接触器的主触头一般都设有灭弧装置。灭弧装置是利用栅片(主要由钢冲制而成)对电弧有吸引作用,将电弧引进栅片,在栅片中分割和燃烧掉,从而保护触头。

2. 交流接触器工作原理　当交流电源给接触器线圈通电后,线圈的电流会产生磁场,接触器产生的磁场使静铁芯产生电磁吸力吸引动铁芯,并带动交流接触器动作,常闭触点断开,常开触点闭合,两者是联动的。当电源断电时,线圈电磁吸力消失,衔铁在复位弹簧的作用下释放,使触点复原,常开触点断开,常闭触点闭合。

（二）继电器

继电器是一种电子控制器件,它具有控制系统和被控制系统,根据输入信号的变化,而接通或断开控制电路,通常应用于自动控制电路中,在电路中起着自动调节、安全保护、转换电路等作用。

1. 电磁式继电器　电磁式继电器一般由铁芯、线圈、衔铁、触点簧片等组成的。只要在线圈两端加上一定的电压,线圈中就会流过一定的电流,从而产生电磁效应,衔铁就会在电磁力吸引的作用下克服复位弹簧的拉力吸向铁芯,从而带动衔铁的动触点与静触点(常开触点)吸合。当线圈断电后,电磁的吸力也随之消失,衔铁就会在弹簧的作用力下返回原来的位置,使动触点与原来的静触点(常闭触点)吸合。这样吸合、释放,从而达到了在电路中的导通、切断的目的。图4-29为基本原理图。

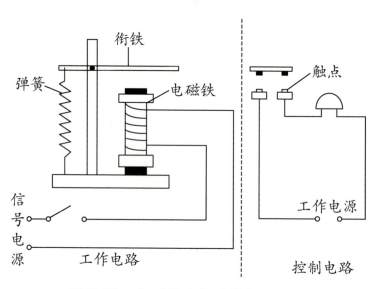

图 4-29　电磁式继电器基本原理图

2. 延时继电器　延时继电器能通过结构或者内部装置而使其延长一定的时间后才动作,其动作时间与某一个物理量的大小有一定的函数关系。主要用于直流或交流操作的各种保护和自动控制线路中,可根据需要自由调节延时的时间,常见的延时方式有以下三种。

断电延时:断电延时继电器用于交流操作的继电保护和自动化,作为交流(直流)通电后瞬时动作断电后延时返回的时间元件。

通电延时:通电延时继电器用在电力系统二次回路继电保护及自动控制回路中,作为延时装置,使被控元件得到所需延时。

延时中间:延时中间继电器用在直流或交流操作的各种保护和自动控制线路中,作为辅助继电器,以增加触点数量和触点容量,可根据需要自由调节通电延时或断电延时的时间。

延时继电器在实际应用中,有空气阻尼式、电子式和钟表式。

空气阻尼式如图 4-30 所示,通电后利用电磁铁的衔铁被铁芯吸引,从而使瞬间动作触点接通或断开,但活塞杆不能同时跟着衔铁一起向上运动,活塞杆上端连接气室中的橡皮膜,当活塞杆在释放弹簧的作用力下向上运动时,橡皮膜也被拉动向上。下面的空气室里空气变得稀薄使活塞杆受到阻尼作用而缓慢上升。经过一定时间,活塞杆上升到一定位置,通过杠杆推到延时触点动作。从通电到延时触点动作完成的时间就是继电器的延时时间。断电后,继电器被弹簧复原,空气从气孔迅速排出。

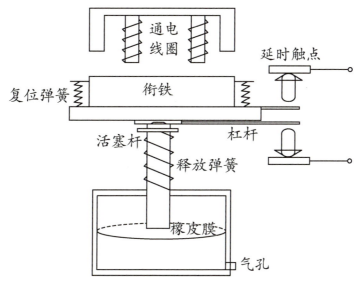

图 4-30　空气阻尼式延时继电器基本原理图

电子式延时继电器是带有延时机构的螺管线圈式继电器。当线圈接通电源时,铁芯克服塔形弹簧的作用力被吸入,瞬时转换触点进行瞬时转换,同时延时机构启动,经过一定的延时,然后闭合滑动延时触点和延时主触点。主触点接触后由于上挡限制机构的转动,机构停止,从而得到所需延时。当线圈断电时,在塔形弹簧的作用下,使铁芯和延时机构返回原位。

钟表式延时继电器是一种机械式延时继电器,利用钟表的擒纵装置来控制类似发条弹簧的释放时间,精度很高。

(三) 空气断路器

空气断路器也称为自动空气开关,是一种常用的低压保护电器,可实现短路、过载和失压保护。空气断路器结构形式较多,图 4-31 是一种空气断路器的结构原理图,它的主触点通常是由手动的操作机构来闭合的,开关的脱扣机构是一套连杆装置,当主触点闭合后就被锁钩锁住。如果电路中发生故障,脱扣机构就在有关脱扣器的作用下将锁钩脱开,于是主触点在释放弹簧的作用下迅速分断。脱扣器有过流脱扣器和欠压脱扣器等,它们都是电磁铁。在正常情况下,过流脱扣器的衔铁是释放着的,一旦发生严重过载或短路故障时,与主电路串联的线圈就将产生较强的电磁吸力把衔铁往下吸而顶开锁钩,使主触点断开。欠压脱扣器的工作恰恰相反,在电压正常时,吸住衔铁,主触点才得以闭合,一旦电压严重下降或断电时,衔铁就被释放而使主触点断开。当电源电压恢复正常时,必须重新合闸后才能工作,从而实现了失压保护。常用的断路器有 DZ、DW 和引进的 ME、AE、3WE 等系列。

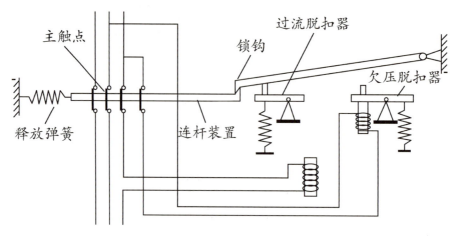

图 4-31　一种空气断路器的结构原理图

二、三相异步电动机的基本控制电路

三相异步电动机基本控制电路如图 4-32 所示,该电路具有直接启动,控制正、反转及停止功能。SB_1 为正转运行启动按钮,SB_2 为反转运行启动按钮,SB_3 为停止按钮,KM_1、KM_2 分别为正、反转控制接触器,FU 为熔断器,FR 为热继电器。

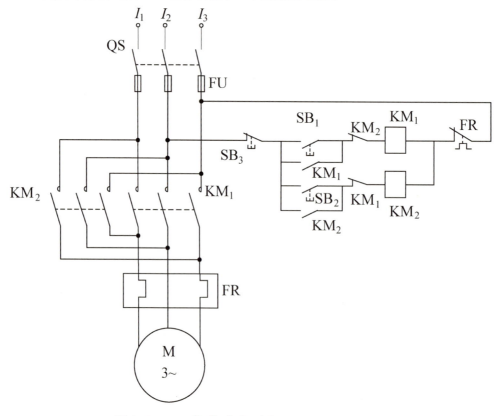

图 4-32　三相异步电动机正反转控制电路

当按下 SB₁时，交流接触器 KM1 线圈得电工作，它的三对主动合触点接通电动机电源电路，电动机正转；同时，它的辅助动合触点闭合，因此，当松开按钮 SB₁时，接触器 K₁线圈的电路仍然接通，从而保持主电路继续通电，使电动机仍然正转工作，这种依靠接触器辅助触点使其线圈保持通电的过程称为自锁。另外，在控制线路中，正转控制线路串接了 KM₂的辅助动断触点，反转控制线路串接了 K₁的辅助动断触点，该辅助触点称为互锁（或联锁）触点。在互锁触点的作用下，无论电动机处在正转或反转时，接在对方控制线路中的互锁触点总是断开的，所以控制另一方向转动的接触器的线圈线路就不会接通，即电动机不可能两组接触器同时得电，避免电源短路故障。

三、行程控制

行程控制，就是当运动部件到达一定行程位置时采用行程开关来进行控制，行程开关又称限位开关，是一种常用的小电流主令电器，它是位置开关的一种。行程开关主要是利用生产机械运动部件的碰撞使其触头动作来实现接通或分断控制电路，达到一定的控制目的。通常这类开关被用来限制机械运动的位置或行程，使运动机械按一定位置或行程自动停止、反向运动、变速运动或自动往返运动等。在实际生产中，将行程开关安装在预先安排的位置，当装于生产机械运动部件上的模块撞击行程开关时，行程开关的触点动作，实现电路的切换。因此，行程开关是一种根据运动部件的行程位置而切换电路的电器，它的作用原理与按钮类似。所不同的是：一个是手动，另一个则由运动部件的撞块碰撞。当外界运动部件上的撞块碰压按钮使其触头动作，当运动部件离开后，在弹簧作用下，其触头自动复位。常用的行程开关有撞块式（直线式）和滚轮式。滚轮式又分为自动恢复式和非自动恢复式。非自动恢复式需要运动部件反向运行时撞压才能使其复位，撞块式和滚轮式行程开关的工作原理基本相同。下面以撞块式行程开关为例简单说明其工作原理，如图 4-33 所示。

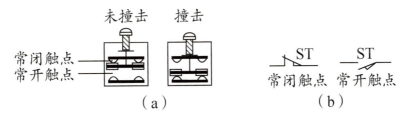

图 4-33　行程开关工作原理图

（a）结构图；（b）常开、常闭触点符号。

顶杆在常态（未受压）时，其常闭触点闭合（动触点与上面的一对静触点接触），常开触点断开（动触点与下面的一对静触点无接触）；当顶杆受压时，动触点下移，常闭触点先断开，常开触点后闭合；当顶杆被释放时（压力消失），动触点上移，常开触点先断开，常闭触点后闭合。

以某生产机械行程控制电路为例，如图 4-34 所示，SQ_1 和 SQ_2 是装在工作台的原点和终点的行程开关，工作台可以在电动机的带动下往复运动。SQ_1 和 SQ_2 由工作台上的挡块来撞动，工作台在原位时，其挡块将原位行程开关 SQ_1 压下，将串接在反转控制电路中的动断触点压开，电动机不能反转，这时按下 SB_1，电动机正转，工作台前进，到达终点时挡块撞击终点行程开关 SQ_2，将串接在正转控制电路中的动断触点压开，电动机正转停止，与此同时，将反转控制电路的动合触点压合，电动机反转，工作台返回，退到原位，挡块压合 SQ_1，反转停止。详细行程电路分析参见数字资源。

在工业生产中，除了行程控制外，常见的还有时间控制、顺序控制等继电开关。

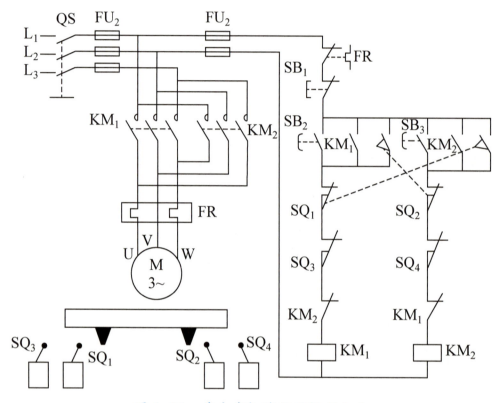

图 4-34　某生产机械行程控制电路

本章小结

1. 变压器的结构主要由铁芯和绕组构成。变压器能进行电压变换、电流变换和阻抗变换，可以通过改变绕组匝数比来获得所需要的电压和电流。特殊变压器能使让体积变得更小更适用于一些特殊场合。把工频电压转换成中频电压，可以提升 X 线机的性能，现在的 X 线机主要使用中频 X 线机。

2. 电动机主要由定子和转子组成。三相异步电动机大多用于工业和农业上，连接三相电源，通过三相绕组给定子通电形成旋转磁场，来驱动载流的转子旋转。单相异步电动机多用于家用电器上，连接单相电源，应用在小功率电器当中；控制电机是自动化工业生产中常用的执行电机，具有控制精准，快速启停等优点。

3. 采用继电器、接触器及按钮开关等控制电器来实现自动控制,这种控制系统一般称之为继电-接触器控制系统,属于低压电器,在控制系统中常见的有行程控制、时间控制、顺序控制等。

目标测试四

1. 穿过闭合电路的磁通量发生变化时,闭合电路中就会产生感应电流,这一现象称作_____现象。

2. 变压器主要由_____和_____构件组成,连接电源的绕组称为_____,把连接负载的绕组称为_____。

3. 一个变压器忽略磁通量和绕组电阻的电能损耗,当电源输入 220V 交流电时,电源绕组的匝数为 50。①如果需要副绕组输出 44V 交流电时,那么副绕组的匝数为多少? ②如果副绕组的匝数是 150,则输出交流电压为多少?

4. 变压器负载运行时,副绕组中就有电流 $I_2 = 2A$ 通过,这时原绕组电流 $I_1 = 0.5A$,此变压器的变压比是多少?

5. 一个照明电路的电子变压器铭牌如图 4-35 所示,输入电压是_____,输出电压是_____,效率是_____。如果效率为 100%,按最大功率输出,计算输入和输出的电流各是_____、_____。

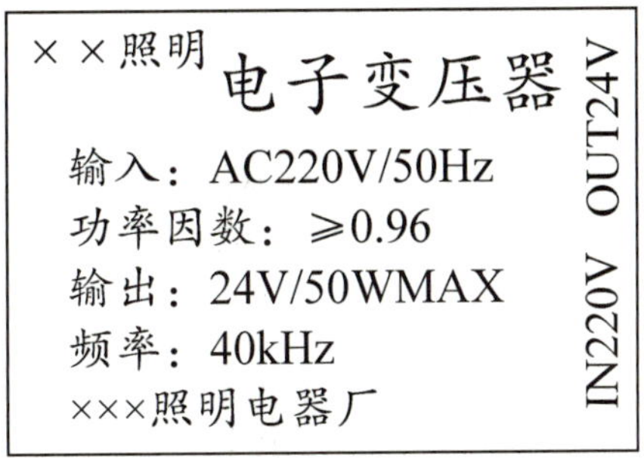

```
××照明    电子变压器            IN220V  OUT24V
输入:AC220V/50Hz
功率因数:≥0.96
输出:24V/50WMAX
频率:40kHz
×××照明电器厂
```

图 4-35 习题 5 图

6. 自耦调压器的采用_____、_____和_____三种方式来进行电压调节。

7. 三相异步电动机如何进行反转? 能不能进行直接反转?

8. 三相异步电动机和单相异步电动机的工作原理分别是什么? 两种异步电动机的区别在哪里?

9. 判断下列几个说法的对错

(1) 起动时相连电网的电压降超过额定电压的 15%,不允许直接起动,要采用降压起动。

(2) 伺服电机转子转速受输入信号控制,当信号电压为零时无自转现象,转速随着转矩的增加现时加速下降。

（3）步进电机一般追求定位精度和力矩输出，效率比较高，电流一般比较大，普遍存在发热情况。

10. 控制器是低压电器，工作电压在交流_____V、直流_____V 以下，常见控制电路有_____、_____、_____等。

11. 不属于延时继电器的延时方式是(　　)。

A. 通电延时　　　　B. 断电延时　　　　C. 延时中间　　　　D. 吸合延时

12. 空气断路器也称为自动空气开关，是一种常用的低压保护电器，可实现_____、_____和_____保护。

13. _____主要是利用生产机械运动部件的碰撞使其触头动作来实现接通或分断的控制电路，达到一定的控制目的。

14. 交流接触器为什么要有灭弧装置？

15. 电磁式继电器是如何工作的？

（李君霖）

第五章 半导体及其常用器件

05章 数字资源

学习目标

- **知识目标**：掌握半导体的基础知识；二极管的结构；三极管的结构与类型；熟悉二极管的伏安特性；三极管的伏安特性曲线以及电流放大作用；场效应管的类型与结构；了解二极管的主要参数以及其他二极管；三极管的主要参数；场效应管的工作原理；单结晶体管和晶闸管的构造及应用；传感器的概念和分类。
- **能力目标**：能够正确使用常见的 PN 结元器件，如二极管、三极管等；能够判断二极管的好坏；能够根据参数选择合适二极管、三极管、场效应管。
- **素质目标**：激发学生的创新意识，培养学生求真务实、精益求精的科学态度以及严谨的学习态度。

　　用半导体材料制成的电子器件统称为半导体器件，它是构成各种电子电路的基础，具有体积小、重量轻、使用寿命长、功耗低、功率转换效率高等优点，广泛应用于各个领域。传感器是一种检测装置，它是实现自动检测和自动控制的首要环节，具有微型化、数字化、系统化、网络化等特点。

　　本章从半导体器件的工作机制出发，首先介绍半导体的物理基础知识，包括本征半导体、杂质半导体、PN 结，其次再分别讨论半导体二极管、晶体三极管、场效应管、单结晶体管以及晶闸管的结构、工作原理以及基本特性，最后对常用的传感器进行简单的介绍，为后面各种电子线路的学习做好铺垫。

第一节　半导体的基础知识

一、半导体导电特性

自然界的各种物质按导电性能可以分为导体、绝缘体和半导体三大类。导体如金、银、铜、铁等金属，它们的最外层电子极容易挣脱原子核的束缚成为自由电子，具有良好的导电性能；绝缘体如橡胶、玻璃、塑料、陶瓷等，它们的最外层电子被原子核紧紧束缚，很难成为自由电子，导电性能较差。半导体是导电性能介于导体和绝缘体之间的一种物质，如硅、锗、硒以及一些金属氧化物和硫化物等。

半导体材料之所以能广泛应用，主要是因为它具有以下特性：

（1）掺杂特性：如果在纯净的半导体中掺入特定种类的微量杂质，其导电能力将成百万倍地增加——这是半导体最显著、最突出的特性，半导体二极管、三极管、场效应管等不同用途的半导体器件就是利用这种特性制成的。

（2）热敏特性：半导体的导电能力对温度很敏感。当环境温度升高时，其导电能力显著增加；当环境温度下降时，其导电能力显著地下降。这种特性称为"热敏"，利用该特性可以制成各种热敏元件，如热敏电阻。

（3）光敏特性：半导体的导电能力随着光照的不同而不同。当光照加强时，其导电能力增强；当没有光照时，半导体就像绝缘体一样不导电。这种特性称为"光敏"，利用该特性可以制成各种光敏元件，如光电二极管、光电三极管、光电池和光敏电阻等。

半导体材料特殊的导电性能是由其原子结构决定的。下面以半导体器件中应用最广泛的硅和锗为例，介绍半导体的内部结构和导电原理。

二、本征半导体

常用的半导体材料是单晶硅（Si）和单晶锗（Ge）。所谓单晶，是指整块晶体中的原子按一定规则整齐地排列着的晶体。非常纯净、不含杂质的单晶半导体称为本征半导体。制造半导体器件的半导体材料的纯度要达到 99.999 999 9%，常称为"九个 9"，它在物理结构上为共价键、呈单晶体形态。在热力学温度零度和没有外界激发时，本征半导体不导电。

（一）本征半导体的原子结构

半导体锗和硅都是四价元素，它们的最外层都有 4 个电子，带 4 个单位负电荷。通常把原子核和内层电子看做一个整体，称为原子核，带有 4 个单位正电荷，因此，整个原子为电中性。

（二）本征激发

在本征半导体的晶体结构中,由于相邻原子间的距离很小,使相邻两个原子的一对最外层电子(即价电子)不仅围绕自身所属的原子核运动,而且还会出现在相邻原子所属的轨道上,成为共用电子,这样的组合称为共价键结构。例如单晶硅和单晶锗,它们都是4价元素,每个原子的价电子分别与相邻原子的价电子组成电子对,形成共价键。价电子对是每两个相邻原子共有的,它们把相邻原子结合在一起,使每个原子的外层形成8个电子的较稳定结构,如图5-1所示。

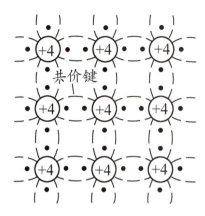

图5-1 本征硅的共价键结构

一般来说,共价键中的价电子不如绝缘体中价电子所受束缚那样强,如果能从外界获得一定能量(如光照、升温、电磁场激发等),一些价电子就可能挣脱共价键的束缚而成为自由电子,将这种物理现象称作为本征激发。

理论和实验表明:在常温($T=300K$)下,硅共价键中的价电子只要获得大于$1.1eV$电离能的能量便可激发成为自由电子;本征锗的电离能更小,只有$0.72eV$。

当共价键中的一个价电子受激发挣脱原子核的束缚成为自由电子时,在共价键中便留下了一个空位,称为"空穴"。此时,原子因为失去一个电子而显正电性。当空穴出现时,相邻原子的价电子很容易被空穴吸引,离开它所在的共价键去填补这个空穴,这样使该价电子原来所在共价键中出现一个新的空穴,这个空穴又可能被相邻原子的价电子填补,再出现新的空穴。价电子填补空穴的这种运动相当于带正电荷的空穴从原共价键移动到附近的共价键上,且运动方向与价电子运动方向相反,如图5-2所示:

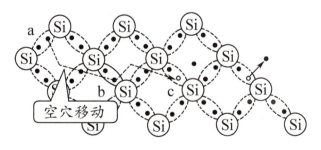

图5-2 空穴的运动

为了区别于自由电子的运动,把这种运动称为空穴运动,并把空穴看成是一种带正电荷的载流子。在本征半导体内部自由电子与空穴总是成对出现的,因此将它们称作为"电子-空穴对",如图5-3所示:

当自由电子在运动过程中遇到空穴时可能会填充进去从而恢复一个共价键,与此同时消失一个"电子-空穴"对,这一过程称为复合。在一定温度下,本征激发所产生的"电子-空穴对"和复合的"电子-空穴对"数量相等,从而达到动态平衡,此时,"电子-空穴对"

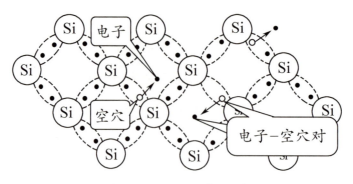

图 5-3　电子-空穴对

维持一定的数目。当环境温度升高时,挣脱共价键束缚的自由电子增多,空穴也随之增多,载流子浓度升高,因而导电性能增强;反之,当环境温度降低时,载流子浓度降低,因而导电性能变差。

可见,在本征半导体中存在着自由电子和空穴两种载流子,其浓度随着温度变化而变化。而金属导体中只有自由电子一种载流子,这也是半导体与导体导电方式的不同之处。

三、杂质半导体

本征半导体虽然有自由电子和空穴两种载流子,但是由于数量少,导电能力依然很低,即使提高温度和增加光照,对改善半导体的导电性能也极为有限。为了更有效地提高半导体的导电能力,通常采用掺杂的方法来实现。由半导体的导电特性可知,本征半导体加入少量杂质后,导电性能将大大提高,这种掺有杂质的半导体称为杂质半导体。根据加入杂质的类型,杂质半导体可分为 N 型半导体和 P 型半导体。虽然掺有杂质,但是杂质半导体依然保持电中性,只不过其内部两种载流子的浓度不再相同。

(一) N 型半导体

在本征半导体内中掺入少量的五价元素,如磷、砷等,即可得到 N 型半导体,如图 5-4 所示。磷原子在半导体中占据了原来硅原子所占的位置,它的五个价电子除了四个与硅

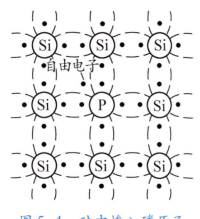

图 5-4　硅中掺入磷原子出现的自由电子

的价电子构成共价键外,还多了一个价电子,这个电子很容易挣脱束缚成为自由电子。可见,每掺入一个磷原子,就能提供一个自由电子,因此在 N 型半导体中自由电子浓度大大提高,导电能力大大增强。在这种半导体中主要是靠自由电子导电,所以也将其称为电子型半导体。

当然,由于本征激发会产生少量的"电子-空穴对",N 型半导体中也存在数量较少的空穴,但是由于掺入杂质,使得自由电子的数目远大于空穴的数目,所以在 N 型半导体中,多数载流子(简称多子)是自由电子,少数载流子(简称少子)是空穴。

（二）P 型半导体

在本征半导体中掺入三价元素,如硼、铝等,即可得到 P 型半导体。如图 5-5 所示,硼原子在半导体中占据了原来硅原子的所占的位置。它的三个价电子与相邻的硅原子构成共价键时,必有一个共价键因少了一个价电子而形成一个空穴,这个空穴很容易从邻近硅原子的共价键中获取一个电子而使得硅原子出现一个空穴。可见,每掺入一个硼原子,就能提供一个空穴,因此在 P 型半导体中空穴浓度大大地提高,导电能力显著增强。在这种半导体中主要是靠空穴导电,所以这类半导体也称为空穴型半导体。

当然,由于本征激发会产生少量的"电子-空穴对",P 型半导体中也存在数量极少的自由电子,但是由于掺入杂质,使得空穴的数目远大于自由电子的数目,所以在 P 型半导体中,多数载流子是空穴,少数载流子是电子。

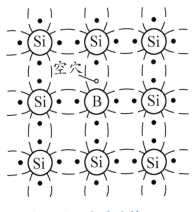

图 5-5　硅原子掺入硼原子出现的空穴

四、PN 结

（一）PN 结的形成

在一块本征半导体上,用不同的掺杂工艺使其一边形成 N 型半导体,另一边形成 P 型半导体,那么在两种半导体的交界面附近就形成了 PN 结。PN 结是构成各种半导体器件的基础。

在 P 型半导体和 N 型半导体结合后,由于 N 型区内电子很多而空穴很少,而 P 型区内空穴很多电子很少,在它们的交界处就出现了电子和空穴的浓度差别。这样,电子和空穴都要从浓度高的地方向浓度低的地方扩散,如图 5-6(a)所示。有一些电子要从 N 型区扩散到 P 型区,也有一些空穴要从 P 区扩散到 N 型区,扩散的结果使 P 型区一侧失去空穴,形成负离子,用标有负号的圆圈表示;N 型区一侧失去电子,形成正离子,用标有正号的圆圈表示。半导体中的离子固定在晶体中不能任意移动,因此不参与导电。这些不能移动的带电粒子在 P 型区和 N 型区的界面附近,形成了一个很薄的空间电荷区,如图 5-6(b)所示,就是所谓的 PN 结。扩散越强,空间电荷区越宽。

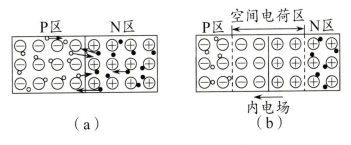

（a）　　　　　　　　（b）

图 5-6　PN 结的形成

（a）扩散运动;（b）PN 结的形成。

在出现了空间电荷区以后,由于正负电荷之间的相互作用,在空间电荷区就形成了一个内电场,其方向是从带正电的 N 型区指向带负电的 P 型区。显然,这个电场的方向与载流子扩散运动的方向相反,它是阻止扩散运动的,所以空间电荷区也叫阻挡层。

另一方面,这个内电场将使 N 型区的少数载流子空穴向 P 型区漂移,使 P 型区的少数载流子电子向 N 型区漂移,这种运动称为漂移运动,扩散运动和飘移运动的方向相反。从 N 型区漂移到 P 型区的空穴补充了原来交界面上 P 型区所失去的空穴,从 P 型区漂移到 N 型区的电子补充了原来交界面上 N 型区所失去的电子,这就使空间电荷减少,因此,少数载流子的漂移运动使空间电荷区变窄。多子的扩散运动使空间电荷区增厚,导致内电场增强,从而使得少子的漂移运动增强,当漂移运动和扩散运动相等时,PN 结便处于动态平衡状态,其内部可以移动的载流子数目极少,故 PN 结又称为耗尽区。

(二) PN 结单向导电性

当 PN 结没有外加电压时,PN 结处于动态平衡状态,不导电;外加电压,当外电源的正极接 P 区,负极接 N 区时,P 区的电位高于 N 型区的电位时,称为加正向电压(或称为正向偏置),如图 5-7(a)所示,此时,PN 结导通,呈现低电阻,流过毫安级电流,相当于开关闭合;当外电源的正极接 N 区,负极接 P 区时,N 型区的电位高于 P 型区的电位时,称为加反向电压(或称为反向偏置)如图 5-7(b)所示,此时,PN 结截止,呈现高电阻,流过微安级电流,相当于开关断开。

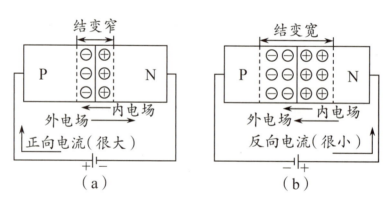

图 5-7　PN 结的单向导电性
(a) 正向连接;(b) 反向连接。

PN 结是半导体的基本结构单元,其基本特性是单向导电性,即当外加电压极性不同时,PN 结表现出截然不同的导电性能。

第二节　半导体二极管

半导体二极管是电子电路中应用极为广泛的电子元件之一,它在电路中主要有检波、整流、开关、限幅、限制电流流动方向等作用,它的最大特点就是单向导电性。

一、半导体二极管的结构

给 PN 结加上相应的电极引线和管壳,就构成了半导体二极管(简称二极管),其结构与符号如图5-8所示。从 P 型半导体中引出的电极称为正极或阳极 A,从 N 型半导体引出的电极称为负极或阴极 K。A→K 的方向为二极管正向通导的电流方向,所以在使用二极管时要先注意二极管极性。

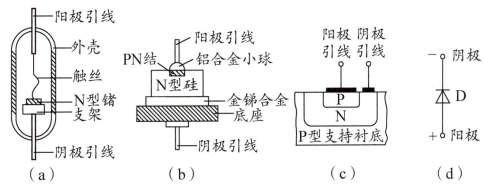

图 5-8　二极管的结构与符号

(a) 点接触型;(b) 面接触型;(c) 平面型;(d) 电路符号。

二极管按结构分为点接触型、面接触型、平面型。按用途分为:普通二极管、光电二极管、稳压二极管、变容二极管等。按封装形式分为:玻璃封装型、塑料封装型、金属封装型。按功率大小分为:大功率(1W 以上)、中功率(700mW 左右)、小功率型(300mW 以下)。根据半导体材料可分为硅管和锗管。硅管的反向电流小,温度稳定性高,多用于各种整流电路;锗管工作频率高,常用于检波电路中。

二、二极管的伏安特性

半导体二极管本质上就是一个 PN 结,其最重要的特性是单向导电性。即当外加正向电压时,它呈现的电阻(正向电阻)比较小,通过的电流比较大,当外加反向电压时,它呈现的电阻(反向电阻)很大,通过的电流很小(通常可以忽略不计)。反映二极管的电流随电压变化的关系曲线,称为二极管的伏安特性,如图5-9所示。

(一)正向特性

当加正向电压时,随着电压 U 的逐渐增加,电流 I 也增加。但在开始的一段,由于外加电压

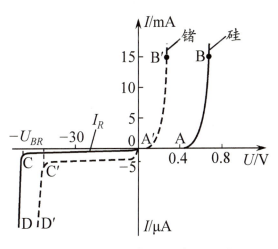

图 5-9　二极管伏安特性曲线

很低,外电场不能克服 PN 结的内电场,半导体中的多数载流子不能顺利通过阻挡层,所以这时的正向电流极小(该段所对应的电压称为死区电压,U_{on}),硅管的死区电压为 0~0.5V,锗管的死区电压为 0~0.2V。当外加电压超过死区电压以后,外电场强于 PN 结的内电场,多数载流子大量通过阻挡层,使正向电流随电压很快增大,即:

当 $U>0$ 时,二极管处于正向特性区域。正向区又分为两段:

当 $0<U<U_{on}$ 时,正向电流为零,U_{on} 称为死区电压或开启电压。

当 $U>U_{on}$ 时,开始出现正向电流,并按指数规律增长。

(二) 反向特性

当外加反向电压时,所加的反向电压加强了内电场对多数载流子的阻挡,所以二极管中几乎没有电流通过。但是这时的外电场能促使少数载流子漂移,所以少数载流子形成很小的反向电流。由于少数载流子数量有限,只要加不大的反向电压就可以使全部少数载流子越过 PN 结而形成反向饱和电流,继续升高反向电压时反向电流几乎不再增大。当反向电压增大到某一值 U_{BR}(曲线中的 C 点)以后,反向电流会突然增大,这种现象叫反向击穿,这时二极管失去单向导电性。所以一般二极管在电路中工作时,其反向电压任何时候都必须小于其反向击穿时的电压,即:

当 $U<0$ 时,二极管处于反向特性区域。反向区也分两个区域:

当 $U_{BR}<U<0$ 时,反向电流很小,且基本不随反向电压的变化而变化,此时的反向电流也称反向饱和电流 I_R。

当 $U \leqslant U_{BR}$ 时,反向电流急剧增加,U_{BR} 称为反向击穿电压,一般在几十伏以上。

在反向区,硅二极管和锗二极管的特性有所不同。硅二极管的反向击穿特性比较硬、比较陡,反向饱和电流也很小;而锗二极管的反向击穿特性比较软,过渡比较圆滑,反向饱和电流较大。

三、二极管的主要参数

1. 正向电压降(U_F)　二极管通过额定正向电流时,在两极间所产生的电压降。

2. 最大整流电流(平均值)(I_{OM})　在半波整流连续工作的情况下,允许的最大半波电流的平均值。

3. 反向击穿电压(U_{BR})　二极管反向电流急剧增大到出现击穿现象时的反向电压值。

4. 最大反向峰值电压(U_{RM})　二极管正常工作时所允许的反向电压峰值。

5. 反向电流(I_R)　在室温下,在规定的反向电压下的反向电流值。反向电流越小,管子的单向导电性能越好。

6. 最高工作频率(F_M)　二极管具有单向导电性的最高交流信号的频率。主要取决于 PN 结电容的大小。

二极管除上述参数外,还有环境温度、平均电流、结电容等参数,使用时可在参数手册中查阅。在实际应用中,应根据管子所使用的场合,按其承受的最高反向电压、最大正向平均电流、工作频率、环境温度等条件,选择满足要求的二极管。

四、其他二极管

除普通二极管外,还有一些其他用途的二极管,下面对一些特殊用途的二极管做一些简单介绍。

(一) 稳压二极管

稳压二极管(简称稳压管),又称齐纳二极管,它的电路符号如图 5-10(a)所示,稳压二极管是一种用于稳定电压的单 PN 结二极管。此二极管实际上是工作在反向击穿状态的二极管,它在电路中与适当阻值的电阻配合后能起到稳定电压的作用。它的伏安曲线与二极管类似,如 5-10(b)所示,当反向电压增高到击穿电压 U_Z 时,反向电流突然增大,稳压管进入击穿区。从图中可知,在特性曲线 AB 段,稳压管的电流虽然发生了很大变化(ΔI_z),但稳压管两两端电压变化(ΔU_z)却很小。利用这个特性,稳压管在电路中能起到稳压作用。

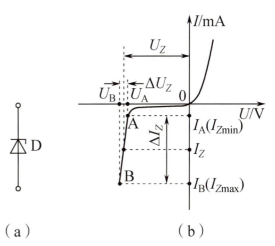

图 5-10　稳压管的图形符号和伏安曲线
(a) 符号;(b) 伏安曲线。

由于稳压管在掺杂和工艺处理与普通二极管不同,所以稳压管在反向击穿后特性曲线较普通二极管陡直(说明受电流影响小),而且较大反向击穿电流也不至于 PN 结损坏,在撤销反向电压后,将原来状态。

(二) 发光二极管

发光二极管电路符号如 5-11(a)所示,它的核心部分是由 P 型半导体和 N 型半导体组成的晶片,在 P 型半导体和 N 型半导体之间有一个过渡层,称为 PN 结。在某些半导体材料的 PN 结中,注入的少数载流子与多数载流子复合时会把多余的能量以光的形式释放出来,从而把电能直接转换为光能。PN 结加反向电压,少数载流子难以注入,故不发光。这种利用注入式电致发光原理制作的二极管叫发光二极管,通称 LED。当它处于正向工作状态时,就能发出不同颜色的光线,光的强弱与电流有关。

(三) 光电二极管

光电二极管电路符号如图 5-11(b)所示,它和普通二极管一样,也是由一个 PN 结组成的半导体器件,也具有单方向导电特性。但在电路中它不是作整流元件,而是把光信号转换成电信号。

普通二极管在反向电压作用时处于截止状态,只能流过微弱的反向电流,光电二极管

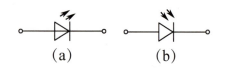

图 5-11 其他几种二极管的符号
（a）发光二极管；（b）光电二极管。

在设计和制作时尽量使 PN 结的面积相对较大,以便接收入射光。光电二极管是在反向电压作用下工作的,没有光照时,反向电流极其微弱,叫暗电流;有光照时,反向电流迅速增大到几十微安,称为光电流。光的强度越大,反向电流也越大。光的变化引起光电二极管电流变化,这就可以把光信号转换成电信号,成为光电传感器件。光电二极管在影像设备中的应用十分广泛,主要的作用是实现光电转换,如 DR 的非晶硅平板探测器以及 CT 的固体探测器等。

第三节　晶体三极管

晶体三极管(简称三极管),是半导体基本元件之一,是模拟电子电路的核心元件,具有电流放大作用和开关作用。

一、晶体三极管结构与类型

三极管种类较多:按频率分有低频管、高频管;按功率分有小功率管、大功率管;按材料分有硅管、锗管等。常见外形如图 5-12。

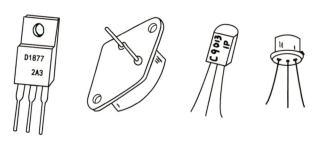

图 5-12　常见三极管外形

三极管是在一块半导体基片上制作两个相距很近的 PN 结,两个 PN 结把整块半导体分成三个部分,中间部分是基区,两侧部分分别为发射区和集电区,排列方式有 PNP 和 NPN 两种,如图 5-13,从三个区引出相应的电极,分别为基极 B、发射极 E 和集电极 C。硅晶体三极管和锗晶体三极管都有 PNP 和 NPN 型两种类型。

发射区和基区之间的 PN 结叫作发射结,集电区和基区之间的 PN 结叫作集电结。PNP 型三极管发射区"发射"的是空穴,其移动方向与电流方向一致,故发射极箭头向里,NPN 型三极管发射区"发射"的是自由电子,其移动方向与电流方向相反,故发射极箭头向外。发射极箭头指向代表发射电流的方向,也是 PN 结在正向电压下的导通方向。

三极管在结构上具有如下特点:

（1）基区做得很薄,而且掺杂很少,厚度只有几微米。

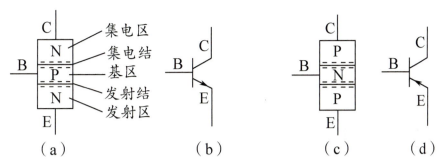

图 5-13　三极管的结构与电路符号

（a）NPN 型结构;（b）NPN 型符号;（c）PNP 型结构;（d）PNP 型符号。

（2）发射区的杂质浓度远高于集电区杂质浓度,因此多数载流子的数量最大。

（3）集电区的面积最大,掺杂也少,以利于载流子的收集。

以上特点是三极管具有电流放大作用的内因。

二、三极管的电流放大作用

（一）三极管电流分配及放大作用

晶体三极管具有电流放大作用,除了三极管的内因外,还要达到以下外部条件:①三极管的发射结为正向偏置;②集电结为反向偏置。以 NPN 管为例,三极管电流放大电路如图 5-14 所示,基极与发射极构成输入回路,集电极与发射极构成输出回路,由于发射极是公共端,故称为三极管的共发射极接法,简称共射接法,它是三极管最常使用的电路形式。电源 E_B 给发射结加正向电压,称为正向偏置;电源 E_C 给集电结加反向电压,称为反向偏置。调节电阻器的阻值,使 I_B 取不同的值,且每一个 I_B 数值都有确定的 I_C 和 I_E 与之对应。可以按该电路来进行三极管的电流放大实验,实验数据结果见表 5-1。

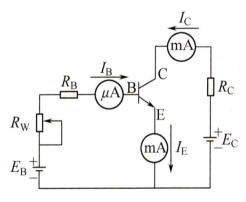

图 5-14　三极管电流放大实验电路

表5-1　三极管电流放大实验数据结果

基极电流 $I_B(\mu A)$	0	10	20	30	40	50
集电极电流 $I_C(mA)$	0.001	0.44	0.90	1.33	1.79	2.21
发射极电流 $I_E(mA)$	0.001	0.45	0.92	1.36	1.83	2.26

通过实验可以得出:

$$I_E = I_C + I_B \tag{5-1}$$

在式(5-1)中，I_B通常很小，可以认为：

$$I_E \approx I_C \tag{5-2}$$

I_C与I_B的比值称为极管直流放大系数，用$\bar{\beta}$表示，则有

$$I_C = \bar{\beta} I_B \tag{5-3}$$

其实质是三极管能以基极电流微小的变化量来控制集电极电流较大的变化量。将ΔI_C与ΔI_B的比值称为三极管的电流放大倍数，用符号"β"表示。即：

公式中下标字母改为正体

$$\beta = \frac{\Delta I_C}{\Delta I_B} \tag{5-4}$$

电流放大倍数对于某一只三极管来说是一个定值，但随着三极管工作时基极电流的变化也会有一定的改变。

（二）三极管的放大原理

将图5-14电路改画成图5-15，来看三极管内部载流子的运动规律。

从图5-15可知，载流子内部运动存在以下规律：

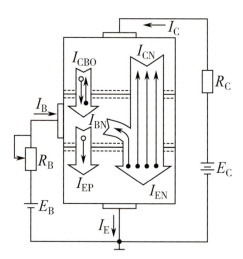

图5-15 三极管内部载流子运动示意图

1. 发射区向基区扩散电子形成I_E　由于发射结为正向偏置，使阻挡层变窄，这时发射区的多数载流子（自由电子）将源源不断地越过发射结扩散到基区，形成电子电流I_{EN}；同时基区多数载流子（空穴）也会扩散到发射区，形成空穴电流I_{EP}。由于发射区掺杂浓度远远大于基区的掺杂浓度，基区向发射区扩散的空穴数量比起发射区向基区扩散的电子数量可以忽略不计，故发射极电流I_E近似等于I_{EN}。

2. 电子在基区扩散和复合形成I_B　由于基区做得很薄，且掺杂浓度又低，所以注入基区的自由电子在扩散过程中只有极少数与基区的空穴复合，而大部分电子没来得及复合就已经扩散到集电结附近。由于基区接电源的正极，基区中受激发的价电子不断被电源拉走，这相当于不断补充基区中被复合掉的空穴，使复合运动源源不断进行，形成电流I_{BN}，I_B近似等于I_{BN}。

3. 集电区收集从发射区扩散过来的电子形成I_C　由于集电结反向偏置，使阻挡层加宽，内电场增强，而这个电场是有利于发射区扩散过来的电子迅速漂移过集电结的，从而形成电流I_{CN}。与此同时，集电结反向偏置，必然使得集电区与基区的少数载流子漂移，越过集电结形成反向饱和电流I_{CBO}。该电流很小，可忽略不计，故集电极电流I_C近似等于I_{CN}。

由于基区做得很薄，而且空穴浓度很低，自由电子与空穴复合的机会很小，所以I_C要

比 I_B 大很多,上述过程满足 $I_E = I_C + I_B$ 和 $I_C = \bar{\beta} I_B$。

三极管在满足外部条件时,载流子的运动才有上述运动规律。电路中 E_B、E_C 就是为满足外部条件而设置的。

因以上都是以 NPN 管为例来说明三极管的放大特性和放大原理的,对于 PNP 管来说,它和 NPN 管工作原理是完全一样的,只不过在使用 PNP 管时要注与 NPN 管的两点差别:

1. 电源极性不同 对 PNP 管来说要满足外部条件就必须使直流电源极性的接法与 NPN 管相反。

2. 电流方向不同 NPN 管中电流的方向与自由电子运动方向相反,是从集电极流向发射极的,而在 PNP 管中,发射区注入基区的是空穴,空穴被认为带正电荷,所以电流方向与空穴运动的方向相同,由发射极流向集电极,所以图形符号中发射极的箭头方向表示这个电流的流向。

三极管是一种电流放大器件,但在实际使用中常常利用三极管的电流放大作用,通过电阻转变为电压放大作用。

三、三极管的特性曲线

三极管各极间电压和电流之间的关系曲线,称为三极管的特性曲线,又称伏安特性曲线,它是三极管内部特性的外部表现,是选择和使用三极管的依据。目前最常使用的是共射极接法的输入和输出特性曲线,其测试电路如图 5-16 所示。

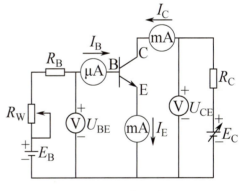

图 5-16 三极管共射极接法
特性曲线测试电路

（一）输入特性曲线

当 U_{CE} 一定时,三极管的发射结电压 U_{BE} 与基极电流 I_B 之间的关系曲线称为三极管的输入特性曲线如图 5-17(a)所示:

从图 5-17(a)可知,三极管和二极管一样,三极管要通导 U_{BE} 就必须大于它的开启电压,一般硅管的开启电压约为 0.5V,锗管约为 0.1V。

（二）输出特性曲线

当基极电流 I_B 一定时,集电极与发射极之间的电压 U_{CE}(也称管压降)与集电极电流 I_C 之间的关系曲线,称为三极管的输出特性曲线。每取一个 I_B 值,就有一条输出特性曲线与之对应,如用一组不同的 I_B 值,就可得到图 5-17(b)所示的输出特性曲线。三极管的输出特性具有以下特点:①当 $U_{CE} = 0$ 时,$I_C = 0$,但随着 U_{CE} 的增大,I_C 跟着增大,当 U_{CE} 大于 1V 左右以后,无论 U_C 怎么变化,I_C 几乎不变,所以曲线与横轴接近平行;②当基极电流 I_B 等值增加时,I_C比I_B增大得多,各曲线可以近似看成平行等距,各曲线平行部分之间的间距大小,反映了三极管的电流放大能力,间距越大,放大倍数越大。

从图5-17(b)还可以看出,三极管的输出特性曲线可分为3个区域,即截止区、放大区、饱和区。

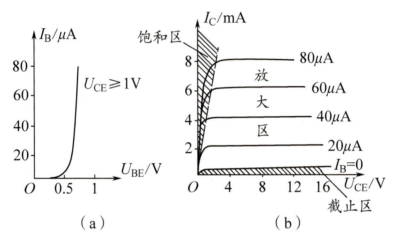

图 5-17　三极管的伏安特性曲线

（a）三极管输入特性曲线；（b）三极管输出特性曲线。

1. 截止区　指 $I_B=0$ 的那条特性曲线以下的区域。在该区域发射结处于反向偏置,集电结反向偏置。即:$U_{BE}<0$,$U_{BC}<0$。此时的三极管无电流放大作用,相当于一个断开的开关。

2. 放大区　指输出特性曲线平坦且相互近似平行等距的区域。在该区域发射结处于正向偏置,集电结反向偏置。即:$U_{BE}>0$,$U_{BC}<0$。此时 I_C 受 I_B 控制,三极管具有电流放大作用。

3. 饱和区　输出特性曲线上左边比较陡直部分与纵轴之间的区域。发射结和集电结都处于正向偏置。即:$U_{BE}>0$,$U_{BC}>0$。此时 I_B 不再与 I_C 成比例关系,三极管不具有电流放大作用。

四、三极管的开关作用

从三极管输出特性可知,三极管在工作时可能会处于放大、截止、饱和三种状态。三极管在电路应用中,除了利用三极管放大状态进行信号放大外,还可利用三极管的截止、饱和状态来实现开关作用。三极管作为开关使用时,一般采用共发射极接法来实现。

1. 截止状态　当加在三极管发射结的电压小于 PN 结的开启电压时,即 $U_{BE}<0.5V$（硅管）或 $U_{BE}\leq 0$ 时,$I_B=0$,集电极电流和发射极电流都为零,三极管这时失去了电流放大作用,集电极和发射极之间相当于开关的断开状态,称之为三极管处于截止状态。

2. 饱和导通状态　当加在三极管发射结的电压大于 PN 结的开启电压,并当基极电流增大到一定程度时,集电极电流不再随着基极电流的增大而增大,而是处于某一定值附近不怎么变化,即达到饱和状态,这时三极管失去电流放大作用,集电极与发射极之间的电压很小,集电极和发射极之间相当于开关的导通状态。三极管的这种状态称之为饱和导通状态。

综上所述,只需控制基极电流的大小,使三极管处于饱和区或截止区,就能起到开关作用,而且三极管处于开关作用是一种无触点开关,具有精确控制的作用。

五、三极管的主要参数

在选用三极管时,主要是通过三极管的参数来考虑,三极管参数可在电子元件手册中查到,这里只列举几个主要参数。

(一) 共射电流放大系数 $\bar{\beta}$ 和 β

在共射极放大电路中,若交流输入信号为零,则管子各极间的电压和电流都是直流量,此时的集电极电流 I_C 和基极电流 I_B 的比就是 $\bar{\beta}$,$\bar{\beta}$ 称为共射直流电流放大系数;当共射极放大电路有交流信号输入时,因交流信号的作用,必然会引起 I_B 的变化,相应地也会引起 I_C 的变化,两电流变化量的比称为共射交流电流放大系数 β,两者虽然定义不同,但是两者在放大区内数值接近,一般认为 $\bar{\beta}=\beta$

(二) 极间反向饱和电流 I_{CBO} 和 I_{CEO}

1. 集电结反向饱和电流 I_{CBO}　是指发射极开路,集电结加反向电压时测得的集电极电流。常温下,硅管的 I_{CBO} 在 nA(10^{-9})的量级,通常可忽略。

2. 集电极-发射极反向电流 I_{CEO}　是指基极开路时,集电极与发射极之间的反向电流,即穿透电流,穿透电流的大小受温度的影响较大,穿透电流小的管子热稳定性好。

(三) 集电极最大允许电流 I_{CM}

三极管工作时当它的集电极电流超过一定数值时,它的电流放大系数 β 将下降。为此规定三极管的电流放大系数 β 变化不超过允许值时的集电极最大电流称为 I_{CM}。所以在使用中当集电极电流 I_C 超过 I_{CM} 时不至于损坏三极管,但会使 β 值减小,影响电路的工作性能。

(四) 集电极最大允许耗散功率 P_{CM}

三极管在工作时,集电极电流在集电结上会产生热量而使三极管发热。若耗散功率过大,三极管将烧坏。在使用中如果三极管在大于 P_{CM} 下长时间工作,将会损坏三极管。需要注意的是大功率三极管给出的最大允许耗散功率都是在加有一定规格散热器情况下的参数。使用中一定要注意这一点。

（五）特征频率 f_T

随着工作频率的升高,三极管的放大能力将会下降,对应于 $\beta=1$ 时的频率 f_T 称为三极管的特征频率。

第四节 场 效 应 管

一、场效应管的类型与结构

场效应晶体管(field effect transistor,FET)简称场效应管。一般的晶体管是由两种极性的载流子,即多数载流子和少数载流子参与导电,因此称为双极型晶体管。而 FET 仅是由多数载流子参与导电,它与双极型相反,也称为单极型晶体管。

普通三极管是电流控制器件,通过控制输入极电流而达到控制输出极电流的目的,即信号源必须提供一定的电流才能工作,因此它的输入电阻较低,仅有 $10^2 \sim 10^4 \Omega$。而场效应管是电压控制器件,它的输出电流取决于输入电压,基本上不需要信号源供给电流,所以它的输入电阻很高,可达 $10^8 \sim 10^9 \Omega$。场效应管的输入回路基本不消耗功率,信号源内阻也不损耗信号电压,从而减轻了前级信号源的负载,因而耦合方便,电路简单。此外,场效应管还具有噪声小、功耗低、制作工艺简单、动态范围大、易于集成、没有二次击穿现象、安全工作区域宽等优点,因此得到了广泛的应用,特别是应用于大规模集成电路中。现已成为双极型晶体管和功率晶体管的强大竞争者。

场效应管分为结型场效应管(简称 JFET 管)和绝缘栅型场效应管(简称 MOS 管)。结型场效应管因有两个 PN 结而得名,绝缘栅型场效应管则因栅极与其他电极均采用 SiO_2 绝缘层隔离而得名。

不管是结型场效应管还是绝缘栅型场效应管从导电沟道来分都有两种结构形式,即 N 沟道场效应管和 P 沟道场效应管。其中,N 沟道绝缘栅型场效应管简称 NMOS,P 沟道绝缘栅型场效应管简称 PMOS。而每一沟道绝缘栅型场效应管又可以分为增强型和耗尽型,因此 MOS 管有四种类型:N 沟道增强型管、N 沟道耗尽型管、P 沟道增强型管及 P 沟道耗尽型管。

与普通三极管相似,结型场效应管和绝缘栅型场效应管也具有三个电极,它们是:G(栅极);D(漏极);S(源极)。它们的电路符号如图 5-18~5-20 所示。

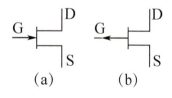

图 5-18　结型场效管电路与符号
(a) N 沟道结型场效应;(b) P 沟道结型场效应管符号。

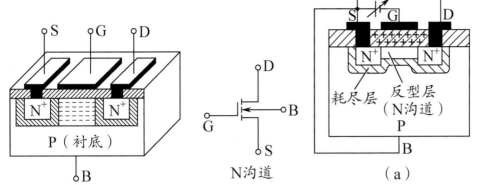

图 5-19　增强型 NMOS 管结构与符号

（a）增强型 NMOS 的结构；（b）电路符号。

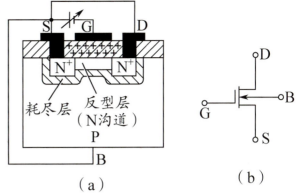

图 5-20　耗尽型 NMOS 管结构与符号

（a）耗尽型 NMOS 的结构；（b）电路符号。

二、场效应管的工作原理

以 N 沟道结型场效应管为例，N 沟道结型场效应管的基本结构是在一块 N 型半导体的两侧，利用特殊工艺手段做成两个掺杂浓度较高的 P 型区，形成两个 PN 结（也称耗尽层），将两侧 P 型区连接起来，引出一个电极，即为栅极（G），再在 N 型半导体的一端引出源极（S），另一端引出漏极（D）。P 沟道结型场效应管结构相同，只是 P 型半导体和 N 型半导体位置互换。

在 N 沟道场效应管的漏极与源极之间加上一个电压，使两个 PN 结均处于反向偏置，改变反向电压的大小，可以控制两个空间电荷区（又叫耗尽层）的厚薄，两个空间电荷区就像两扇大门，场效应管正是通过"大门"的开合来控制流过场效应管的工作电流的。场效应管在工作时有以下几种情况，如图 5-21 所示。

（一）栅-源电压对沟道的控制作用

在栅源间加负电压 u_{GS}，令 $u_{DS}=0$。当 $u_{GS}=0$ 时，为平衡 PN 结，耗尽层最窄，导电沟道最宽；当 $|u_{GS}|\uparrow$ 时，PN 结反偏，耗尽层变宽，导电沟道变窄，沟道电阻增大；当 $|u_{GS}|\uparrow$ 到一定值时，沟道会完全合拢。沟道电阻无穷大，称此时 u_{GS} 的值为夹断电压 $u_{GS(off)}$。

（二）当 $u_{GS(off)}<u_{SG}<0$，漏-源电压 u_{DS} 对沟道的控制作用

当 u_{GS} 为 $u_{GS(off)}\sim 0$ 中某一个固定值时，若 $u_{DS}=0$，虽然存在由 u_S 确定的一定宽度的导电，但由于 D-S 间电压为零，多子不会产生定向移动，因而漏极电流 $i_D=0$；当 $u_D\uparrow$ 时，$i_D\uparrow$，导致

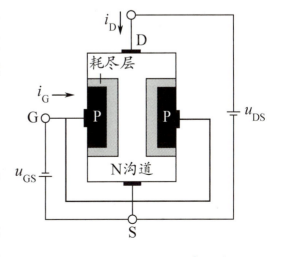

图 5-21　N 沟道结型场效管工作原理

靠近漏极处的耗尽层加宽,沟道变窄,呈楔形分布。因为栅-源电压 $u_{GD}=u_{GS}-u_{DS}$,所以当 u_{DS} 从零逐渐增大时,u_D 逐渐减小,靠近漏极一边的导电沟道必将随之变窄。但是,只要栅-源不出现夹断区域,沟道电阻仍将基本上决定于栅-源电压 u_{GS},因此 i_D 将随 u_{DS} 的增大而线性增大,D-S 呈现电阻特性。而一旦 u_{DS} 的增大使 $u_{GD}=u_{S(off)}$,则漏极一边的耗尽层就会出现夹断区,称 $u_{GD}=u_{GS(off)}$ 为预夹断;如果 u_{DS} 继续增大则 $u_{GD}<u_{GS(off)}$,耗尽层闭合部分将沿沟道方向延伸,即夹断区加长。这时,一方面自由电子从漏极向源极定向移动所受阻力加大(只能从夹断区的窄缝以较高的速度通过),从而导 i_D 减小;另一方面,随着 u_D 的增大,使 D-S 间的纵向电场增强,也必然导致 i_D 增大。实际上,i_D 的两种变化趋势相互抵消,u_{DS} 的增大几乎全部降落在夹断区,用于克服夹断区对 i_D 形成的阻力。因此,从外部看,在 $u_{GD}<u_{GS(off)}$ 的情况下,当 u_{DS} 增大时 i_D 几乎不变,即 i_D 几乎仅仅决定于 u_{GS},表现 i_D 的恒流特性。

由以上分析可知:①在 $u_{GD}=u_G-u_{DS}<u_{GS(off)}$ 的情况下,即当 $u_{DS}<u_{GS}-u_{GS(off)}$(即 G-D 间未出现夹断)时,对应于不同的 u_{GS},D-S 间等效成不同阻值的电阻;②当 u_{DS} 使 $u_{GD}=u_{GS(off)}$ 时,D-S 之间预夹断;③当 u_{DS} 使 $u_{GD}<u_{GS(off)}$ 时,i_D 几乎仅仅决定于 u_{GS},而与 u_{DS} 无关。此时可以把 i_D 近似看成 u_{GS} 控制的电流源。

三、场效应管与三极管的比较

1. 场效应管是电压控制元件,而晶体管是电流控制元件。在只允许从信号源取较少电流的情况下,应选用场效应管;而在信号电压较低,又允许从信号源取较多电流的条件下,应选用晶体管。

2. 场效应管是利用多数载流子导电,所以称之为单极型器件,而晶体管是既有多数载流子,也利用少数载流子导电,被称为双极型器件。

3. 有些场效应管的源极和漏极可以互换使用,栅压也可正可负,灵活性比晶体管好。

4. 场效应管能在很小电流和很低电压的条件下工作,而且它的制造工艺可以很方便地把很多场效应管集成在一块硅片上,因此场效应管在大规模集成电路中得到了广泛的应用。

第五节 单结晶体管和晶闸管

一、单结晶体管

(一) 单结晶体管的结构与等效电路

单结晶体管又叫双基极二极管,它的外形与普通三极管相似,同样有三个电极。它是一种只有一个 PN 结和两个电阻接触电极的半导体器件,它的基片为条状的高阻 N 型硅片,两端分别引出两个接触电阻极小的基极 b_1 和 b_2。在硅片中间略偏 b_2 一侧用合金法制作一个 P 区作为发射极 e。它的内部结构和外形符号如图 5-22 所示。

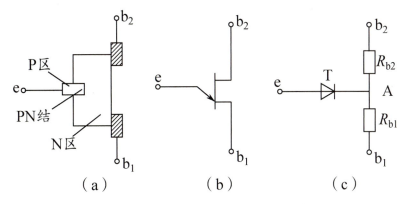

图 5-22　单结晶体管的符号和外形

（a）结构示意图;（b）电路符号;（c）等效电路。

（二）单结晶体管的工作特性

从图 5-22(c)可以看出,两基极 b_1 与 b_2 之间的电阻称为基极电阻:

$$R_{bb} = R_{b1} + R_{b2} \tag{5-5}$$

式中:R_{b1} 为第一基极与发射结之间的电阻,其数值随发射极电流 i_e 而变化,R_{b2} 为第二基极与发射结之间的电阻,其数值与 i_e 无关;发射结是 PN 结,与二极管等效。

若在两个基极 b_2、b_1 间加上正电压 U_{bb},则 A 点电压(A 点与 b_1 间的电压)为:

$$U_{Ab1} = \frac{R_{b1}}{R_{b1}+R_{b2}} U_{bb} = \frac{R_{b1}}{R_{bb}} U_{bb} = \eta U_{bb} \tag{5-6}$$

式中:η 称为分压比,其值一般在 0.5~0.9 之间,η 为单结晶体管的主要参数之一。

在单结晶体管基极 b_1、b_2 间加上一定的电压时,随着第一基极 b_1 间电压 U_{b1} 的改变,会呈现三种工作状态,即:截止区、负阻区、饱和区。

1. 截止区　当 $U_{eb1} < U_{Ab1} < U_{Ab1} + U_T$($U_T$ 为 PN 结正向导通压降)时,PN 结承受很小的正向偏置还没充分导通,发射极回路正向电流很小,单结晶体管在该区间内工作称为截止区;

2. 负阻区　当 $U_{eb1} = U_{Ab1} + U_T$ 时,管内 PN 结通导,发射极电流显著增大,发射区大量空穴涌入基区,I_e 进一步增大,R_{b1} 的阻值迅速减小,单结晶体管在该区间内工作称为负阻区;

3. 饱和区　当 I_e 继续增加,由于空穴载流子密度不可能再增加,R_{b1} 已减到最小,单结晶体管在该区间内工作称为饱和区。

（三）单结晶体管的应用

单结晶体管具有大的脉冲电流能力,而且电路简单,因此在各种开关应用中,在构成定时电路或触发可控硅整流器等方面获得了广泛应用。它的开关特性具有很高的温度稳定性,基本上不随温度而变化。利用单结晶体管的负阻特性和 RC 电路的充放电特性,可组成振荡电路,电路与输出波形如图 5-23 所示。

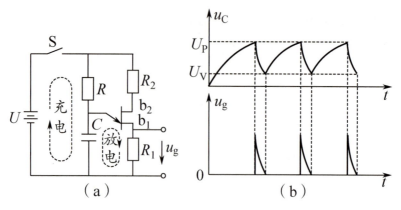

图 5-23 单结晶体管振荡电路

（a）电路；（b）波形。

二、晶 闸 管

晶体闸流管或闸流晶体管，简称晶闸管，又叫可控硅整流器（silicon controlled rectifier，SCR），以前被简称为可控硅，是一种半导体开关元件。晶闸管是比较常用的半导体器件之一。可用于可控整流、逆变器、变频、斩波、无触点通断等。X 线机设备中通常利用晶闸管来控制高压初级电路的通断，以代替频繁通断的接触器和继电器。

晶体管可按功能或触发方式分为单向可控硅、双向可控硅、逆导可控硅、可关断可控硅、温控可控硅、光控可控硅等类型。

（一）晶闸管结构

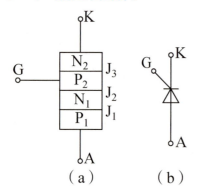

图 5-24 闸管的结构与电路符号

（a）结构；（b）电路符号。

晶闸管是 $P_1N_1P_2N_2$ 四层的半导体结构，形成三个 PN 结。它有三个极：阳极（A），阴极（K）和门极（G），门极又叫栅极或控制极，晶闸管的结构与电路符号如图 5-24 所示。

图 5-25 为晶闸管常见外形，根据其电极和封装形式可分为有塑封、陶瓷封装、带或不带散热片封装、金属封装。

（二）晶闸管工作原理

晶闸管工作时，阳极、阴极、电源与负载构成的回路为主电路；控制极、阴极、与控制电源构成的回路为控制电路。要让晶闸管主电路通导，并不是在主电路上加上正向电压就行，而是必须先让控制电路通导后，主电路才能通导，控制电路通导过程叫触发。主电路通导后，控制电路失去作用。

晶闸管的通导原理是由它的内部结构决定的。晶闸管的四层结构可等效看成 PNP 型和 NPN 型三极管的组合，如图 5-26 所示。

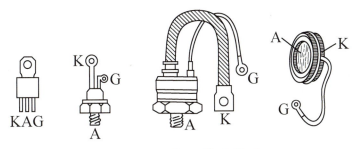

图 5-25　晶闸管的外形

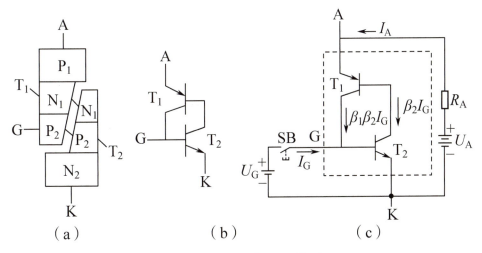

（a）　　　　　　　　（b）　　　　　　　　（c）

图 5-26　晶闸管的工作原理

（a）内部结构；（b）等效电路；（c）工作原理示意图。

在阳极 A 与阴极 K 之间加上正向电压的条件下，如果在门极 G 与阴极 K 之间加上触发电压，产生触发电流 I_G，T_2 导通并放大，产生 $\beta_2 I_G$；$I_{B1} = \beta_2 I_G$，T_1 导通并放大，产生 $\beta_1 \beta_2 I$，在 $I_G = 0$ 的情况下，$I_{B2} = \beta_1 \beta_2 I_G$，晶闸管继续导通，并达到饱和状态。显然，只要 $\beta_1 \beta_2 I_G$ 大于某一界限，即使触发电压已经消失，晶闸管将保持导通。这一界限称为晶闸管的维持电流。

晶闸管只有导通和关断两种工作状态。晶闸管在关断状态时，如果阳极 A 电位高于是阴极 K 电位，且门极 G、阴极 K 之间有足够的正向电压，则从关断转为导通。晶闸管在导通状态时，如阳极 A 电位高于阴极 K 电位，且阳极 A 电流大于维持电流，即使除去门极 G、阴极 K 之间电压，仍然维持导通；如阳极 A 电位低于阴极 K 电位或阳极 A 电流小于维持电流，则从导通转为关断。

（三）晶闸管伏安特性与主要参数

晶闸管的导通和截止这两个工作状态是由阳极电压 U_{AK}、阳极电流 I_A 及控制极电流 I_G 决定的，而这几个量又是互相有联系的，在实际应用上常用实验曲线来表示它们之间的关系，这就是晶闸管的伏安特性曲线。其伏安特性曲线如图 5-27 所示，可分为正向特性和反向特性曲线两部分。

1. 正向特性　当 $U > 0$ 时对应的特性曲线为正向特性。由图 5-27 可知，晶闸管的正向特性分为关断状态 OA 段和导通状态 BC 段。当控制极电流 $I_G = 0$ 时，逐渐增加阳极电

压 U_{AK}，观察阳极电流 I_A 的变化情况。开始时，三个 PN 结只有一个导通，晶闸管处于关断状态，只有很小的正向漏电流。当电压增加到正向转折电压 $U_{AK}=U_{BO}$ 时，晶闸管突然导通，进入伏安特性的 BC 段。此时晶闸管可通过较大的电流，而管压降很小。在晶闸管导通后，若减小正向电压，则正向电流就逐渐减小。当电流小到某一数值时，晶闸管又从导通状态转为阻断状态，这时所对应的最小电流称为维持电流 I_H。

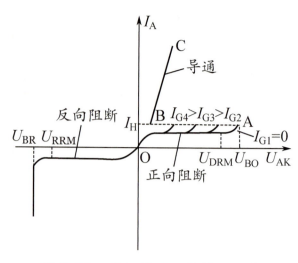

图 5-27　晶闸管的伏安特性曲线

从图 5-27 的晶闸管的正向伏安特性曲线可见，当阳极正向电压高于转折电压时，元件将导通。但是这种导通方法很容易造成晶闸管的不可恢复性击穿而使元件损坏，在正常工作时是不采用的。晶闸管的正常导通受控制极电流 I_G 的控制，为了正确使用晶闸管，必须了解其控制极特性。

当控制极加正向电压时，控制极电路就有电流 I_G，晶闸管容易导通，其正向转折电压降低，特性曲线左移。控制极电流越大，正向转折电压越低，如图 5-27 所示。改变控制极电 I_G，控制极电流越大（$I_{G4}>I_{G3}>I_{G2}>0$），转折电压 U_{BO} 就越低。例如某晶闸管在 $I_G=0$ 时，正向转折电压为 800V，当 $I_G=5mA$ 时，导通电压降至 200V，而若 $I_G=15mA$ 时，5V 就能使管子导通。因此，导通条件由阳极、阴极间正向电压和控制极触发电流共同决定。

2. 反向特性　当 $U<0$ 时对应的特性曲线为反向特性。当晶闸管加反向电压时，三个 PN 结中有两个是反向偏置，只有很小的反向漏电流 I_R。反向电压 U 增加到一定数值后，反向电流急剧增加，使晶闸管反向击穿，将这一电压值称为反向转折电压 U_{BR}。此时，晶闸管的工作状态与控制极是否加触发电压无关。但晶闸管一旦反向击穿就永久损坏，在实际应用中应避免出现这种状况。

3. 主要参数　为了正确使用和选择晶闸管，了解晶闸管的一些主要参数非常有必要。

（1）断态重复峰值电压（U_{DRM}）：在门极断路而结温为额定值时，允许重复加在器件上的正向峰值电压。

（2）反向重复峰值电压（U_{RRM}）：在门极断路而结温为额定值时，允许重复加在器件上的反向峰值电压。

（3）通态（峰值）电压（U_{TM}）：晶闸管通以某一规定倍数的额定通态平均电流时的瞬态峰值电压。

通常取晶闸管的 U_{DRM} 和 U_{RRM} 中较小的标值作为该器件的额定电压。选用时，额定电压要留有一定裕量，一般取额定电压为正常工作时晶闸管所承受峰值电压 2~3 倍。

（4）通态平均电流 [$I_{T(AV)}$ 额定电流]：晶闸管在环境温度为 40℃ 和规定的冷却状态

下,稳定结温不超过额定结温时所允许流过的最大工频正弦半波电流的平均值。使用时应按实际电流与通态平均电流有效值相等的原则来选取晶闸管,应留一定的裕量,一般取1.5~2 倍。

(5) 维持电流(I_H):使晶闸管维持导通所必需的最小电流,一般为几十到几百毫安,与结温有关,结温越高,则I_H越小。

(6) 擎住电流(I_L):晶闸管刚从断态转入通态并移除触发信号后,能维持导通所需的最小电流,对同一晶闸管来说,通常I_L约为I_R的 2~4 倍。

(7) 浪涌电流(I_{TSM}):指由于电路异常情况引起的并使结温超过额定结温的不重复性最大正向过载电流。

第六节 传 感 器

传感器是新技术革命和信息社会的重要技术基础,是现代化科技的开路先锋,当今世界极其重要的科技仪器和设备几乎都离不开传感器。它在航天、航空、科研、生物、医学、军事遥感、机器人等领域都发挥着重要作用,应用十分广泛。传感器种类繁多,形式多样,本节主要对传感器的基础知识以及几种常见的传感器进行介绍,旨在大家对传感器有一个基本认识,对生物医学测量技术有个基本了解。

一、传感器的概念

在工程技术领域,传感器是一种能把特定的被测量信息(包括物理量、化学量、生物量等)按一定规律转换成某种可用信号输出的器件或装置。对传感器需要说明的是:

1. 传感器首先是一种测量器件或装置,它的作用体现在测量上。应用传感器的目的就是为了获得被测量的准确信息。

2. 传感器定义中所谓“可用输出信号”是指便于传输、转换及处理的信号,由于电信号(如电压、电流、电势及各种电参数等)是最易处理和传输的信号,传感器通常也被认为是能够将非电量转换为电量的器件。

3. 传感器的输入和输出信号应该具有明确的对应关系,并且应保证一定的精度。

二、传感器的组成与分类

(一) 传感器的组成

传感器的种类繁多,其工作原理、性能特点和应用领域各不相同,所以结构、组成差异很大。但总的来说,传感器通常由敏感元件、转换元件及测量电路组成,有时还加上辅助电源,如图 5-28 所示。

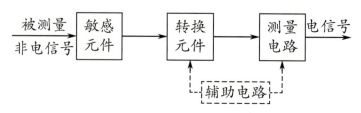

图 5-28　传感器组成框图

1. 敏感元件　敏感元件是指传感器中能直接感受被测量的变化,并输出与被测量成确定关系的某一物理量的元件。敏感元件是传感器的核心,也是研究、设计和制作传感器的关键。如图 5-29 所示是一气体压力传感器的示意图。膜盒 2 的下半部与壳体 1 固定,上半部通过连杆与磁芯 4 相连,磁芯 4 置于两个电感线圈 3 中,后者接入测量电路 5。这里的膜盒就是敏感元件,其外部与大气压力 p_a 相通,内部感受被测压力 p。当 p 变化时,引起膜盒上半部移动,即输出相应的位移量。

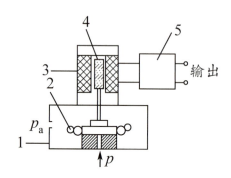

图 5-29　气体压力传感器

1—壳体;2—膜盒;3—电感线圈;
4—磁芯;5—测量电路。

2. 转换元件　转换元件是指传感器中能将敏感元件输出的物理量转换成适于传输或测量的电信号的部分。在图 5-29 中,转换元件是可变电感线圈 3,它把输入的位移量转换成电感的变化。需要指出的是,并不是所有的传感器都能明显地区分敏感元件和转换元件两部分,有的传感器转换元件不止一个,需要经过若干次的转换;有的则是两者合二为一,如光电式传感器。

3. 测量电路　测量电路又称转换电路或信号调理电路,它的作用是将转换元件输出的电信号进行进一步的转换和处理,如放大、滤波、线性化、补偿等,以获得更好的品质特性,便于后续电路实现显示、记录、处理及控制等功能。

（二）传感器的分类

用于测控技术的传感器种类繁多,一种被测参量可以用不同的传感器来测量,而同一原理的传感器通常又可测量多种非电量,因此分类方法各不相同,目前还没有统一的分类方法。了解传感器的分类旨在加深理解便于应用,归纳起来传感器一般有以下几种,见表 5-2。

表 5-2　传感器的分类

分类方法	型式	说明
按基本效应	物理型、化学型等	分别以转换中的物理效应、化学效应等命名
按构成原理	结构型	以其转换元件结构参数变化实现信号转换
	物性型	以其转换元件物理特性变化实现信号转换

分类方法	型式	说明
按能量关系	能量转换型(自源型)	传感器输出量直接由被测量能量转换而得
	能量控制型(外源型)	传感器输出量能量由外源提供,但受被测输入量控制
按作用原理	应变式、电容式、热电式等	以传感器对信号转换的作用原理命名
按输入量	位移、压力、流量等	以被测量命名(即按用途分类法)
按输出量	模拟式	输出量为模拟信号
	数字式	输出量为数字信号

此外,根据传感器的使用材料,也可以将传感器分为半导体传感器、陶瓷传感器、金属材料传感器、复合材料传感器、高分子材料传感器等;根据应用领域的不同,还可分为工业用、农用、民用、医用及军用等不同类型;根据具体的使用目的,又可分为测量用、监视用、检查用、诊断用、控制用和分析用传感器等。

三、传感器的命名、代号与图形符号

为了更好地服务传感器的生产、科学研究、教学及其他相关领域。中华人民共和国国家标准 GB/T 7666—2005 规定了传感器的命名方法及图形符号,并将其作为统一传感器命名及图形符号的依据。

(一) 传感器的命名

根据 GB/T 7666—2005 的规定,传感器的全称应由"主题词+四级修饰语"组成,即:

主题词——传感器;

一级修饰语——被测量,包括修饰被测量的定语;

二级修饰语——转换原理,一般可后缀以"式"字;

三级修饰语——特征描述,指必须强调的传感器结构、性能、材料特征、敏感元件及其他必要的性能特征,一般可后缀以"型"字;

四级修饰语——主要技术指标(如量程、精度、灵敏度等)。

(二) 传感器的代号

根据 GB/T 7666—2005 的规定,传感器代号一般包括以下四部分:

a——主称(传感器);

b——被测量;

c——转换原理；

d——序号。

四部分代号表述格式如图 5-30 所示。在被测量、转换原理、序号三部分代号之间需有连字符连接。

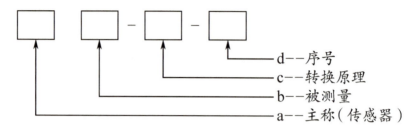

图 5-30　传感器产品代号的编制格式

例如 C WY-YB-10,C 表示主称为传感器,WY 表示被测量为位移,YB 转换原理为应变式,10 表示序号。

（三）传感器的图形符号

传感器的图形符号是电气图用图形符号的一个组成部分。传感器的图形符号由符号要素正方形和三角形组成,如图 5-31 所示。其中,三角形表示敏感元件, 正方形表示转换元件。图 5-32 是几种常见的传感器符号。

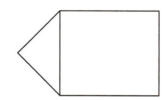

图 5-31　传感器的图形符号

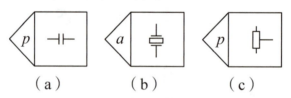

图 5-32　几种常见的传感器图形符号

（a）电容式压力传感器;（b) 压电式加速传感器;
（c）电位器式压力传感器。

四、传感器的基本特性

传感器的基本特性是指系统的输出输入关系特性,即系统输出信号与输入信号(被测量)之间的关系。了解传感器的基本特性,是为能更好地掌握和使用传感器。根据传感器输入信号是否随时间变化,其基本特性分为静态特性和动态特性,它们是系统对外呈现出的外部特性,但与其内部参数密切相关。不同的传感器内部参数不同,其基本特性也表现出不同的特点。一个高精度传感器,必须具有良好的静态特性和动态特性,才能保证信号无失真地按规律转换。

（一）静态特性

静态特性表示传感器在被检测非电量各值处于稳定状态时输出与输入关系。研究静态特性主要考虑其非线性与随机变化等因素。衡量传感器静态特性的重要指标是:线性度、迟滞、灵敏度和重复性等。其中线性度反映的是非线性误差的程度;迟滞反映的是传感器在正(输出量增大)反(输出量减小)行程期间输出-输入曲线的不重合程度;灵敏度反映的是传感器对被测物理量变化的反应能力。灵敏度越高越好,传感器所能感知的变化量越小,即被测量稍有微小变化,传感器就有较大输出;重复性则是衡量在同一工作条件下,对同一被测量进行多次连续测量所得结果之间的不一致程度的指标,重复性越好,误差就越小。

(二) 动态特性

当传感器跟踪输入信号变化时,引起输出信号也随时间变化,这个过程称为响应。动态特性就是指传感器对于随时间变化的输入信号的响应特性,通常要求传感器不仅能精确地显示被测量的大小,而且还能复现被测量随时间变化的规律。为了更好地分析传感器的动态特性,通常以正弦信号和阶跃信号为输入信号。分析传感器的动态特性必须建立动态数学模型。建立动态数学模型的方法有多种,如微分方程、传递函数、频率响应函数、差分方程、状态方程、脉冲响应函数等。

五、医学设备常用的传感器

在现代医学设备中有大量的传感器被采用,传感器与现代医学的发展息息相关,下面就介绍几种在现代医学影像设备中常用的传感器。

(一) 光电式传感器

光电式传感器是将光信号转换成电信号的光敏器件,它可用于检测直接引起光强变化的非电量;也可用来检测能转换成光量变化的其他非电量。光电式传感器具有响应快、性能可靠、能实现非接触测量等优点。

光电式传感器的作用原理是基于物质的光电效应,光电效应一般分为外光电效应、光电导效应和光生伏特效应。

1. 外光电效应及其器件　在光线照射下,电子逸出物体表面向外发射的现象称为外光电效应,也叫光电发射效应。其中,向外发射的电子称为光电子,能产生光电效应的物质称为光电材料。基于外光电效应原理工作的光电器件有光电管和光电倍增管。

(1) 光电管:光电管可使光信号转换成电信号,可以分为真空光电管和充气光电管两种。光电管的典型结构是将球形玻璃壳抽成真空,在内半球面上涂一层光电材料作为阴极,球心放置小球形或小环形金属作为阳极。若球内充低压惰性气体就成为充气光电管,在 X 线机的自动曝光系统中常用光电管来控制曝光时间。

真空光电管的结构如图 5-33 所示:光电管由一个涂有光电材料的阴极和一个阳极构成,并且密封在一只真空玻璃管内。阴极通常是用光敏材料涂敷在玻璃泡内壁上做成,阳极通常用金属丝弯曲成矩形或圆形置于玻璃管的中央。

光电管的工作原理如图 5-34 所示：当光电管的阴极受到适当波长的光线照射时，便有电子逸出，这些电子被具有正电位的阳极所吸引，在光电管内形成空间电子流。如果在外电路中串入一个适当阻值的电阻，则在光电管组成的回路中形成电流 I_Φ，并在负载电阻 R_L 上产生输出电压 U_{out}。在入射光的频谱成分和光电管电压不变的条件下，输出电压 U_{out} 与入射光通量 Φ 成正比。

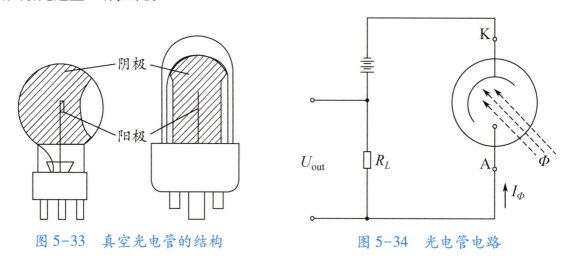

图 5-33　真空光电管的结构　　　　图 5-34　光电管电路

（2）光电倍增管：当入射光很微弱时，普通光电管产生的光电流很小，只有零点几微安，很不容易探测。为了提高光电管的灵敏度，这时常用光电倍增管对电流进行放大。光电倍增管在多种影像设备的信息采集部件中都有应用。

光电倍增管的结构如图 5-35 所示：光电倍增管由光阴极、次阴极（倍增电极）以及阳极三部分组成。光阴极是由半导体光电材料锑铯做成，次阴极是在镍或铜-铍的衬底上涂上锑铯材料而形成的，次阴极多的可达 30 级，通常为 12~14 级。阳极是最后用来收集电子的，它输出的是电压脉冲。

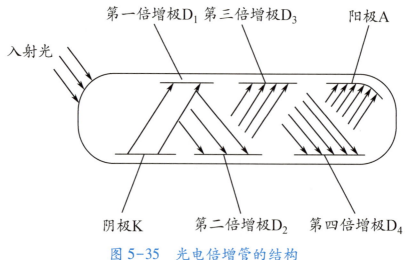

图 5-35　光电倍增管的结构

光电倍增管的工作原理相对复杂，如图 5-36 所示：光电倍增管是利用二次电子释放效应，将光电流在管内部进行放大。所谓的二次电子是指当电子或光子以足够大的速度轰击金属表面而使金属内部的电子再次逸出金属表面,这种再次逸出金属表面的电子叫作二次电子。光电倍增管的光电转换过程为:当入射光的光子打在光电阴极上时,光电阴极发射出电子,该电子流又打在电位较高的第一倍增极上,于是又产生新的二次电子;第一倍增极产生的二次电子又打在比第一倍增极电位高的第二倍增极上,该倍增极同样也会产生二次电子发射,如此连续进行下去,直到最后一级的倍增极产生的二次电子被更高电位的阳极收集为止,从而在整个回路里形成光电流 I_A。

2. 光电导效应及其器件　在光线作用下,电子吸收光子能量后而引起物质电导率发生变化的现象称为光电导效应。当光照射到半导体材料上时,内部产生自由电子和自由空穴,即激发出电子-空穴对,导致材料的电阻率减小,导电性能增强。这种效应绝大多数的高电阻率半导体材料都存在,如图 5-37 所示。

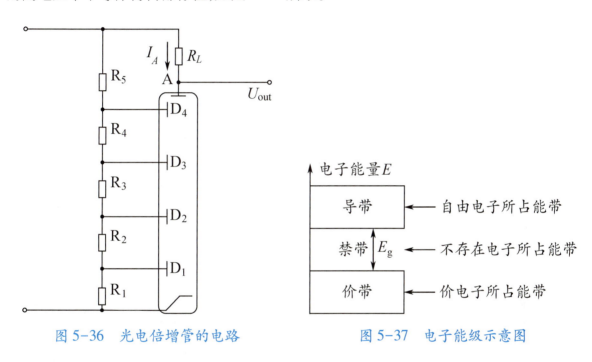

图 5-36　光电倍增管的电路　　　　　图 5-37　电子能级示意图

光敏电阻是基于光电导效应工作原理制成的光电器件,又称为光导管,它是一种电阻器件。制作光敏电阻的材料一般由金属的硫化物、硒化物、碲化物等组成。光敏电阻的结构较简单,如图 5-38 所示。

光敏电阻是基于光电导效应进行工作的。当无光照时,光敏电阻具有很高的阻值;当光敏电阻受到一定波长范围的光照射时,可以激发出可以导电的电子-空穴对,使电阻降低;光线越强,激发出的电子-空穴对越多,电阻值越低;光照停止后,自由电子与空穴复合,导电性能下降,电阻恢复原值。

如果把光敏电阻连接到外电路中,在外加电压的作用下,用光照射就能改变电路中电流的大小,光敏电阻接线电路如图 5-39 所示。

3. 光生伏特效应及其器件　在光线照射下,半导体材料吸收光能后,引起 PN 结两端产生电动势的现象称为光生伏特效应。当 PN 结两端没有外加电压时,在 PN 结势垒区存

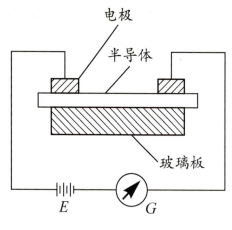

图 5-38　光敏电阻的结构

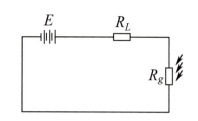

图 5-39　光敏电阻接线电路

在着内电场,其方向是从 N 区指向 P 区,如图 5-40 所示。当光照射到 PN 结上时,如果光子的能量足够大,就能产生自由电子和自由空穴,从而在 PN 结内产生电子-空穴对。这些电子-空穴对在 PN 结的内部电场作用下,电子移向 N 区,空穴移向 P 区,电子在 N 区积累,空穴在 P 区积累,从而使 PN 结两端形成电位差,PN 结两端便产生了光生电动势。

　　光电池就是基于光生伏特效应工作的光电器件。光电池是在光线照射下,直接将光量转变为电动势的光电元件,实质上它就是电压源。常见的光电池如硅光电池,它是在一块 N 型硅片上,用扩散的方法掺入一些 P 型杂质(例如硼)形成 PN 结,其结构如图 5-41 所示,其工作原理如图 5-42 所示。

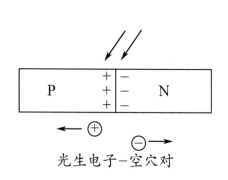

图 5-40　PN 结产生光生伏特效应

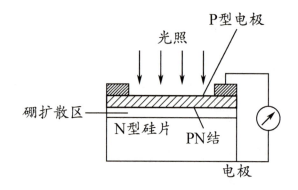

图 5-41　硅光电池结构示意图

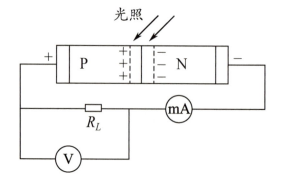

图 5-42　硅光电池原理图

基于光生伏特效应工作的光电器件还有光敏二极管、光敏三极管,已经在前面章节中介绍过,这里就不再赘述。

(二)压电式传感器

压电式传感器是基于某些介质材料的压电效应原理工作的,是一种典型的有源传感器。下面从以下几个方面对压电式传感器做一个简单的介绍。

1. 压电效应　压电效应有正压电效应和逆压电效应之分,习惯上把正压电效应称为压电效应,超声探头就是利用压电效应制成。

当某些电介质物体在某方向受压力或拉力作用产生形变时,表面会产生电荷;外力撤销后,又回到不带电状态;当作用力方向改变时,电荷极性随之改变,把这种机械能转化为电能的现象,称为"正压电效应",应用于超声探头可以接收超声波,如图5-43(a)所示;反之,当在电介质极化方向施加电场,这些电介质会产生几何变形,这种现象称为"逆压电效应",应用于超声探头可以产生超声波,如图5-43(b)所示。

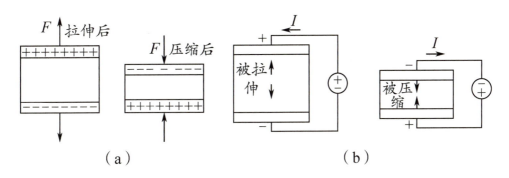

图 5-43　压电效应原理图

(a) 正压电效应;(b) 逆压电效应。

2. 压电材料　具有压电效应的物体称为压电材料,常见的压电材料有石英晶体、压电陶瓷等。其中石英晶体的压电系数为 $d_{11} = 2.3 \times 10^{-12}$ C/N,在几百摄氏度的温度范围内,压电系数几乎不随温度而变。当温度达到575℃时,石英晶体失去压电性质,这就是它的居里点。石英有很大的机械强度和稳定的机械性质,可承受高达 $(6.8 \sim 9.8) \times 10^7$ Pa 的应力,在冲击力的作用下漂移较小。

压电陶瓷是人工制造的多晶体压电材料。材料内部的晶粒有许多自发极化的电畴,它有一定的极化方向,从而存在电场。当无外电场作用时,电畴在晶体中杂乱分布,极化效应被相互抵消,压电陶瓷内极化强度为零。因此原始的压电陶瓷呈中性,不具有压电性质,如图5-44(a)所示。当在陶瓷上施加外电场时,电畴的极化方向发生转动,趋向于按外电场方向的排列,从而使材料得到极化,外电场越强,就有越多的电畴更完全地转向外电场方向。当外电场强度大到使材料的极化达到饱和的程度,即所有电畴极化方向都整齐地与外电场方向一致时,在外电场去掉后,会保留一定的宏观剩余极化强度,从而使陶瓷具有一定的压电特性,这时的材料才具有压电特性,如图5-44 (b)所示。常用的压电陶瓷有钛酸钡压电陶瓷、锆钛酸铅系压电陶瓷（PZT）、铌酸盐系压电陶瓷和铌镁酸铅压电陶瓷四大类。

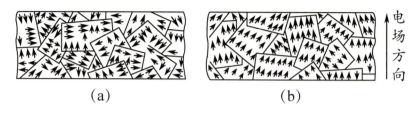

图 5-44　压电陶瓷的内部极化图

（a）未极化；（b）电极化。

3. 压电元件的连接方式　单片压电元件产生的电荷量甚微，输出电量很少，因此在实际使用中常采用两片（或两片以上）同型号的压电元件组合在一起。因为压电材料产生的电荷是有极性的，所以压电元件的接法有两种，即串联接法和并联接法，如图 5-45 所示。

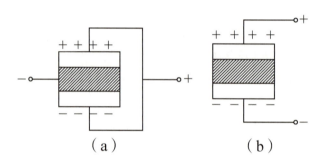

图 5-45　压电元件的连接方式

（a）并联；（b）串联。

为了提高输出灵敏度，通常采用 n 片双晶片进行串、并联的组合方式，组合特点见表 5-3。

表 5-3　压电串、并联组合特点

连接方式	特点	说明	备注
串联	电压相加 $U_\Sigma = nU_i$ 电容减小 $C_\Sigma = C/n$ 电荷相等 $Q_\Sigma = nQ_i$	适宜用于以电压作 输出信号，并且测量电路输入阻抗很高的场合	晶片之间用导电胶粘结，端面用金属垫片引出导线
并联	电压相等 $U_\Sigma = U_i$ 电容相加 $C_\Sigma = nC_i$ 电荷相加 $Q_\Sigma = nQ_i$	适宜用在测量慢变信号 并且以电荷作为输出量的场合	每两片晶层中间夹垫金属片作电极，引出导线

4. 压电式传感器的应用　压电式传感器具有响应频带宽、固有频率高、灵敏度高、信噪比大、结构简单、工作可靠、重量轻等优点。压电式传感器广泛应用于电声学，生物医学

和工程力学等领域。

压电血压传感器,是医学监护仪中常用传感器,该传感器的工作原理就是基于压电效应,其结构如图5-46所示。在该传感器中,压电元件采用双晶片悬臂梁结构,双晶片初始极化方向相同,并联连接,两压电片的负极都集中在中间电极上,正极接在两边,在受力弯曲时上片拉伸,下片压缩,此时导线从极板上引出的电荷量为单片电荷量的两倍。在敏感振膜中央的上下两侧各粘有半圆柱塑料块,被测动脉血压通过上塑料块、振膜、下塑料块传送到压电悬梁的自由端,压电梁弯曲变形产生的电荷经前置电荷放大输出。

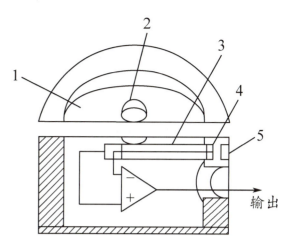

图5-46　压电血压传感器

1—敏感振膜;2—塑料块;3—双晶生;
4—环氧树脂;5—定位螺丝。

 知识链接

集 成 电 路

采用半导体制作工艺,把整个电路的各个元件以及相互之间的连接同时制造在一块半导体芯片上,形成一个不可分割的整体,即集成电路,在电路中用字母"IC"表示。它具有电路体积小、可靠性强、功耗低、焊点少、性价比高等优点。

集成电路按功能结构可以分为模拟和数字集成电路两大类,其中模拟集成电路用来产生、放大和处理各种模拟信号,如半导体收音机的音频信号灯;而数字集成电路用来产生、放大和处理各种数字信号,如VCD、DVD等。按制作工艺可分为半导体和薄膜集成电路两大类;按集成度高低的不同可分为小规模、中规模、大规模和超大规模集成电路四大类;按导电类型可分为双极型和单极型集成电路两大类。其中单极型集成电路制作工艺简单,功耗低,易于制成大规模集成电路,如CMOS、NMOS、PMOS等;而双极型集成电路的制作工艺复杂、功耗高,其代表电路有TTL、ECL、HTL等。

本章小结

　　1. 在半导体中存在着自由电子和空穴两种载流子,本征半导体中有少量自由电子和空穴。

　　2. 在本征半导体中掺入3价硼和5价的磷分别可形成P型半导体和N型半导体。

　　3. PN结具有单向导电性,二极管就是由PN结构成的。

　　4. 晶体三极管分NPN和PNP型两类,三极管有三个极分别为基极、集电极和发射极,三极管有三种工作状态分别是截止状态、放大状态、饱和状态。

5. 场效应管分结型场效应管和缘栅型场效应管,都有N沟道型和P沟道型之分,作用类似于晶体三极管,三个极分别为源极、漏极、栅极。

6. 单结晶体管是组成脉冲电路的一种元件,工作区有截止区、负阻区和饱和区。

7. 晶闸管是一种可控器件,用于可控整流、逆变器、变频、斩波、无触点通断等,它的三个极分别为阳极、门极和栅极。

8. 传感器是一种能把特定的被测量信息按一定规律转换成某种可用信号输出的器件或装置。传感器种类繁多,性能特点各有所长,应用领域十分广泛。传感器主要由敏感元件、转换元件、测量电路组成。

9. 光电式传感器是以光电器件作为转换元件的传感器,将光信号转换为电信号。它的转换原理是基于物质的光电效应。光电效应分为外光电效应和内光电效应,内光电效应又分为光电导效应和光生伏特效。

 目标测试五

1. 晶体管工作在饱和区时发射结_____偏;集电结_____偏。

2. 三极管按结构分为_____和_____两种类型,均具有两个 PN 结,即_____和_____。

3. 三极管是_____控制器件,场效应管是_____控制器件。

4. 放大电路中,测得三极管三个电极电位为 $U_1 = 6.5V$,$U_2 = 7.2$,$U_3 = 15V$,则该管是_____类型管子,其中_____极为集电极。

5. 光电效应一般可以分为_____、_____和_____。

6. 三极管的发射结和集电结都正向偏置或反向偏置时,三极管的工作状态分别是_____和_____。

7. 场效应管同三极管相比其输入电阻_____,热稳定性_____。

8. 三极管有放大作用的外部条件是发射结_____,集电结_____。

9. 有万用表测得 PNP 晶体管三个电极的电位分别是 $V_C = 6V$,$V_B = 0.7V$,$V_E = 1V$ 则晶体管工作在(　　)状态。

A. 放大　　　　　　B. 截止　　　　　　C. 饱和　　　　　　D. 损坏

10. 三极管开作在放大区,要求(　　)。

A. 发射结正偏,集电结正偏　　　　　　B. 发射结正偏,集电结反偏

C. 发射结反偏,集电结正偏　　　　　　D. 发射结反偏,集电结反偏

11. 以下不属于传感器的静态特性的是(　　)。

A. 灵敏度   B. 线性度   C. 迟滞   D. 阻尼系数

12. 一 NPN 型三极管三极电位分别有 $V_C = 3.3V$，$V_E = 3V$，$V_B = 3.7V$，则该管工作在（   ）。

A. 饱和区   B. 截止区   C. 放大区   D. 击穿区

13. 如果三极管工作在截止区，两个 PN 结状态（   ）。

A. 均为正偏   B. 均为反偏

C. 发射结正偏，集电结反偏   D. 发射结反偏，集电结正偏

14. 场效应管工作在恒流区即放大状态时，漏极电流 I_D 主要取决于（   ）。

A. 栅极电流   B. 栅源电压   C. 漏源电压   D. 栅漏电压

15. 场效应管是一种（   ）器件。

A. 电压控制 双极型   B. 电压控制 单极型

C. 电流控制 双极型   D. 电流控制 单极型

16. 工作在放大区的某三极管，如果当 I_B 从 $12\mu A$ 增大到 $22\mu A$ 时，I_C 从 $1mA$ 变为 $2mA$，那么它的 β 约为（   ）。

A. 83   B. 91   C. 100   D. 50

17. 工作于放大状态的 PNP 管，各电极必须满足（   ）。

A. $U_C > U_B > U_E$ B. $U_C < U_B < U_E$

C. $U_B > U_C > U_E$ D. $U_C > U_E > U_B$

18. $U_{GS} = 0V$ 时，能够工作在恒流区的场效应管有（   ）。

A. 结型管

B. 增强型 MOS 管

C. 耗尽型 MOS 管

D. 耗尽型 COMS 管

19. PN 结加正向电压，空间电荷区将如何变化？

20. 如图 5-47 所示，在下列几种情况下，求输出端的电位 V_F（设二极管正向电阻为零，反向电阻为无穷大）。

①$V_A = +10V$，$V_B = 0V$；

②$V_A = V_B = +5V$。

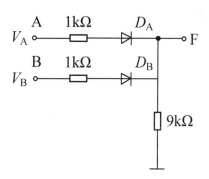

图 5-47 习题 20 图

21. 测得三极管的 $I_C = 1mA$，$I_E = 1.01$，试求 I_B 和 $\bar{\beta}$

22. 试说明三极管输出特性曲线上可分为哪几个区？它们有什么特点？

23. 单结晶体管的通导条件是什么，它的负阻特性的实质则什么？

24. 晶闸管的通导条件和截止条件分别是什么？

（邱国冬）

第六章 │ 放大电路基础

06章 数字资源

- **知识目标**：掌握基本交流放大电路的组成、功能和主要性能指标；静态工作点稳定电路的工作原理。掌握集成运放的基本组成及电路符号，理想运放工作在线性区的特点和非线性区的特点。熟悉晶体管基本放大电路特点、差分放大电路特点和负反馈的基本概念。熟悉集成理想运放的性能指标，集成运放的电压传输特性，集成运放的非线性应用。了解多级放大电路的耦合方式及多级阻容耦合放大电路的特点，集成运算放大电路的特点，以及集成运放的主要性能指标。
- **能力目标**：能够运用放大电路的静态和动态分析方法计算电路的主要性能指标；能够运用虚断、虚短两个特征分析集成运放的线性应用实例；能够组装放大电路、运算电路，并进行电路的调试与维修。
- **素质目标**：培养勤于思考、刻苦钻研的良好作风；培养自主学习能力；培养规范作业的职业精神；培养有情怀、有担当的创新型技能人才。

如图 6-1 所示，放大电路的功能是利用三极管的电流控制作用，把微弱的电信号不失真地放大到所需要的数值，并提供给负载。其实质是将直流电源的能量部分地转换为可

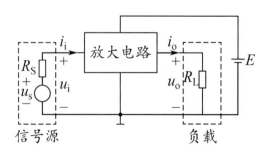

图 6-1　放大电路功能示意图

供负载使用的能量。放大电路是 X 线机、CT、MRI 和超声成像等医疗设备的基本电路之一。

第一节　放大电路及其性能指标

一、放大电路的概念

（一）电路的组成

以 NPN 型三极管的共发射极放大电路为例（图 6-2），介绍放大电路的组成及各元件的作用。如图 6-2(a) 所示，共发射极电路由 NPN 型晶体管 T，电阻 R_B、R_C，电容 C_1、C_2 和直流电源 E_B、E_C 构成。基极和发射极构成电路的输入回路，集电极与发射极构成电路的输出回路。发射极是输入回路和输出回路的公共端，因此该电路称为共发射极放大电路。u_i 是放大电路的输入电压。u_o 是输出电压，取自集电极与发射极之间，R_L 为负载。因两个电源使用不方便，实际电路一般采用单电源供电，如图 6-2(b) 所示。为简化起见，电路图中在接电源的位置一般只标出这里的极性和对地电压（$+U_{CC}$），不再画出电源的符号。电源的另一极默认与"地"相接。在放大电路中，通常把公共端接"地"。所谓"地"是指电路中零电势参考点，而非真的与大地相连。电路中各点的电势（或者电位）即它们与"地"之间的电势差（或者电压），如三极管集电极电位等于集电极对地的电压。

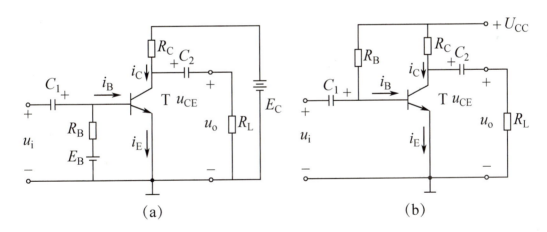

图 6-2　共发射极基本放大电路组成

（a）采用两组电源供电电路；（b）采用一组电源供电电路的习惯画法。

（二）放大电路中元件及作用

1. 晶体管 T　晶体管是放大电路的核心元件。利用晶体管在其放大区的电流控制作用（即集电极电流 i_C 等于基极电流 i_B 的 β 倍，$i_C = \beta i_B$），将微弱的电信号放大。

2. 直流电源 $+U_{CC}$　直流电源是放大电路的能量来源，一方面为输出信号提供能量，另一方面它还保证发射结正向偏置、集电结反向偏置,便于晶体管起到电流控制作用。

3. 基极偏置电阻 R_B 用于提供大小合适的基极电流 I_B,以使放大电路获得合适的静态工作点,一般为几十千欧到几百千欧。

4. 集电极电阻 R_C 将集电极电流的变化转换为电压变化,实现电路的电压放大作用,一般为几千欧到十几千欧。

5. 耦合电容 C_1、C_2 一方面起到隔断直流作用,C_1 用来隔断放大电路与信号源之间的直流通路,C_2 用来隔断放大电路与负载之间的直流通路,信号源、放大电路和负载三者之间无直流联系,互不影响;另一方面又起到交流耦合作用,保证交流信号畅通无阻经过放大电路,沟通信号源、放大电路和负载三者之间的交流通路。

(三) 组成原则

为使一个放大电路正常工作,首先晶体管应处于放大工作状态,直流电源实现晶体管的发射结正向偏置、集电结反向偏置。其次,将交流信号加到放大电路输入端,在电路输出端产生放大后的交流信号(放大的电压或者电流)。最后,为使信号不失真、有效地放大,应选择合适的元件参数和适当的信号幅度,这一点在后面会做详细介绍。

二、放大电路及其性能指标

放大电路的性能指标是用来衡量放大电路的性能或质量高低的参数,一个放大电路必须具有优良的性能才能较好地完成信号的放大任务。放大电路的性能不仅表现为对信号的放大能力,而且还体现在获取信号的能力、携带负载的能力、对不同频率信号的响应能力等多方面。

如图 6-3 所示,放大电路可以视为一个双端口网络,信号源与放大电路的输入端相连,负载与其输出端相连。图中 U_s 表示信号源的电动势,R_s 表示信号源的内阻,R_L 表示负载的等效电阻。u_i 和 u_o 分别表示放大电路的输入和输出电压,i_i 和 i_o 分别表示放大电路的输入和输出电流。

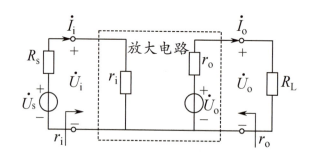

图 6-3 放大电路的交流等效电路

(一) 放大倍数 A_u

电压放大倍数是衡量放大电路对输入信号放大能力的指标,定义为输出电压变化量幅值与输入电压变化量幅值之比或正弦交流信号的相量之比。

$$A_u = \frac{\dot{U}_o}{\dot{U}_i} \qquad (6-1)$$

注意:放大倍数只有在放大电路处于放大状态且输出信号不失真的条件下才有意义。除了电压放大倍数,还有电流放大倍数、功率放大倍数等。

(二) 输入与输出电阻

1. 输入电阻r_i 放大电路的输入信号是由信号源提供的。对信号源来说,放大电路相当于它的负载,这个等效负载的电阻称为放大电路的输入电阻。它被定义为动态输入电压与输入电流之比,是衡量放大电路对信号源影响程度的一个指标。

$$r_i = \frac{u_i}{i_i} \qquad (6-2)$$

由图6-3可见,因为信号源内阻的分压作用,放大电路实际获得的输入电压为

$$u_i = \frac{r_i}{R_S + r_i} E_S$$

此式表明,r_i越大,u_i越大,输入电阻r_i反映了放大电路获取信号的能力。放大电路的r_i一般越大越好。

2. 输出电阻r_o 放大电路的输出信号是提供给负载的。对负载来说,放大电路及信号源可以等效为一个电压源,此电压源的内阻就是放大电路的输出电阻。输出电阻可定义为

$$r_o = \frac{u_o}{i_o} \qquad (6-3)$$

等效信号源的电动势为u_o',由图6-3可见,因为有r_o的分压作用,负载R_L实际获得的输出电压为

$$u_o = \frac{R_L}{R_L + r_o} u_o'$$

此式表明,r_o越小,u_o越大,输出电阻反映了放大电路带负载的能力。

(三) 通频带宽及幅频特性

电容的容抗随输入信号频率的变化而变化,所以放大电路的输出电压和电压放大倍数也随频率的变化而变化。电压放大倍数的大小A_u随频率变化的曲线称为幅频特性曲线,如图6-4所示。图中A_{um}为中频段的电压放大倍数,当信号频率升高或降低,使A_u下降到$0.707A_{um}$时所对应的频率分别称为上限截止频率f_H和下限截止频率f_L。两者之间的频率范围$f_H \sim f_L$,称为通频带f_{bw}。通频带能够衡量放

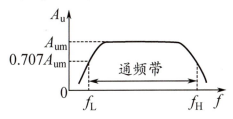

图6-4 放大电路幅频特性曲线

大电路对不同频率信号的放大能力。通频带越宽,放大电路对信号频率变化的适应性能就越好。

第二节　基本放大电路与电路分析

三极管放大电路的基本接法亦称为基本组态,有共发射极、共基极和共集电极三种。共发射极放大电路的发射极为公共端,通过 i_B 对 i_C 的控制作用实现功率放大。共集电极放大电路以集电极为公共端,通过 i_B 对 i_E 的控制作用实现功率放大。共基极放大电路以基极为公共端,通过 i_E 对 i_B 的控制作用实现功率放大。

一、基本放大电路的三种组态

（一）　基本共射放大电路

基本共发射极放大电路是放大电路中应用最广泛的三极管接法,信号由三极管基极和发射极输入,负载从集电极和发射极获得输出电压和输出电流,因为发射极为共同接地端,故命名共发射极(简称共射)放大电路,如图 6-2(b)所示。

电路特点:电压增益大,输出电压与输入电压反相,适用于低频和多级放大电路的中间级。

（二）　基本共集放大电路

输入信号是由三极管的基极与集电极两端输入的,输出信号由三极管的集电极与发射极两端获得。因为对交流信号而言,(即交流通路里)集电极是共同接地端,所以称为共集电极放大电路,如图 6-5(a)所示。

电路特点:电压增益(放大倍数)小于 1 但近似等于 1,输出电压与输入电压同相位,输入电阻高、输出电阻低。虽然基本共集放大电路的电压增益小于 1,但是它的输入电阻高,当信号源(或前极)提供给放大电路同样大小的信号电压时,由于具有较高的输入电阻,使所需提供的电流减小,从而减轻了信号源负担。

（三）　基本共基放大电路

共基极放大电路中,输入信号是由三极管的发射极与基极两端输入的,再由三极管的集电极与基极两端获得输出信号,因为基极是共同接地端,所以称为共基极放大电路,如图 6-5(b)所示。

电路特点:输入信号与输出信号同相;电压增益高;电流增益低(≤1);功率增益高;适用于高频电路。共基极放大电路的输入阻抗很小,会使输入信号严重衰减,不适合作为电压放大器。但它的频宽很大,因此通常用来做宽频或高频放大器。在某些场合,共基极放大电路也可以作为"电流缓冲器"使用。

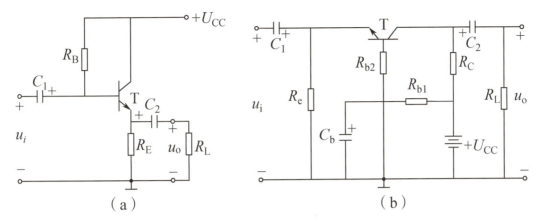

图 6-5　基本共集与共基放大电路

（a）基本共集放大电路；（b）基本共基放大电路。

（四）三种基本放大电路的比较

（1）共射电路既能放大电流又能放大电压,其输入电阻介于另外两种电路之间,输出电阻较大,频带较窄。常作为低频电压放大电路的单元电路。

（2）共集电路只能放大电流不能放大电压,在三种电路接法中输入电阻最大,输出电阻最小,并具有电压跟随的特点。常用于多级放大电路的输入级和输出级。在功率放大电路中也常采用该接法。

（3）共基电路只能放大电压不能放大电流,有电流跟随作用,输入电阻小,电压放大倍数、输出电阻与共射电路相当,是三种接法中高频特性最好的电路。常用于高频或者宽频带低输入阻抗的场合。

二、放大电路的基本分析

（一）放大电路的工作过程

如图 6-6 所示,电路中存在直流电源,在没有输入信号（$u_i = 0$）时,电路中已经存在了直流电流和直流电压。当直流偏置电压使三极管工作在放大区时,如果在输入端加上交流电压 u_i,则电路中各电极的电压、电流将在原来的直流电压、直流电流数值上发生变化。具体过程为:交流输入信号 u_i 通过电容 C_1 作用到三极管的基极,使得基极电流 i_B 在直流电流 I_B 上叠加了一个变化的电流 i_b,即 $i_B = I_B + i_b$。因为 i_b 对 i_c、I_B 对 I_C 有控制作用,所以集电极的电流 $i_C = I_C + i_c = \beta I_B + \beta i_b = \beta i_B$。同时 $u_{CE} = U_{CC} - i_C R_C$,当 i_C 发生变化时,u_{CE} 也将随之变化。u_{CE} 是直流电压值 U_{CE} 和交流成分 u_{ce} 的合成,即 $u_{CE} = U_{CE} + u_{ce}$。当 u_i 增大时,i_B 增大,i_C 增大,u_{CE} 减小;当 u_i 减小时,i_B 减小,i_C 减小,u_{CE} 增大。经过电容 C_2 的隔直作用,u_{CE} 中的直流成分 U_{CE} 被去除,u_{ce} 即为负载两端获得的输出电压 u_o。因此,负载上可以获得一个放大、且与输入电压 u_i 相位相反的输出电压 u_o。

由此可见,放大电路在输入交流信号后,电路中的各个电量（u_{BE}、i_B、i_C、u_{CE}）都是由直

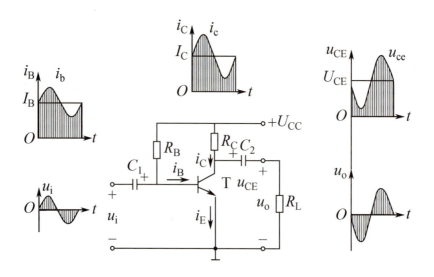

图 6-6　基本共射放大电路的工作过程

流分量(U_{BE}、I_B、I_C、U_{CE})和交流分量(u_i、i_b、i_c、u_{ce})叠加而成。因此,交直流共存是放大电路的一个特点。

（二）静态分析

从放大电路工作过程可以看出,一个实际放大电路既存在直流工作状态(也称为静态),同时又有交流工作状态,因此,对放大电路的分析分为静态分析和动态分析。静态分析讨论的对象是直流分量;动态分析讨论对象是交流分量,主要研究放大电路的性能指标。电路分析过程一般先静态后动态。下面以基本共射放大电路为例来进行讨论。

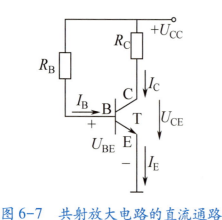

图 6-7　共射放大电路的直流通路

图 6-6 是一个最简单的单管共发射极放大电路,静态时电路在直流电源下工作,电路中的电压和电流均为直流量,称为静态值。电容元件隔断直流信号,即电容元件可视为开路,因此图 6-6 可画成图 6-7,称为基本放大电路的直流通路。

由直流通路可知,基极电流 I_B 经由 $U_{CC} \rightarrow R_B \rightarrow$ b 极$\rightarrow$e 极$\rightarrow$地形成回路,根据直流通路可知:

$$I_{BQ} = \frac{U_{CC} - U_{BE}}{R_{BQ}} \approx \frac{U_{CC}}{R_{BQ}} \tag{6-4}$$

$$I_{CQ} \approx \beta I_{BQ} \tag{6-5}$$

$$U_{CEQ} = U_{CC} - I_{CQ} R_C \tag{6-6}$$

静态分析的目的就是确定放大电路的静态值 I_B、I_C、U_{BE} 和 U_{CE},这些值可以在晶体管特性曲线上找到对应的点,称为静态工作点,通常用 Q 表示,记作 I_{BQ}、I_{CQ} 和 U_{CEQ},如图 6-8 所示。

以上各式表明，R_B、R_C、U_{CC} 和 β 等参数对静态工作点的位置有影响。可以通过改变电路参数来设置静态工作点。一般硅管发射结导通压降 U_{BE} 为 0.7V，锗晶体管发射结导通压降为 0.3V。因为远小于 U_{CC}，所以三极管的 U_{BE} 可以忽略不计。在 U_{CC} 和 β 确定以后，静态工作点主要由 R_B 和 R_C 决定。

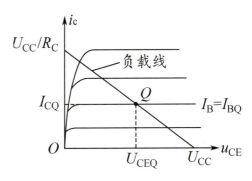

图 6-8　静态工作点

【**例 6-1**】 在图 6-2(b)所示电路中，已知 $R_B = 470\text{k}\Omega$，$R_C = 6.2\text{k}\Omega$，$R_L = 3.9\text{k}\Omega$，$U_{CC} = 20\text{V}$，硅晶体管的 $\beta = 43$，$U_{BE} = 0.7\text{V}$，试计算电路的静态工作点。

解：由静态工作点计算公式可得：

$$I_B = \frac{U_{CC} - U_{BE}}{R_B} = \frac{20 - 0.7}{470 \times 10^3} = 41\mu A$$

$$I_C = \beta I_B = 1.76\text{mA}$$

$$U_{CE} = U_{CC} - I_C R_C = 20 - 1.76 \times 6.2 \times 10^3 = 9.1\text{V}$$

因此，静态工作点 Q 的值为 $I_B = 41\mu A$，$I_C = 1.76\text{mA}$，$U_{CE} = 9.1\text{V}$。

（三）动态分析

放大电路的动态是指放大电路输入交流信号以后的工作状态。此时，放大电路中电流和电压都是交流量与直流量的叠加，即

$$i_B = I_B + i_b$$

$$i_C = I_C + i_c$$

$$u_{CE} = U_{CE} + u_{ce}$$

动态分析就是在静态值确定后，只考虑电流和电压的交流分量，分析信号的传输情况，通常采用微变等效电路法。

1. 微变等效电路　晶体管的输入特性曲线是非线性的，但当输入信号很小时，在静态工作点附近的工作段可近似为直线。这样，从输入端看进去，r_{be} 相当于一只线性电阻，称为晶体管的输入电阻。对于低频小功率晶体管，其值可由下式估算

$$r_{be} = 300 + (1 + \beta)\frac{26(\text{mV})}{I_E(\text{mA})}(\Omega) \tag{6-7}$$

式中 I_E 为发射极静态电流，计算时可取 $I_E \approx I_C$，r_{be} 一般为几百欧到几千欧，是交流动态电阻。

三极管的输出特性曲线在放大区的小范围内互相平行、间隔均匀，即 i_c 与 u_{CE} 无关，仅由 i_b 决定，因此从输出端 c、e 看去，三极管相当于一个受控电流源，电流为 $i_c = \beta i_b$。这样，三极管可微变等效为图 6-9 所示电路。必须指出，三极管的这种线性化模型只适用于小信号工作时，微变等效电路只能用于进行交流量的分析和计算，不能用于计算直流量。

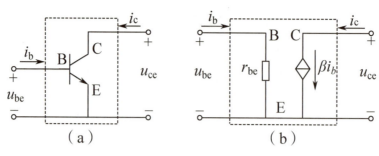

图 6-9   三极管的微变等效电路

（a）三极管;（b）三极管的微变等效电路模型。

2. 放大电路的微变等效电路   交流通路中的晶体管用其微变等效电路代替,就构成了放大电路的微变等效电路,如图 **6-10** 所示。设输入信号为正弦信号,则电路中的电流、电压都可用相量表示。绘制放大电路的微变等效电路后,就可以对电路进行动态分析。

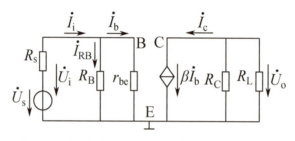

图 6-10   基本共射放大电路的微变等效电路

3. 放大电路动态指标计算   动态分析的电路指标主要包括电压放大倍数、输入电阻、输出电阻。

（1）电压放大倍数 A_u:放大电路的放大能力可用电压放大倍数表示,它是输出电压与输入电压的比值,即

$$A = \frac{\dot{U}_o}{\dot{U}_{i_u}}$$

由图 6-10 可见

$$A_u = \frac{\dot{U}_o}{\dot{U}_i} = \frac{-\dot{I}_c(R_C//R_L)}{\dot{I}_b r_{be}} = -\frac{\beta \dot{I}_b(R_C//R_L)}{\dot{I}_b r_{be}} = -\beta\frac{(R_C//R_L)}{r_{be}} \qquad (6-8)$$

式(6-8)中电压、电流各量均为有效值相量,负号表示输出电压 $\dot{U}_o$ 和输入电压 $\dot{U}_i$ 反相,$R'_L = R_C//R_L$,称为放大电路的交流等效负载电阻。

当放大电路输出开路($R_L \to \infty$)时,电压放大倍数为

$$A_{uo} = -\beta\frac{R_C}{r_{be}} \qquad (6-9)$$

可以看出,接入负载使放大电路的放大倍数下降,放大电路的负载电阻 R_L 越小,放大倍数越低。

输出电压与信号源电压之比称为源电压放大倍数,即

$$A_{us} = \frac{\dot{U}_o}{\dot{U}_s}$$

由于
$$\dot{U}_i = \frac{r_i}{R_s + r_i}\dot{U}_s$$

可得
$$A_{us} = \frac{\dot{U}_o}{\frac{R_s + r_i}{r_i}\dot{U}_i} = \frac{r_i}{R_s + r_i}A_u \qquad (6-10)$$

（2）输入电阻 r_i：放大电路对信号源而言，相当于一个负载电阻，称为放大电路的输入电阻 r_i，它等于输入电压 $\dot{U}_i$ 和输入电流 $\dot{I}_i$ 之比，即

$$r_i = \frac{\dot{U}_i}{\dot{I}_i}$$

由图 6-10 可知

$$\dot{I}_i = \dot{I}_{RB} + \dot{I}_b = \frac{\dot{U}_i}{R_B} + \frac{\dot{U}_i}{r_{be}}$$

故
$$r_i = \frac{\dot{U}_i}{\dot{I}_i} = R_B // r_{be} \approx r_{be} \qquad (6-11)$$

式中 $R_B \gg r_{be}$，R_B 可忽略不计。r_i 的大小反映了放大电路的交流输入阻抗。较小的 r_i 将从信号源取用较大的电流，增加了信号源的负担；同时由于信号源内阻 R_s 的影响，较小的 r_i 会使输入到放大电路的电压 $\dot{U}_i$ 减小。因此，通常希望放大电路的输入电阻 r_i 大一些好。

（3）输出电阻 r_o：放大电路对负载而言相当于一个信号源，其内阻就是放大电路的输出电阻 r_o。计算方法是：将信号源短路（$\dot{U}_s = 0$，但要保留信号源内阻 R_s），去掉负载，在输出端加电压 $\dot{U}_o$，$\dot{U}_o$ 和它产生的电流 $\dot{I}_o$ 的比值，即为放大电路的输出电阻 r_o。对图 6-8 所示电路的输出电阻 r_o，可由图 6-11 所示电路来计算。

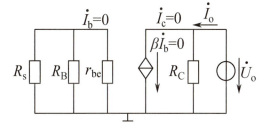

图 6-11 求输出电阻 r_o

由于输入端短路，$\dot{U}_s = 0$，则 $\dot{I}_b = 0$，$\beta\dot{I}_b = 0$，故

$$r_o = \frac{\dot{U}_o}{\dot{I}_o} = R_C \qquad (6-12)$$

一般情况下，r_o 的数值越小，放大电路的输出电压受负载的影响越小，放大电路的带负载能力越强。因此，通常放大电路的输出电阻 r_o 越小越好。

【例 6-2】 放大电路如图 6-12（a）所示，$U_{CC} = 12V$，$R_B = 280k\Omega$，$R_C = 3k\Omega$，$R_L = 3k\Omega$，$\beta = 70$，三极管为硅管，试求：

（1）放大电路的静态工作点；

（2）微变等效电路；

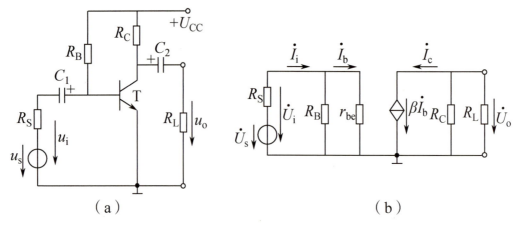

（a）　　　　　　　　　　　　　（b）

图 6-12　例 6-2 图

（3）电压放大倍数 A_u；

（4）放大电路的输入电阻 r_i；

（5）放大电路的输出电阻 r_o。

解：（1）由式（6-4）、（6-5）和（6-6）可得

$$I_B = \frac{U_{CC} - U_{BE}}{R_B} = \frac{12 - 0.7}{280 \times 10^3}A \approx 40\mu A$$

$$I_C \approx \beta I_B = 2.8mA$$

$$U_{CE} = U_{CC} - I_C R_C = 12 - 2.8 \times 10^{-3} \times 3 \times 10^3 = 3.6V$$

（2）等效电路如图 6-10（b）所示。

（3）由式（6-8）可得

$$A_u = -\beta \frac{R_L'}{r_{be}} = -\beta \frac{R_C // R_L}{r_{be}} = -70 \times \frac{3//3}{0.96} \approx -109$$

（4）由式（6-11）可得

$$r_i \approx r_{be} = 300 + (1+\beta)\frac{26}{I_E} = 300 + 71 \times \frac{26}{2.8} \approx 960\Omega$$

（5）由式（6-12）可得

$$r_o = R_C = 3k\Omega$$

由上分析可以看出，共射极放大电路的优点是放大倍数高，缺点是输入电阻较小，输出电阻较大。

（四）静态工作点的稳定

1. 静态工作点稳定的必要性　设置静态作点的目的就是要保证在被放大的交流信号加入电路时，不论是正半周还是负半周都能满足发射结正向偏置，集电结反向偏置的条件，使三极管处于良好的放大状态。

静态工作点不但决定了电路是否产生失真，而且还影响着电压放大倍数和输入电阻等动态参数。实际上，电源电压的波动、元件老化以及因温度变化所引起的晶体管参数变化,都会造成静态工作点的不稳定,有时甚至造成电路无法正常工作。在引起 Q 点不稳定的诸多因素中,温度对晶体管的影响是最主要的。

2. 温度变化对静态工作点产生的影响   温度变化对静态工作点的影响主要表现为,温度变化影响晶体管的三个主要参数:I_{CBO}、β 和 U_{BE}。这三者随温度升高产生变化,其结果都使 I_{CQ} 值增大。硅管的 I_{CBO} 小,受温度影响小,故其 β 和 U_{BE} 受温度影响是主要的;锗管的 I_{CBO} 大,受温度影响是主要的。

3. 典型静态工作点稳定电路——分压式偏置电路的分析   图 6-13(a)为分压式偏置放大电路,即静态稳定的放大电路,其中 R_{B1}、R_{B2} 和 R_E 构成偏置电路。由图 6-13(b)所示的直流通路可列出:

$$I_1 = I_2 + I_B \tag{6-13}$$

适当选择 R_{B1} 和 R_{B2},使

$$I_2 \gg I_B \tag{6-14}$$

则

$$I_1 \approx I_2 = \frac{U_{CC}}{R_{B1}+R_{B2}} \tag{6-15}$$

基极电位

$$U_B = I_2 R_{B2} \approx \frac{R_{B2}}{R_{B1}+R_{B2}} U_{CC} \tag{6-16}$$

U_B 由 R_{B1} 和 R_{B2} 的分压电路所决定,而与温度无关。

如果使

$$U_B \gg U_{BE} \tag{6-17}$$

则有

$$I_C \approx I_E = \frac{U_E}{R_E} = \frac{U_B - U_{BE}}{R_E} \approx \frac{U_B}{R_E} \tag{6-18}$$

因此,只要满足式(6-14)和(6-17)饱和失真和微变等效电路两个条件,U_B 和 I_C 就与三极管参数几乎无关,不受温度变化的影响,从而使静态工作点得以基本稳定。

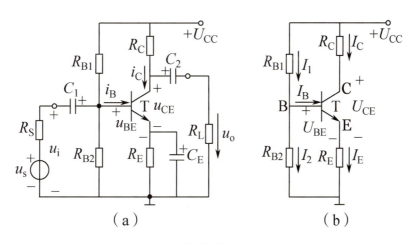

图 6-13　静态稳定放大电路

（a）放大电路；（b）直流电路。

对于硅管而言,在估算时一般取 $I_2 = (5 \sim 10)I_B$, $U_B = 3 \sim 5V$;对于锗管而言,$I_2 = (10 \sim 20)I_B$, $U_B = 1 \sim 3V$。

分压式偏置电路静态工作点的稳定过程为:

温度 $t \uparrow \rightarrow I_C \uparrow \rightarrow I_E \uparrow \rightarrow U_E(I_E R_E) \uparrow \rightarrow U_{BE} \downarrow \rightarrow I_B \downarrow \rightarrow I_C \downarrow$

当温度升高时,I_C 和 I_E 增大,发射极电位 U_E 随之增大,同时基极电位 U_B 基本恒定,使得 U_{BE} 减小,从而导致 I_B 减小。这就牵制了 I_C 的增加,使 I_C 基本稳定。

第三节　多级放大电路

在实际应用中,放大电路的输入信号一般很微弱,而单级放大器的放大倍数通常只有几十倍,因此,要使微弱的小信号放大到足以带动实际负载工作,常需要将若干个单级基本放大器串联起来,组成多级放大电路,如图6-14所示。

多级放大器的第一级直接从信号源汲取输入电压,通常称为输入级,一般要求输入级具有较高的输入电阻,以便与高内阻的信号源相匹配,故常用射极跟随器或其他输入阻抗较高的放大电路;中间级应具有较高的电压放大倍数,常用共发射极放大电路;直接与负载相连的电路称为输出级,它必须向负载提供足够大的信号功率,故输出级通常为功率放大电路。

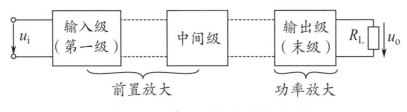

图 6-14　多级放大电路方框图

一、多级放大电路的耦合

多级放大电路各级之间的连接称为耦合。耦合时要解决前后级电路相互影响的问题,因为前级的输出就是后一级电路的信号源,后一级电路的输入电阻就是前级电路的负载。因此,级间耦合必须做到:耦合不影响各级静态工作点的正常设置;前级电路输出信号应不失真地耦合到后级;信号在耦合过程中的损失要尽量小。多级放大电路常用的耦合方式有直接耦合,阻容耦合,变压器耦合和光电耦合。

（一）直接耦合

直接耦合是级与级之间不经过电抗元件而直接连接的方式。由于它能够传输直流信号,所以直接耦合放大电路也称为直流放大电路(图6-15)。

（二）阻容耦合

阻容耦合是级与级之间通过耦合电容和下一级的输入电阻连接起来的方式。两级阻容耦合放大电路如图 6-16 所示。由于阻容耦合的前、后级是通过电容连接的,静态工作点的设置和调节较为方便。

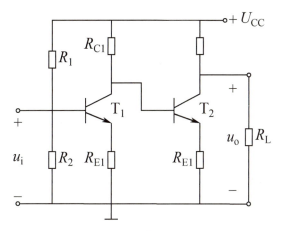

图 6-15　直接耦合放大电路

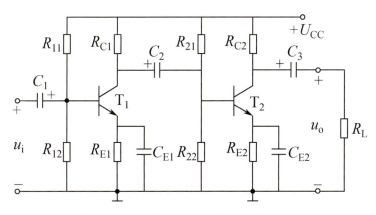

图 6-16　两级阻容耦合放大电路

（三）变压器耦合

变压器耦合是级与级之间通过变压器进行连接的方式。变压器一次、二次绕组之间只有磁的耦合,因此这种耦合方式不能传送直流信号,电路如图 6-17 所示。

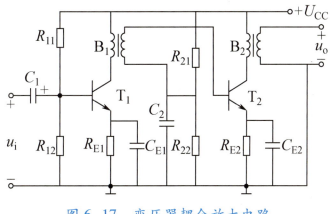

图 6-17　变压器耦合放大电路

（四） 光电耦合

光电耦合是指多级放大电路之间通过光电耦合器连接的一种耦合方式。光电耦合器是一种光电结合的半导体器件，由发光器和受光器组成的一个"电-光-电"器件。当输入端有电信号时，发光器发光，受光器受到光照后产生电流，输出端就有电信号输出，实现了以光为媒介的电信号的传输。这种电路使输入端与输出端之间没有电信号的直接联系，有优良的抗干扰性能，广泛应用于电气隔离、电平转换、级间耦合、开关电路、脉冲耦合等电路。

二、多级阻容耦合放大电路的特点

1. 静态工作点　由于各级静态工作点相互独立，所以，可按照基本交流放大电路的计算方法，分别计算各级的静态工作点。

2. 电压放大倍数　在多级阻容耦合放大电路中，前级输出信号经耦合电容加到后级输入端作为后级的输入信号，所以说，总的电压放大倍数为各级电压放大倍数的乘积。

3. 输入和输出电阻　多级放大电路的输入电阻就是从输入端看进去的等效电阻。一般是输入级的输入电阻；多级放大电路的输出电阻就是从输出端看进去的等效电阻，一般是输出级的输出电阻。

第四节　差分放大电路

各种生物电信号中包含了许多频率很低的成分，有些甚至是不变化或者变化很慢的信号。这些随时间变化极为缓慢的信号称为直流信号。在实际电路中，常常采用直接耦合的放大电路对一些变化缓慢的交流信号和直流信号进行放大，阻容耦合方式因电容的隔断直流作用无法实现上述信号的传递。但是直接耦合也带来了新的问题。首先，前后级放大电路的静态工作点相互影响；其次，放大电路中存在零点漂移。

一、零点漂移

在多级直接耦合的放大电路中，如果将输入端短路，即输入电压 u_i 为零，输出电压 u_o 理应保持不变。但是实际测量的输出电压并不是恒定值，而是在 u_o 的基础上发生上下缓慢的、无规则的变化，这种现象称为零点漂移，简称零漂。

引起零点漂移的原因很多，如晶体管的参数随温度的变化而变化，电源电压的波动等，都会使电路产生零点漂移。其中以温度变化的影响最为严重，所以零漂又称温漂。在多级放大电路中，第一级的漂移最为严重，它会被逐级放大，从而使放大电路无法正常工作。因此，解决零点漂移问题成为多级直接耦合放大电路一个关键问题。解决零点漂移的办法有很多，其中最有效的方法就是采用差分放大电路。

二、差分放大电路的工作原理

图 6-18 所示电路为两个晶体管组成的最基本的差分放大电路。它的主要特点是结构对称，T_1、T_2 管的特性和参数都相同，具有相同的温度特性和静态工作点；输入信号 u_{i1}、u_{i2} 由两管的基极输入，输出电压 u_o 取自两管的集电极之间。这种电路称为对称的双端输入–双端输出的差分放大电路。

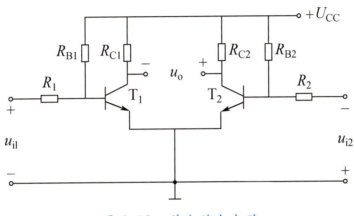

图 6-18　差分放大电路

（一）零点漂移的抑制

当静态时，输入信号等于零，考虑到两管的对称，电流相等，集电极电位也相等，即 $I_{C1} = I_{C2}$，$U_{C1} = U_{C2}$，故输出电压 $U_o = U_{C1} - U_{C2} = 0$，即静态时输出电压为零。

当温度或者电源电压升高时，两管都产生零点漂移。两管的集电极电流均增大，集电极电位都下降，且两边的变化量相等，即 $\Delta I_{C1} = \Delta I_{C2}$，$\Delta U_{C1} = \Delta U_{C2}$。输出电压 $U_o = (U_{C1} + \Delta U_{C1}) - (U_{C2} + \Delta U_{C2}) = 0$。零点漂移被有效抑制。差分放大电路对两管产生的同向漂移（不管什么原因引起）都具有抑制作用。

（二）差分放大电路对信号的抑制和放大

当有信号输入时，差分放大电路存在两种情况。

1. 共模输入　如果两管基极的输入信号大小相同，极性相同，即 $u_{i1} = u_{i2}$，这样的输入称为共模输入。由于电路参数对称，共模输入信号作用下两管的电流变化相同，即 $\Delta i_{b1} = \Delta i_{b2}$，$\Delta i_{c1} = \Delta i_{c2}$，两管集电极电位变化也相同 $\Delta u_{c1} = \Delta u_{c2}$。两管集电极的电位差即输出电压为零（$u_o = u_{c1} - u_{c2} = 0$）。在参数理想对称情况下，差分放大电路在共模输入时输出电压为零。温度、电源电压等变化引起的零点漂移以及其他干扰信号都可以看做是共模信号。

2. 差模输入　如果两管基极的输入信号大小相同，极性相反，即 $u_{i1} = -u_{i2}$，这样的输入称为差模输入。差模输入信号使得两管的集电极电流一增一减，集电极电位一减一增，例如，$u_{i1} > 0$、$u_{i2} < 0$，u_{i1} 使 T_1 管的基极电位升高，相应的基极电流和集电极电流增大 Δi_{c1}，T_1 管的集电极电位下降 Δu_{c1}（负值）；而 u_{i2} 使 T_2 管的基极电位减小，相应的基极电流和集电极

电流减小Δi_{c2}，T_2管的集电极电位上升Δu_{c2}（正值）。这样，两管的集电极电位呈现一减一增的相反变化，电路的输出电压$u_o = (U_{c1} + \Delta u_{c1}) - (U_{c2} + \Delta u_{c2}) = \Delta U_{c1} - \Delta U_{c2}$。例如，$\Delta u_{c1} = -1V$，$\Delta u_{c2} = +1V$，则$u_o = \Delta u_{c1} - \Delta u_{c2} = -2V$。在差模信号作用下，差分放大电路的输出电压为两管各自输出电压变化量的两倍。差分放大电路对差模信号具有放大作用。

在电路实际应用时，两管的输入端可能接入任意两个信号u_{i1}、u_{i2}，它们可以分别分解为共模信号u_{ic}与差模信号u_{id}的组合，即$u_{i1} = u_{id} + u_{ic}$，$u_{i2} = -u_{id} + u_{ic}$。由上述关系，可以得出：$u_{id} = \dfrac{u_{i1} - u_{i2}}{2}$，$u_{ic} = \dfrac{u_{i1} + u_{i2}}{2}$。例如，$u_{i1} = 7mV$，$u_{i2} = -5mV$，则有：$u_{id} = 6mV$，$u_{ic} = 1mV$。

（三）差分放大电路的输入输出方式

除了利用对称电路抑制零点漂移和共模信号外，还可以在三极管发射极接入电阻R_E和负电源$-U_{EE}$，形成长尾式差分放大电路。实用的差分放大电路常采用恒流源电路取代R_E和$-U_{EE}$来达到更好的抑制效果。

差分放大电路有两个输入端和两个输出端，因此该电路的输入输出方式共有四种，即双端输入（差动输入）、双端输出，双端输入、单端输出，单端输入、双端输出，单端输入、单端输出，如图6-19所示。当输入端、输出端连接方式不同时，差分放大电路的性能、特点也不尽相同。

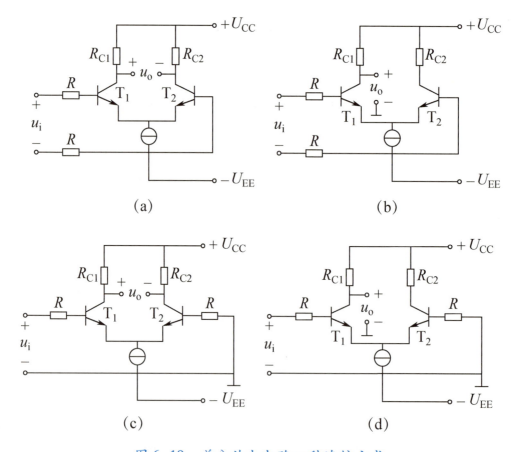

(a)　　　　　　　　　　　　(b)

(c)　　　　　　　　　　　　(d)

图6-19　差分放大电路四种连接方式

（a）双端输入-双端输出；（b）双端输入-单端输出；（c）单端输入-双端输出；（d）单端输入-单端输出。

第五节　放大电路中的反馈

一、反馈的概述

（一）反馈的基本概念

所谓反馈，就是将放大电路的输出端信号（电压或电流）的一部分或全部通过某种电路返送回输入端，来影响其输出量的过程。

根据反馈极性的不同，可将反馈分为正反馈和负反馈。如果引入的反馈信号使放大电路的净输入信号减小，进而使得放大电路的输出信号小于没有引入反馈时的输出信号，这样的反馈称为负反馈；反之，如果引入的反馈信号使放大电路的净输入信号增加，电路的输出信号大于没有反馈时的输出信号，则称之为正反馈。正反馈虽然能使电路的放大倍数增加，但同时也造成放大器的不稳定，因此放大器中较少采用正反馈，只是用于某些振荡器中。负反馈虽然降低了电路的放大倍数，但同时有效提升了放大器的稳定性、通频带等其他性能，因此负反馈的应用非常广泛，在此主要讨论负反馈。

反馈放大电路由两部分组成，即基本放大电路 A 和反馈电路 F，如图 6-20 所示。其中基本放大电路指未加反馈的单级、多级放大电路，或者是集成运算放大器；反馈电路是联系放大电路输出端和输入端的环节，多由电阻、电容或半导体器件等元件构成。在正弦信号的作用下，图中 $\dot{X}_i$ 是输入信号，$\dot{X}_f$ 是反馈信号，$\dot{X}_i'$ 称为净输入信号，所以有 $\dot{X}_i' = \dot{X}_i - \dot{X}_f$。

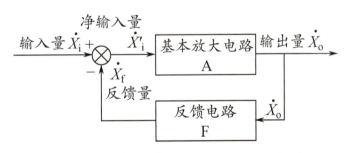

图 6-20　负反馈放大电路原理方框图

负反馈可以分为直流负反馈和交流负反馈。若负反馈信号中只有直流成分，则称为直流负反馈。直流负反馈可以稳定静态工作点。若负反馈信号中只有交流成分，则称为交流负反馈。交流负反馈能改善放大电路的动态性能。放大电路中经常是直流负反馈和交流负反馈并存。

（二）负反馈的四种类型

在负反馈放大电路中，为了达到不同的目的，可以在输出回路和输入回路中采用不同的连接方式，形成不同类型的负反馈放大电路。图 6-23 中给出了负反馈放大电路四种基本类型的框图。

1. 电压反馈和电流反馈 根据反馈信号在放大电路输出端的采样方式不同,反馈可分为电压反馈和电流反馈。如果反馈信号取自输出电压,或从电路连接方式上看,反馈电路的输入端与放大电路的输出端并联,则称为电压反馈,如图 6-21(a)和图 6-21(c)所示。如果反馈信号取自输出电流,或从电路连接上看,反馈电路的输入端与放大电路的输出端串联,则称为电流反馈,如图 6-21(b)、(d)所示。

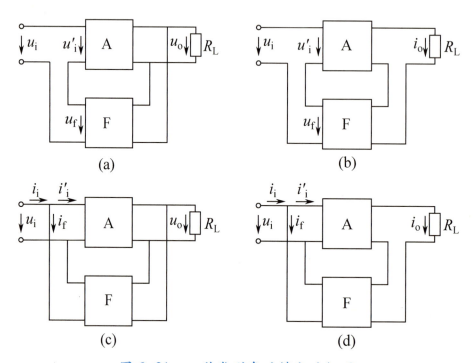

图 6-21　四种类型负反馈电路框图

（a）电压串联;（b）电流串联;（c）电压并联;（d）电流并联。

2. 串联反馈和并联反馈 根据反馈信号在放大电路输入端的连接方式不同,反馈可分为串联反馈和并联反馈。如果反馈信号在放大电路输入回路和原输入信号的连接方式为串联,则称为串联反馈,如图 6-21(a)和图 6-21(b)所示。由于是串联连接,反馈信号用电压形式表示分析起来方便,引入串联反馈后净输入电压 $u'_i = u_i - u_f$;如果反馈信号在放大电路输入回路与原输入信号的连接方式为并联,则称为并联反馈,如图 6-21(c)和图 6-21(d)所示。由于是并联连接,反馈信号用电流形式表示分析起来方便,引入并联反馈后净输入电流 $i'_i = i_i - i_f$。

由上述四种反馈形式可组合成下列四种类型的负反馈电路:电压串联负反馈;电流串联负反馈;电压并联负反馈;电流并联负反馈,分别如图 6-21(a)~(d)所示。

二、负反馈对放大电路性能的影响

放大器引入负反馈后,放大倍数虽然下降,但获得了放大器性能的全面改善。

（一）降低了放大倍数，但提高了放大倍数的稳定性

放大电路引入负反馈后,净输入信号变小,输出信号和电路放大倍数随之下降。在深

度负反馈条件下,放大电路的放大倍数只取决于反馈电路,而反馈电路一般由性能比较稳定电阻元件组成,它们基本不受外界因素变化的影响,因此负反馈的加入大大提高了放大倍数的稳定性。电压负反馈能稳定输出电压,电流负反馈能稳定输出电流。

(二) 减小非线性失真和抑制干扰

在放大电路中,无论是由元件的非线性还是干扰引起的波形失真,在引入负反馈后,都会将这种失真信号返送到输入端,再经电路放大后,使输出信号的失真得到一定程度补偿。从本质上说,负反馈是利用失真的输入波形来减小输出波形的失真,虽然能够抑制失真等现象,但不能完全消除。

(三) 改变输入电阻和输出电阻

负反馈对输入电阻的影响取决于反馈回路在输入端的连接方式。对于串联负反馈,反馈信号 u_f 串联在输入回路中,相当于串联接入一个大电阻,使输入电阻增大。对于并联负反馈,反馈电路使输入回路并联了一条支路,从而使输入电阻减小。负反馈对输出电阻的影响取决于是电压反馈还是电流反馈。电压负反馈稳定的是输出电压,即电路输出端有恒压源的特性,故放大电路的输出电阻降低(很小);电流负反馈稳定的是输出电流,即电路输出端有恒流源的特性,故放大电路的输出电阻增大(很大)。

(四) 展宽通频带

放大电路通频带的中频段放大倍数较高,接入负反馈后,反馈信号也较高,进而使得电路的闭环放大倍数降低较多。放大电路在通频带的低频段和高频段放大倍数较低,接入负反馈后,反馈信号也较小,进而使得电路的闭环放大倍数降低较少。这样,上限频率变大,下限频率变小,放大电路的通频带展宽。

第六节　集成运算放大电路简介

在半导体制造工艺的基础上,把整个电路中的元器件制作在一块硅基片上,构成具有特定功能的电子电路,称为集成电路。集成电路与分立元件电路相比具有体积小,重量轻,引出线和焊接点少,寿命长,可靠性高,性能好,成本低,便于大规模生产等优点,因而在电子技术中得到了广泛应用。《国家集成电路产业发展推进纲要》中提出了我国集成电路产业在 2015—2030 年间的发展目标,从集成电路设计业、制造业、封装测试业和关键装备、材料四个方面提出了主要任务和发展重点。"十三五"以来,我国集成电路产业快速增长、龙头企业涌现。2021 年是中国"十四五"开局之年,国内集成电路产业继续保持快速、平稳增长态势,2021 年中国集成电路产业销售额首次突破万亿元。

集成运算放大电路是众多集成电路的一种,它最初多用于各模拟信号的运算(如比例、求和、积分、微分等),故称为运算放大电路,简称集成运放。本节主要介绍集成运放电路的工作特点以及集成运放电路的简单应用。

一、集成运算放大电路的特点

集成运算放大电路实际上是一种高增益、高输入电阻和低输出电阻的多级直接耦合放大电路,它在信号运算与处理、信号转换等方面发挥重要的作用。由于受制造工艺限制,集成电路与分立元件电路相比具有如下特点:

(一) 采用直接耦合作为级间耦合方式

由于集成工艺不易制造大电容(集成电路中电容量一般不超过100pF)。因此,在集成电路中,级间不能采用阻容耦合方式,而是采用直接耦合方式。

(二) 采用有源器件取代电阻

由于硅片上不宜制作高阻值电阻,所以在集成运放电路中常用有源元件(晶体管或场效应管)取代电阻,以获得稳定的偏置电流。

(三) 采用多管复合或组合电路

用晶体管或场效应管制作的复合和组合结构的电路在集成电路制造工艺上容易实现,且性能较好,因此,在集成电路中多采用复合管或组合电路。

(四) 大量采用差分放大电路和恒流源电路

集成运放电路中大量采用差分放大电路和恒流源电路来抑制环境温度和其他干扰因素造成的影响,以保证电路的工作状态稳定。

二、集成运放的基本组成及电路符号

(一) 集成运放的基本组成

集成运放的类型很多,电路也不尽相同,但结构具有共同之处。它主要由输入级、中间级和输出级和偏置电路四个主要环节组成,如图6-22所示。各个组成部分的作用和特点如下:

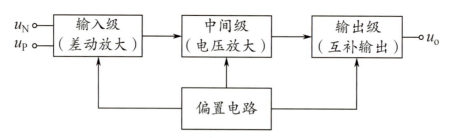

图6-22 集成运放的组成框图

1. 输入级　输入级对输入电阻、共模输入电压、差模输入电压和共模抑制比等性能指标起着决定性的作用,是提高集成运放质量的关键。输入级主要由差分放大电路构成,以改善运放的零漂和其他方面的性能,它的两个输入端分别构成整个电路的同相输入端和反相输入端。

2. 中间级　中间级的主要作用是获得足够大的电压放大倍数,一般由一级或多级放大器构成,多采用共射放大电路。中间级不仅要有较高的电压增益,为了减少对前级的影响,还应具有较高的输入电阻。为了提高电压放大倍数,中间级常利用三极管作有源负载,放大管经常采用复合管的结构形式。

3. 输出级　输出级一般由电压跟随器(电压缓冲放大器)或互补电压跟随器组成,以降低输出电阻,提高运放的带负载能力和输出功率。

4. 偏置电路　偏置电路的作用是为各级提供合适的工作点以及偏置电流。对于输入级,通常要求提供一个小而稳定的偏置电流。

此外,为获得电路性能的优化,集成运放内部还增加了一些辅助环节,如电平移动电路、过载保护电路和频率补偿电路等。

(二) 集成运放的电路符号

在实际应用时,需要了解集成运放外部各引出端的功能及相应的接法,但一般不需要画出其内部电路。集成运放的电路符号如图 6-23 所示,u_+ 表示为同相输入端,u_- 表示为反相输入端;u_o 为输出端。

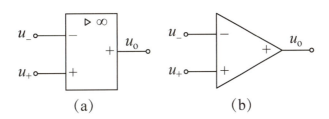

图 6-23　集成运放的电路符号

(a) 国内标准符号;(b) 国际标准符号。

三、集成运算放大电路的工作特性

(一) 集成运放的主要性能指标

集成运放的性能指标是合理选择集成运放的基本依据,因此了解其各性能指标及其意义是十分必要的。集成运放的主要性能指标有以下几种。

1. 开环差模电压增益 A_{od}　是指在规定的测试负载和输出电压幅度的条件下,集成运放在无外接反馈电路(开环)、且工作在线性放大区的差模电压增益(绝对值)。A_{od} 是决定运放精度的重要因素,一般用对数表示,即 $20\lg|A_{od}|$,单位为分贝(dB)。通常运放的 A_{od} 为 60~120dB,性能较好的运放 $A_{od}>140$dB。

值得注意的是,一般希望 A_{od} 越大越好。实际 A_{od} 大小与工作频率有关,当频率大于一定值后,A_{od} 随频率升高而迅速下降。

2. 差模输入电阻 r_{id} 指集成运放在开环工作时,输入差模信号时的输入电阻,即从两输入端之间看进去的交流等效电阻。r_{id}愈大,从信号源索取的电流愈小,运算精度越高。

3. 开环输出电阻 r_{od} 是指集成运放在开环工作时,从输出端对地之间看进去的等效电阻,r_{od}越小自身消耗就小,带负载能力就越强。一般运放的数值在几百欧到几千欧之间。

4. 共模抑制比 K_{CMR} 共模抑制比是指集成运放开环运用时,差模放大倍数 A_{od} 与共模放大倍数 A_{oc} 之比的绝对值,即 $K_{CMR} = \left| \dfrac{A_{od}}{A_{oc}} \right|$,单位为分贝。该指标用于衡量集成运放对共模信号的抑制能力,其值越大越好。

5. 开环带宽 f_H f_H是指使运放开环差模电压增益 A_{od} 下降3dB(即下降到约为70.7%)时的信号频率。一般集成运放的f_H较低,约几赫兹至几千赫兹。

除上述指标外,集成运放的性能参数还有输入失调电压 U_{IO}、输入失调电流 I_{IO}、差模输入电阻 r_{id}、转换速率 S_R 等,其含义可查阅相关手册,这里不再赘述。

(二) 集成运放的电压传输特性

集成运放输出电压 u_o 与其输入电压 u_{id}(同相输入与反相输入之差)之间的关系曲线称为电压传输特性,即

$$u_o = f(u_+ - u_-) \qquad (6-19)$$

u_+、u_-分别为同相输入端和反相输入端电压,电压传输特性如图6-24(a)所示。

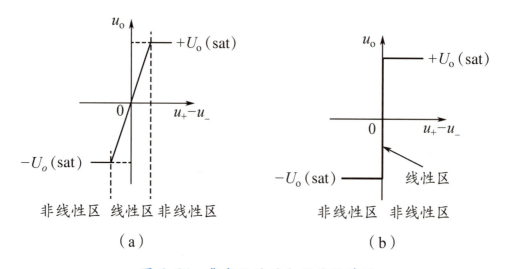

图6-24 集成运放的电压传输特性

(a) 实际运放的传输特性;(b) 理想运放的传输特性。

从图示曲线可知,集成运放存在两种工作区域,即线性工作区和非线性工作区(也称饱和区)。在线性区,曲线的斜率为电压放大倍数;在非线性区,输出电压值只有两种可能,要么为等于正的饱和电压$+U_{o(sat)}$,要么等于负的饱和电压$-U_{o(sat)}$。

(三) 理想运放的性能指标

在分析集成运放的各种应用电路时,常常将其中的集成运放看成是理想运算放大电

路。理想运放是一个重要的概念,它是集成运放应用电路的分析依据。所谓理想运放就是将上述集成运放的各项性能指标理想化,即认为集成运放的各项性能指标为:

（1）开环电压增益 $A_{od} \to \infty$；

（2）差模输入电阻 $A_{id} \to \infty$；

（3）输出电阻 $r_{od} = 0$；

（4）共模抑制比 $K_{CMR} \to \infty$,即没有温度漂移；

（5）没有失调现象,即输入信号为零时,输出信号也为零。

实际上集成运算放大电路是不可达到上述的理想化性能指标。但随着技术的革新,集成运放产品的各项性能指标日益改善。因此,在一般情况下将实际的集成运放视为理想化是允许的。理想运放的传输特性如图 6-24(b) 所示。

（四）理想运放工作在线性区的特点

当集成运放在线性工作区时,u_o 和 u_{id} 呈线性关系,则

$$u_o = A_{od} u_{id}$$

即

$$u_o = A_{od}(u_+ - u_-) \tag{6-20}$$

A_{od} 为差模开环放大倍数,通常非常高,可达几十万倍。因此在集成运放电压传输特性中的线性区非常之窄[图 6-24(a)],即便输入毫伏级电压信号也足以使输出电压饱和。要使集成运放工作在线性区,通常引入深度负反馈。

集成理想运放工作在线性区时,有两个重要特点:

1. 理想运放差模输入电压等于零 由于运放工作在线性区,所以输出、输入符合式(6-20)所示关系。因理想运放 $A_{od} = \infty$,所以可得:

$$u_+ - u_- = \frac{u_{ui}}{A_{ui}} = 0$$

即

$$u_+ = u_- \tag{6-21}$$

上式表示运放同相输入与反相输入两点电压相等,如同两点短路一样。但该两点实际上并未真正短路,所以称之为"虚短"。如果信号从反相端输入,同相端接地(即 $u_+ = 0$),由式(6-21)可知 $u_- = 0$。这说明反相输入端的电位接近于"地",但它不是真正的接地,所以称之为"虚地"。

实际的集成运放 $A_{od} \neq \infty$,u_+ 与 u_- 也不可能完全相等。但当 A_{od} 足够大时,差模输入电压(即 $u_+ - u_-$)很小,与电路中其他电压相比,可忽略不计。A_{od} 越大,"虚短"所带来的误差也越小。

2. 理想运放的输入电流等于零 由于理想运放的差模输入电阻 $r_{id} = \infty$,因此在两个输入端均无电流,即

$$i_+ = i_- = 0 \tag{6-22}$$

此时,运放的同相输入和反相输入电流均为零,如同两点被断开一样,这种现象称为"虚断"。

"虚短"和"虚断"是理想运放工作在线性区的重要结论,是分析集成运放在线性区工作的重要依据和基本出发点。

（五）理想运放工作在非线性区（饱和区）的特点

若集成运放工作在开环或正反馈状态,则运放工作信号将超出线性放大范围,即运放处于非线性工作区,此时输出与输入电压不再呈线性关系,同相输入电压和反相输入电压也不再相等。但由于理想运放的输入电阻趋向无穷,因此虚断现象还存在,即输入电流近似为零。

从集成运放电压传输特性曲线可见,集成运放工作于非线性区时,输出电压值只有两种状态,即$+U_{o(sat)}$和$-U_{o(sat)}$。

$$当\ u_+ > u_- 时,u_o = +U_{o(sat)} \tag{6-23}$$

$$当\ u_+ < u_- 时,u_o = -U_{o(sat)} \tag{6-24}$$

在非线性区$u_+ \neq u_-$,两点间不存在"虚短"现象。

四、集成运算放大电路的应用

集成运放应用十分广泛,电路的连接方式不同,集成运放电路的工作状态也不同,电路也呈现出不同的特点。因此可以把集成运放的应用分为两类:线性应用和非线性应用。

（一）集成运放的线性应用

在各种实际运算电路中,要求输出与输入的模拟信号之间实现一定的数学运算关系。因此,运算电路中的集成运放必须处于线性工作区。在分析各种运算电路的输出与输入关系时,始终以"虚短"和"虚断"作为基本的出发点。集成运放的线性应用主要有模拟信号的产生、运算、放大、滤波等,这里只介绍几种基本的运算电路。

1. 比例运算电路　比例运算电路分为反相比例运算电路和同相比例运算电路。

（1）反相比例运算电路:图6-25为反相比例运算电路,输入信号u_i通过电阻R_1加到集成运放的反相输入端,输出信号通过反馈电阻R_f反馈到反相输入端。通过反馈电阻R_f构成深度电压并联负反馈。同相端通过电阻R_2接地,R_2称为直流平衡电阻,其作用是使集成运放两个输入端对地直流电阻相等,故$R_2 = R_1 // R_f$。

根据运放输入端"虚断"可得$i_+ = 0$,故$u_+ = 0$,根据运放输入端"虚短"可得$u_- = u_+ = 0$,因此,由图可得

$$i_1 = \frac{u_i - u_-}{R_1} = \frac{u_i}{R_1}, i_f = \frac{u_- - u_o}{R_f} = -\frac{u_o}{R_f}$$

根据运放输入端"虚断",可知$i_- = 0$,则有$i_1 = i_f$,所以

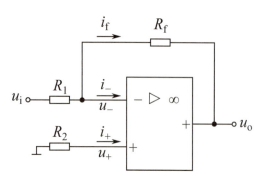

图6-25　反相比例电路

$$\frac{u_i}{R_1} = -\frac{u_o}{R_f}$$

故可得输出电压与输入电压的关系为

$$u_o = -\frac{R_f}{R_1}u_i \qquad (6-25)$$

可见，u_o 与 u_i 成比例，输出电压与输入电压反相，因此称为反相比例运算电路，其比例系数（电压放大倍数）为

$$A_{uf} = \frac{u_o}{u_i} = -\frac{R_f}{R_1} \qquad (6-26)$$

式(6-26)表明，反相比例运算电路是按 $-\dfrac{R_f}{R_1}$ 的比例关系放大的，如果 R_1 和 R_f 的电阻值足够精确，可以认为 A_{uf} 的大小只取决于 R_1 和 R_f 的比值而与集成运放自身参数无关。这样就保证了比例运算的精度和稳定性。式(6-26)中的负号表示输入电压 u_i 与输出电压 u_o 反相。

图 6-25 中，如果 $R_1 = R_f$，根据式(6-26)有

$$A_{uf} = \frac{u_o}{u_i} = -\frac{R_f}{R_1} = -1 \qquad (6-27)$$

由式(6-27)可知，输出电压 u_o 与输入电压 u_i 大小相等，相位相反，这种电路称为反相器。

（2）同相比例运算电路：图 6-26（a）为同相比例运算电路，输入信号 u_i 通过电阻 R_2 加到集成运放的同相输入端，而输出信号通过反馈电阻 R_f 反馈到反相输入端，构成深度电压串联负反馈，反相端通过电阻 R_1 接地。R_2 同样是直流平衡电阻，应满足 $R_2 = R_1 /\!/ R_f$。

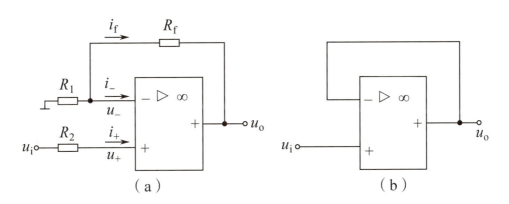

图 6-26　同相比例电路与电压跟随器

（a）同相比例电路；（b）电压跟随器。

根据运放输入端"虚断"可得 $i_- = 0$，故有 $i_1 = i_f$，因此，由图 6-26（a）可得

$$\frac{0 - u_-}{R_1} = \frac{u_- - u_o}{R_f}$$

由于 $u_- = u_+ = u_i(i_+ = 0)$，所以可求得输出电压 u_o 与输入电压 u_i 的关系为

$$u_o = \left(1 + \frac{R_f}{R_1}\right)u_+ = \left(1 + \frac{R_f}{R_1}\right)u_i \tag{6-28}$$

可见 u_o 与 u_i 同相且成比例，故称为同相比例运算电路，其比例系数为

$$A_{uf} = \frac{u_o}{u_i} = 1 + \frac{R_f}{R_1} \tag{6-29}$$

式（6-29）中如取 $R_1 = \infty$（断开）或 $R_f = 0$，则可得 $A_{uf} = 1$，这种电路称为电压跟随器，如图 6-26（b）所示。电压跟随器的特点是电压放大倍数等于 1，且输入电阻高，输出电阻低。

【例 6-3】图 6-27 所示电路称为电压-电流转换器，试分析输出电流 i_L 与输入电压 u_i 之间的关系。

解：根据"虚地" $u_- = u_+ = 0$ 和"虚断" $i_L = i_1$ 可知：

$$i_L = i_1 = \frac{u_i}{R_1}$$

上式表明，该电路中输出电流 i_L 与输入电压 u_i 成正比，且与负载电阻 R_L 的阻值大小无

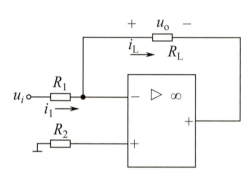

图 6-27　电压-电流转换器

关，从而将电压源输入转换成电流源输出，实现了电压-电流转换的功能。

2. 求和电路　求和电路就是对多个输入信号进行加法运算，求和电路分为反相加法运算和同相加法运算两种方式。

（1）反相加法运算电路：反相输入加法运算电路如图 6-28 所示，它是利用反相比例运算电路实现的。输入信号 u_{i1}、u_{i2} 通过电阻 R_1、R_2 分别加至运放的反相输入端。R_3 为直流平衡电阻，即有 $R_3 = R_1 // R_2 // R_f$。

根据运放反相输入端"虚断"（$i_+ = i_- = 0$）可知：$i_f = i_1 + i_2$

又因运放反相运用时输入端"虚地"，即 $u_- = 0$，因此上式可写为

$$\frac{0 - u_o}{R_f} = \frac{u_{i1} - 0}{R_1} + \frac{u_{i2} - 0}{R_2}$$

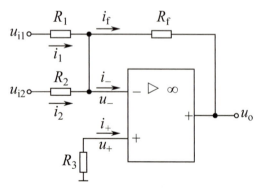

图 6-28　反相加法运算电路

则输出电压为

$$u_o = -R_f\left(\frac{u_{i1}}{R_1} + \frac{u_{i2}}{R_2}\right) \tag{6-30}$$

由式（6-30）表明，这种电路在改变任意一路输入端电阻时并不影响其他各路信号产生的输出值，电路调节方便。另外"虚地"使运放的共模输入电压也很小，所以实际工作中反相输入方式的加法运算电路应用比较广泛。

若 $R_1 = R_2 = R_f$，则

$$u_o = -(u_{i1} + u_{i2}) \tag{6-31}$$

由式(6-31)表明电路实现了反相加法运算。同理，可以将反相加法运算电路的输入端扩充到三个或三个以上，电路分析方法相同。

（2）同相加法运算电路：同相输入加法运算电路如图6-29所示，它是利用同相比例运算电路实现的。输入信号 u_{i1}、u_{i2} 均加至运放同相输入端。为使直流电阻平衡，要求图中电阻满足 $R_1 // R_f = R_2 // R_3 // R_4$。

根据运放同相端"虚断"，$i_+ = 0$，对 u_{i1}、u_{i2} 应用叠加原理可求取

$$u_+ = \frac{R_3 // R_4}{R_2 + R_3 // R_4} u_{i1} + \frac{R_2 // R_4}{R_3 + R_2 // R_4} u_{i2}$$

根据同相输入时输出电压与运放同相端电压 u_+ 的关系式可得

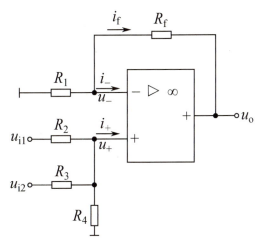

图6-29　同相加法运算电路

$$u_o = \left(1 + \frac{R_f}{R_1}\right) u_+ = \left(1 + \frac{R_f}{R_1}\right) \left(\frac{R_3 // R_4}{R_2 + R_3 // R_4} u_{i1} + \frac{R_2 // R_4}{R_3 + R_2 // R_4} u_{i2}\right) \tag{6-32}$$

由式(6-32)表明电路实现了同相加法运算。

若 $R_2 = R_3 = R_4$，$R_f = 2R_1$，则上式可简化为

$$u_o = u_{i1} + u_{i2} \tag{6-33}$$

由式(6-32)可知，这种电路在改变某一支路输入端电阻时，会影响其他各路信号的输出比例，因此调节不便。此外，由于不存在"虚地"，运放的共模输入电压较高。在实际工作中，这种电路不如反相输入方式的加法运算电路应用广泛。

3. 减法运算电路　减法运算电路如图6-30所示，这种电路实际就是单级运放构成的差分放大器。输入信号 u_{i1}、u_{i2} 分别加至反相输入端和同相输入端。对该电路同样用"虚短"和"虚断"来分析。

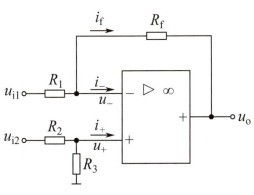

图6-30　减法运算电路

首先，假设 u_{i1} 单独作用，$u_{i2} = 0$，此时电路相当于一个反相比例运算电路，可得 u_{i1} 产生的输出电压 u_{o1} 为

$$u_{o1} = -\frac{R_f}{R_1} u_{i1}$$

同理，假设 u_{i2} 单独作用，$u_{i1} = 0$，此时电路成为同相比例运算电路，可得 u_{i2} 产生的输出电压 u_{o2} 为

$$u_{o2} = \left(1 + \frac{R_f}{R_1}\right)u_+ = \left(1 + \frac{R_f}{R_1}\right)\frac{R_3}{R_2 + R_3}u_{i2}$$

应用叠加原理可求得总输出电压为

$$u_o = u_{o1} + u_{o2} = -\frac{R_f}{R_1}u_{i1} + \left(1 + \frac{R_f}{R_1}\right)\frac{R_3}{R_2 + R_3}u_{i2} \qquad (6\text{-}34)$$

当 $R_1 = R_2$，$R_3 = R_f$ 时，则

$$u_o = \frac{R_f}{R_1}(u_{i2} - u_{i1}) \qquad (6\text{-}35)$$

上式中若 $R_f = R_1$，则

$$u_o = u_{i2} - u_{i1} \qquad (6\text{-}36)$$

由式（6-36）表明电路实现了减法运算。

【例 6-4】 如图 6-30 所示，已知 $R_1 = R_2 = 100\text{k}\Omega$，$R_3 = R_f = 50\text{k}\Omega$，$u_{i1} = 0.5\text{V}$，$u_{i2} = 0.4\text{V}$，求 u_o。

解： 由式（6-34）可知

$$u_o = \frac{R_f}{R_1}(u_{i2} - u_{i1}) = \frac{50}{100} \times (0.4 - 0.5) = -0.05\text{V}$$

集成运放的线性应用除以上电路外还有积分电路、微分电路、对数和指数电路、乘法和除法电路等，这里就不再一一介绍。

（二）集成运放的非线性应用

集成运放的非线性工作区，其工作状态极不稳定。但由集成运放所构成的比较电路，正是处于这种工作状态。电压比较器（以下简称比较器）是一种常用的集成电路。它可用于报警器电路、自动控制电路、A/D 转换电路等，在 X 线机设备的各种调整电路、保护电路和信号转换电路中都有广泛应用。因比较器种类较多，下面就介绍几种典型的电压比较器。

1. 简单电压比较器　电压比较器分为单限比较器、滞回比较器、双限比较器，这里介绍的简单电压比较器其实就属于单限比较器。简单电压比较器的基本电路如图 6-31（a）所示，它将一个模拟量的电压信号 u_I 和一个参考电压 U_{REF} 相比较。模拟量信号可以从同相端输入，也可从反相端输入。图 6-31（a）所示的信号为反相端输入，参考电压接于同相端。

当输入信号 $u_I < U_{REF}$，输出即为高电平 $u_o = U_{OH}(+U_{CC})$

当输入信号 $u_I > U_{REF}$，输出即为低电平 $u_o = U_{OL}(-U_{EE})$

显然，当比较器输出为高电平时，表示输入电压 u_I 比参考电压 U_{REF} 小；反之当输出为低电平时，则表示输入电压 u_I 比参考电压 U_{REF} 大。

根据上述分析，可得到该比较器的传输特性如图 6-31（b）中实线所示。可以看出，传输特性中的线性放大区（MN 段）输入电压变化范围极小，可近似认为 MN 与横轴垂直。

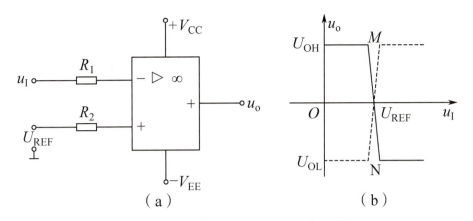

图 6-31 简单电压比较器与传输特性

（a）电路；（b）传输特性。

通常把比较器的输出电压从一个电平跳变到另一个电平时对应的临界输入电压称为阈值电压或门限电压，简称为阈值，用符号 U_{TH} 表示。这里讨论的简单比较器的阈值电压 $U_{TH} = U_{REF}$。

可以将图 6-31（a）所示电路中的 U_{REF} 和 u_I 的接入位置互换，即 u_I 接同相输入端，U_{REF} 接反相输入端，则得到同相输入电压比较器。同相输入电压比较器的阈值仍为 U_{REF}，其传输特性如图 6-31（b）中虚线所示。

作为上述两种电路的一个特例，如果参考电压 $U_{REF} = 0$（该端接地），当输入电压超过零时，输出电压将产生跃变，这种比较器称为过零比较器。简单过零比较器的电路结构与传输特性如图 6-32 所示。

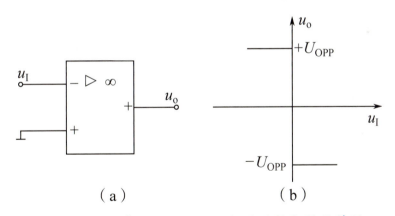

图 6-32 简单过零比较器的电路结构与传输特性

（a）电路；（b）传输特性。

这种过零比较器电路简单，但输出电压幅度较高，$u_o = \pm U_{OPP}$（U_{OPP} 为集成运放的最大输出电压）。有时需要将比较器的输出幅度限制在一定的范围内，如与 TTL 数字电路的逻辑电平兼容时，就需加上限幅措施。为达到限幅目的，可以在输出端接上两个背靠背的稳压管，如图 6-33（a）所示。假设两个背靠背的稳压管中任何一个被反向击穿而另一个正向通导时，两个稳压管两端的稳定电压均为 U_z，而且 $U_{OPP} > U_z$，如图 6-33（b）所示。

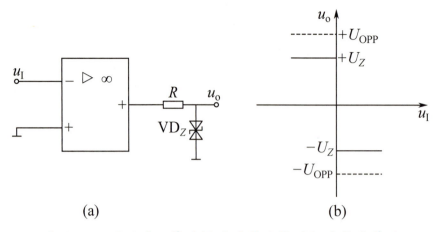

(a)   (b)

图 6-33　利用稳压管限幅的过零比较器与其传输特性

（a）电路；（b）传输特性。

2. 集成电压比较器　随着集成技术的不断发展,根据比较器的工作特点和要求,集成电压比较器得到了广泛应用,现在市场上用得比较多的产品有 LM239/LM339 系列、LM293/LM393 系列和 LM111/LM211/LM311 系列。LM293/LM393 系列为双电压比较器;LM239/LM339 系列为四电压比较器。LM111/LM211/LM311 系列为单电压比较器。它们都是集电极开路输出,均可采用双电源或单电源方式供电,供电电压从+5V 到±15V。LM111/LM211/LM311 的不同在于工作温度分别为−55℃到+125℃ 、−25℃到+85℃、0℃到+70℃。LM311 的引脚图如图 6-34 所示。

图 6-35 所示为 LM311 在超声波接收器中的应用电路图。JSQ 为超声波接收器,接收发射器发射过来的超声波信号,TL082 为双集成运放,由于收入的信号比较微弱,经过两级放大后输送至 LM311 电压比较器的反相输入端。没有超声波时,调节电位器使 LM311 输出为零。当有超声波信号时,电压比较器有电压输出。由于 LM311 的 7 脚端是集电极开路门,输出端通过一个上拉电阻至+5V,以便和单片机电源相匹配。

图 6-34　LM311 的引脚图

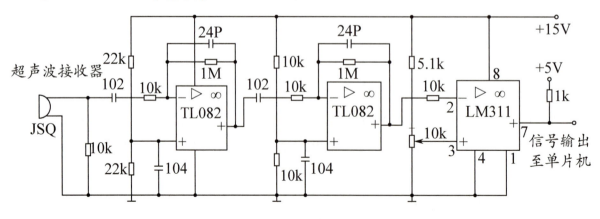

图 6-35　LM311 的应用电路

集成电压比较器除了用作比较器功能外,通过不同的接法,可以组成不同用途的电路,如继电器驱动电路、振荡器、电平检测电路等等。

 知识链接

放 大 电 路

放大电路又称为放大器,是应用最为广泛的一类电子线路之一。它的功能是将输入信号进行不失真的放大。在广播、通信、自动控制、医疗设备等电子产品中,放大器是必不可少的组成部分。本章所学习的放大电路只是众多种类放大电路的一部分。根据放大信号的特征可分为:放大缓慢变化的直流放大器,放大脉冲信号的脉冲放大器,放大高频载波信号的谐振放大器,音频、视频放大器等;医学影像设备的图像显示是通过传感器将采集的图像信号转换成电信号,这种电信号不管是数字的还是模拟的,都要进行放大,否则就无法去驱动那些显示设备。

有的集成电压比较器带有选通端,选通端用来控制电路是处于工作状态,还是处于禁止状态。所谓工作状态是指电路按电压传输特性工作;所谓禁止状态是指电路不再按电压传输特性工作,从输出端看进去相当于开路,即处于高阻状态。

本章小结

1. 用晶体三极管可以构成放大电路,其实质是用小信号和小能量控制大信号和大能量。基本放大电路的组成原则是:电源的设置应保证晶体管的发射结正向偏置,集电结反向偏置。

2. 晶体管单管基本放大电路的三种分类:基本共射放大电路、基本共集放大电路、基本共基放大电路。

3. 要设置合适的静态工作点,使晶体管工作在放大区,以保证信号不失真地被放大。静态分析就是求解静态工作点 Q,在输入信号为零时,晶体管和场效应管各电极间的电流与电压就是 Q 点。放大电路的动态分析可采用微变等效电路法。动态分析就是求解各动态参数(如放大倍数、输入电阻和输出电阻等)和分析输出波形。Q 点不但影响电路输出是否失真,而且与动态参数密切相关。

4. 多级放大电路的耦合方式有阻容耦合、变压器耦合、直接耦合和光电耦合四种。在组成多级放大电路时,必须保证每一级都有合适的静态工作点,以减少耦合和放大过程中信号的失真。多级放大电路的电压放大倍数为各级电压放大倍数的乘积。多级放大电路的输入电阻就是输入级的输入电阻;输出电阻就是输出级的输出电阻,分析计算时应考虑级间影响。

5. 多级直接耦合放大电路中存在零点漂移现象。为了抑制零点漂移,常采用差分放大电路作为第一级放大电路,差分放大电路可以抑制共模信号,放大差模信号。

6. 在放大电路中引入负反馈,虽然降低了放大倍数,但是能使放大电路的许多性能获得改善,如稳定放大倍数,减小非线性失真,改变输入和输出电阻等。按反馈电路与基本放大电路的连接方式不同,有四种负反馈类型:电压串联、电流串联、电压并联、电流并联。其中电压负反馈能稳定输出电压,使输出电阻减小;电流负反馈能稳定输出电流,使输出电阻增大;串联负反馈使输入电阻增大;并联负反馈使输入电阻减小。

7. 集成运算放大电路一般由输入级、中间级、输出级和偏置电路四部分组成。为了抑制温漂和提高共模抑制比,常采用差动式放大电路作为输入级;中间为电压增益级;互补对称电压跟随电路常用于输出级。

8. 集成运放的理想化性能指标是集成运放电路的分析依据,利用"虚短"和"虚断"这两个重要概念,可求出输出信号与输入信号之间的关系。反相比例运算电路、同相比例运算电路、加减法电路等是集成运放的线性应用。

9. 电压比较器是集成运放的非线性应用。

目标测试六

1. 基本放大电路三种组态是_____,_____,_____。

2. 用来衡量放大器性能的主要指标有_____、_____、_____。

3. 分压式偏置电路的特点是可以有效地稳定放大电路的_____。

4. 阻容耦合放大器的缺点是_____。

5. 单管放大电路设置静态工作点的目的是 _____。

6. 为实现放大器静态工作点上移,应使 R_B 的电阻值_____。

7. 如果静态工作点设置不当,则可能引起_____。

8. 集成运算放大电路是_____多级放大电路。

9. 集成运算放大电路的共模抑制比越大,表示抑制零点漂移能力_____。

10. 集成运放的输入级采用差分放大电路的理由是_____。

11. 为增大电压放大倍数,集成运放的中间级多采用_____电路。

12. 一个由理想运放组成的同相比例运算电路,其输入和输出电阻的特点是_____。

13. 三极管放大电路如图 6-36 所示,已知 $U_{CC} = 12V$,$R_C = 4k\Omega$,$R_B = 300k\Omega$,$\beta = 50$,试用估算法计算静态工作点(I_B、I_C、U_{CE}),用微变等效电路法计算 r_{be}、A_u、r_i、r_o。

14. 电路如图 6-37 所示,$\beta = 50$,$R_{B1} = 120k\Omega$,$R_{B2} = 40k\Omega$,$R_C = 4k\Omega$,$R_E = 2k\Omega$,$U_{CC} =$

12V。①画出直流通路；②计算电路的静态工作点（I_B、I_C、U_{CE}）；③画出交流通路（含微变等效电路）；④计算r_{be}、A_u、r_i、r_o。

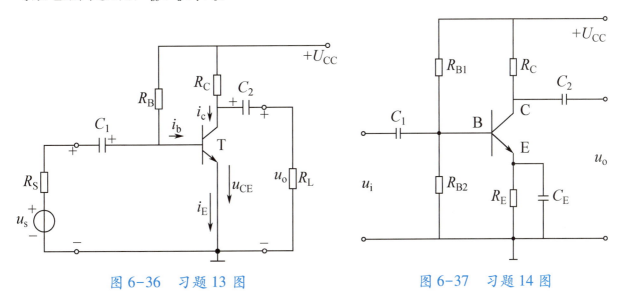

图 6-36　习题 13 图　　　　　　　　　　　图 6-37　习题 14 图

15. 多级放大电路常用的耦合方式有哪些？各有什么特点？

16. 两级放大电路如图 6-38 所示。已知：$\beta_1 = 80$，$r_{be1} = 2k\Omega$，$\beta_2 = 40$，$r_{be2} = 1.2k\Omega$。求：①电压放大倍数；②输入电阻和输出电阻。

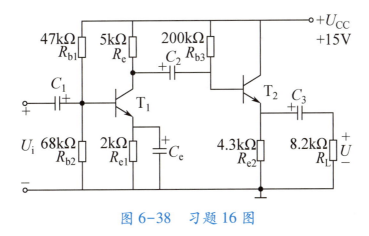

图 6-38　习题 16 图

17. 简述负反馈对放大电路性能的影响。

18. 集成运放工作在线性区和非线性区时有哪些结论成立？运放工作在线性区需要满足什么条件？

19. 图 6-39 所示电路中，$R_1 = 10k\Omega$，$R_f = 50k\Omega$，求 A_{uf}；若 $U_i = 0.1V$，求 U_o？

20. 计算图 6-40 所示电路的输出电压 u_o。

21. 按运算关系画出电路图，并计算各电阻阻值（$R_F = 10k\Omega$）。①$u_o = -(2u_{I1} + u_{I2})$；②$u_o = -0.5u_I$。

22. 输入电压波形如图 6-41（a）所示，该信号加载到图 6-41（b）中的反相输入端，绘出其输出端波形。设运放的 $+U_o(sat) = 6V$，$-U_o(sat) = -4V$，$U_{REF} = 3V$。

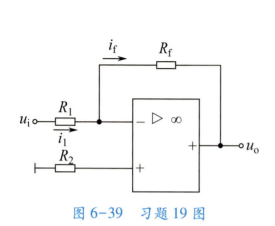

图 6-39　习题 19 图

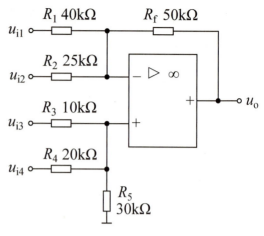

图 6-40　习题 20 图

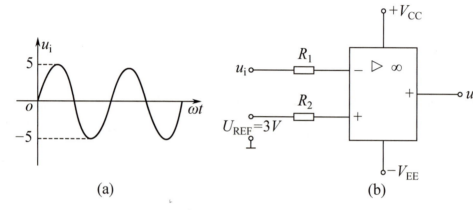

(a)

(b)

图 6-41　习题 22 图

23. 如图 6-42 所示，$R_F = 100\text{k}\Omega$，$R_1 = 10\text{k}\Omega$，已知输入电压 $u_i = 100\sqrt{2}\sin100\pi t\ (\text{mV})$。①计算输出电压 u_o 的有效值，写出其瞬时表达式；②画出 u_i 和 u_o 的波形。

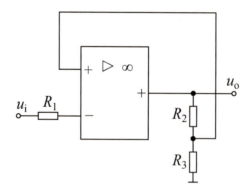

图 6-42　习题 23 图

（闫　鹏）

第七章 | 直流稳压电源

07章 数字资源

- **知识目标**：掌握直流稳压电源的组成及各部分作用，单相半波、桥式整流电路的组成及工作原理，电容滤波电路的组成及工作原理，稳压管稳压电路的工作原理；熟悉晶闸管可控整流电路的工作原理，串联型稳压电路的工作原理；了解三相桥式整流电路的组成及作用，电感滤波电路和π型滤波电路的组成及作用，集成稳压器的作用及用途，逆变电路的作用。
- **能力目标**：具备分析直流稳压电源的能力，能够准确了解电路的工作过程及波形变化。
- **素质目标**：通过对实际电路的分析，体验波形变换的乐趣，提高学生对生活和学习的积极性，培养学生求真务实、精益求精的科学态度。

　　小型电子设备中，可采用干电池供电，而大多数的电子仪器是采用交流电转化的直流电，特别是在医学影像设备中的直流电源，基本上都是经交流电转换成直流电。本章介绍的直流稳压电源就是将交流电转变成直流电的一种装置，一般由四个部分组成：电源变压器、整流电路、滤波电路和稳压电路。其原理框图如图7-1所示，各部分的功能如下：

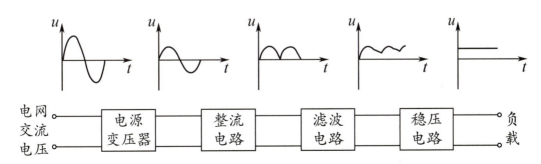

图 7-1　直流稳压电源原理框图

电源变压器:将电网电压变换为整流电路所需要的交流电压。

整流电路:将交流电变换成单向脉动直流电。

滤波电路:减小脉动直流电压的脉动程度,以满足负载的需要。

稳压电路:在电网电压波动或负载变动时,使直流电源的输出电压能够保持稳定。

第一节　整流电路

整流电路是利用二极管的单向导电性,将交流电转换成单方向脉动直流电的电路。电子设备中应用较多的整流电路有半波、全波、桥式、倍压和可控整流电路,其中全波整流电路的分析方法与半波、桥式类似,本章不做介绍。

一、单相半波整流电路

（一） 电路组成及工作原理

单相半波整流电路如图 7-2 所示,它是最简单的整流电路,由整流变压器 T_r、整流二极管 D 和负载电阻 R_L 组成。变压器次级正弦波电压为 $u_2 = \sqrt{2} U_2 \sin\omega t$,波形如图 7-3(a)所示。

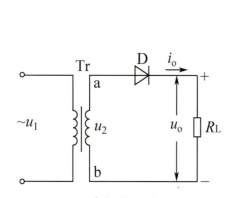

图 7-2　单相半波整流电路

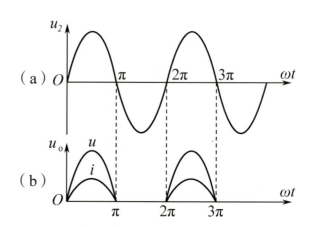

图 7-3　单相半波整流电路电压、电流波形

（a）变压器次级电压;（b）输出电压、电流。

当 u_2 为正半周时,T_r 次级 a 端为正、b 端为负,二极管 D 正向导通。电流从 a 端流出,经过二极管 D 和负载电阻 R_L 流入 b 端。二极管的正向管压降忽略不计,所以 $u_o = u_2$。当 u_2 为负半周时,T_r 次级 b 端为正、a 端为负,二极管 D 承受反向电压而截止,负载 R_L 上无电流通过,所以 $u_o = 0$,二极管两端电压 $u_D = u_2$。

半波整流电路只在正半周时才有电流通过负载,负半周无电流通过负载,故称半波整流。负载 R_L 上得到的电压是大小随时间变化,而方向不变的电压,称之为单向脉动电压,单相半波整流电路电压输出波形如图 7-3（b）所示。

（二）参数计算

1. 输出直流电压　是指整流电路输出电压在一个周期内的平均值,经数学推导可得

$$U_o = 0.45U_2 \tag{7-1}$$

2. 输出电流的平均值

$$I_o = \frac{U_o}{R_L} = 0.45\frac{U_2}{R_L} \tag{7-2}$$

3. 二极管电流平均值　二极管只有半个周期导通有电流通过,故

$$I_D = I_o = 0.45\frac{U_2}{R_L} \tag{7-3}$$

4. 二极管截止时承受的最高反向电压（U_{DRM}）　二极管截止时承受的最高反向电压就是变压器次级电压 u_2 的最大值,即:

$$U_{DRM} = \sqrt{2}\,U_2 \tag{7-4}$$

在选择二极管时,要求最大整流电流 $I_{OM} > I_D$。为了使用安全,一般取二极管的反向工作峰值电压 $U_{RWM} \approx 2U_{DRM}$。

由于半波整流电路只利用电源的正半周期,电源利用率较低,所以半波整流电路仅在高电压、小电流等少数情况下使用。

【例 7-1】 一单相半波整流电路,如图 7-2 所示。已知负载电阻 $R_L = 50\Omega$,变压器次级电压 $U_2 = 50V$。试求 U_o、I_o 及 U_{DRM}。

解:
$$U_o = 0.45U_2 = 0.45 \times 50 = 22.5V$$

$$I_o = \frac{U_o}{R_L} = 0.45\frac{U_2}{R_L} = 0.45 \times \frac{50}{50}A = 0.45A = 450mA$$

$$U_{DRM} = \sqrt{2}\,U_2 = \sqrt{2} \times 50V = 70.7V$$

上题中计算得出二极管最大反向电压为 70.7V,为了使用安全,在实际选用二极管时,要选择最高反向电压比 70.7V 大一倍左右的二极管。

二、单相桥式整流电路

（一）电路组成及工作原理

单相桥式整流电路如图 7-4（a）所示,它由四个二极管 $D_1 \sim D_4$ 接成电桥形式,故称桥式整流。图 7-4（b）为单相式整流电路常用的简化电路。

在图 7-4（a）中,设整流变压器次级电压为 $u_2 = \sqrt{2}\,U_2\sin\omega t$,其波形如图 7-5（a）所示。在 u_2 的正半周,a 端为正、b 端为负,二极管 D_1 和 D_3 因承受正向电压而导通,二极管 D_2 和

D_4因承受反向电压而截止,电流路径为 a→D_1→R_L→D_3→b。负载电阻 R_L 上得到一个半波电压,如图 7-5(b)0~π 段所示波形。

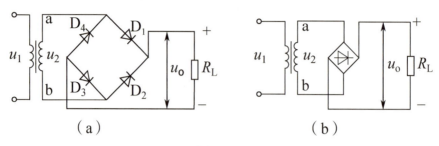

（a）

（b）

图 7-4　单相桥式整流电路

（a）电路;（b）简化画法。

在 u_2 的负半周,a 端为负、b 端为正,二极管 D_1 和 D_3 因承受反向电压而截止,二极管 D_2 和 D_4 因承受正向电压而导通,电流路径为 b→D_2→R_L→D_4→a。同样负载电阻 R_L 上得到一个半波电压,如图 7-5(b)π~2π 段所示波形。

可见,在变压器次级电压变化一个周期内,二极管 D_1、D_3 与 D_2、D_4 轮流导通和截止,负载电阻 R_L 上就得到一个单方向脉动的电压。

（二）参数计算

1. 输出直流电压　从输出波形可以看出,桥式整流电路输出电压的平均值是半波整流电路的两倍,故

$$U_o = 0.9U_2 \qquad (7\text{-}5)$$

2. 输出电流的平均值

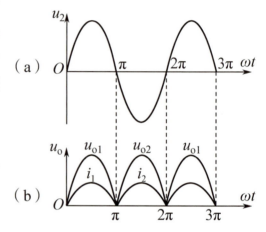

图 7-5　单相桥式整流电路

电压、电流波形

（a）变压器次级电压;（b）输出电压、电流。

$$I_o = \frac{U_o}{R_L} = 0.9\frac{U_2}{R_L} \qquad (7\text{-}6)$$

3. 二极管电流平均值　由于 D_1、D_3 和 D_2、D_4 两组整流管各工作半个周期,因此每个二极管中流过的平均电流 I_D 只有负载电流 I_o 的一半,即

$$I_D = \frac{1}{2}I_o = 0.45\frac{U_2}{R_L} \qquad (7\text{-}7)$$

4. 二极管截止时承受的最高反向电压（U_{DRM}）

$$U_{DRM} = \sqrt{2}U_2 \qquad (7\text{-}8)$$

【例 7-2】试设计一个整流电路,要求输出直流电压为 24V,输出电流为 1A 的直流电源,电路为桥式整流,试确定变压器次级绕组的电压有效值,并选用相应的整流二极管。

解: 当采用桥式整流电路时,变压器次级绕组电压有效值为

$$U_2 = \frac{U_0}{0.9} = \frac{24}{0.9} = 26.7V$$

二极管承受的最高反向电压为

$$U_{DRM} = \sqrt{2} U_2 = 1.41 \times 26.7V = 37.6V$$

流过二极管的平均电流为

$$I_D = \frac{1}{2} I_o = 0.5A$$

因此可以选用四支 2CZ11A 整流二极管,其最大整流电流为 1A,最高反向工作电压为 100V。

单相桥式整流电路输出电压高、波形脉动较小,正负半周内均有电流经过负载,效率较高,二极管能够承受的最高反向电压较低,常用于小功率整流电源。

三、三相桥式整流电路

医疗设备中放大电路、振荡电路、中小型 X 机或 X 线发射管等供电线路一般功率不大,常采用单相整流电路,而输出功率较大的医疗设备,如大型 X 机线机若采用单相整流电路会使电网负荷不平衡,所以大功率直流电常采用三相整流电路。下面介绍最常用的三相桥式整流电路。

(一) 电路组成及工作原理

三相桥式整流电路的组成原则和方法与单相桥式整流电路相同,图 7-6 为三相桥式整流电路。三相交流电源电压经三相变压器 T 接入三相桥式整流电路中,变压器原边为三角形接法,变压器次级为星形接法,变压器次级的三端均接两只二极管,且一只接负极,一只接正极,D_1、D_3、D_5 组成一组,其负极连接在一起称为共阴极组;D_2、D_4、D_6 组成另一组,其正极连接在一起称为共阳极组。

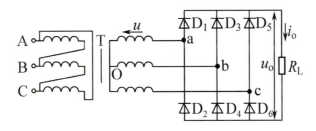

图 7-6 三相桥式整流电路

三相电压 u_a、u_b、u_c 的波形如图 7-7(a)所示,在 $0 \sim t_1$ 时间内,b 相电压为负,a、c 相电压为正,但 a 相低于 c 相电压。在这段时间内,c 点电位最高,b 点电位最低,故二极管 D_5 和 D_4 导通,若忽略二极管的正向管压降,加在负载上的电压 u_o 就是线电压 u_{bc}。由于 D_5 导通,D_1 和 D_3 的负极电位近似等于 c 点的高电位,故 D_1 和 D_3 截止。而 D_4 导通,D_2 和 D_6 的正

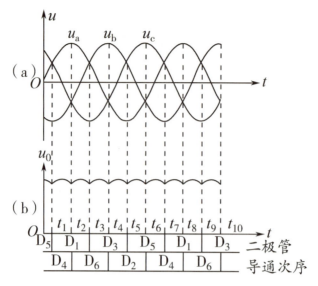

图 7-7 三相桥式整流电路电压波形

（a）变压器次级电压；（b）输出电压及二极管导通次序。

极电位近似等于 b 点的低电位，故 D_2 和 D_6 也截止。在这段时间内电流通路为

$$c \rightarrow D_5 \rightarrow R_L \rightarrow D_4 \rightarrow b$$

同理，在 $t_1 \sim t_2$ 时间内，电流通路为

$$a \rightarrow D_1 \rightarrow R_L \rightarrow D_4 \rightarrow b$$

在 $t_2 \sim t_3$ 时间内，电流通路为

$$a \rightarrow D_1 \rightarrow R_L \rightarrow D_6 \rightarrow c$$

依此类推，就可以得到如图 7-7（b）所示的输出电压波形和二极管的导通次序。共阴极连接的三个二极管 D_1、D_3、D_5 在 t_1、t_3、t_5 等时刻轮流导通；共阳极连接的三个二极管 D_6、D_4、D_2 在 t_2、t_4、t_6 等时刻轮流导通。因此负载 R_L 上就得到单方向输出的脉动电压和电流。

（二）参数计算

设变压器次级相电压的有效值为 U，经理论证明有：

1. 输出直流电压

$$U_o = 2.34U \tag{7-9}$$

2. 输出电流的平均值

$$I_o = \frac{U_o}{R_L} = 2.34 \frac{U}{R_L} \tag{7-10}$$

3. 二极管电流平均值　在一个周期内，每个二极管导通时间为 1/3 周期，因此流过每个二极管的平均电流为

$$I_D = \frac{1}{3} I_o = 0.78 \frac{U}{R_L} \tag{7-11}$$

4. 二极管截止时承受的最高反向电压（U_{DRM}）　二极管截止时承受的最高反向电压为变压器次级线电压的最大值，即

$$U_{DRM} = \sqrt{3} U_m = 1.05 U_o \tag{7-12}$$

四、晶闸管可控整流电路

前面介绍的二极管整流电路,当输入的交流电压不变时,输出的直流电压也是固定的。但在一些医学电子仪器中,还需要一种不但具有整流功能,且具有输出电压在一定范围内连续可调的整流电路。如果将二极管换成晶闸管,就将其变成了输出电压可调的可控整流电路。下面以单相半波可控整流电路为例分析其工作原理。

(一) 电路组成及工作原理

单相半波可控整流电路如图 7-8 所示,图中用晶闸管 T 代替整流电路中的二极管,u_g 为控制极触发信号电压。在电压 u 的正半周内,晶闸管 T 承受正向电压,但若控制极不加触发脉冲,晶闸管 T 仍不能导通,负载中没有电流流过。在 $\omega t = \alpha$ 时刻,控制极加上触发脉冲 u_g,晶闸管 T 导通,由于晶闸管导通时管压降很小,

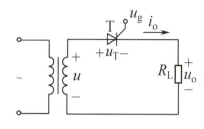

图 7-8 单相半波可控整流电路

u 基本上都落在负载上。当电压 u 下降到接近零时,由于晶闸管阳极电流小于维持电流而自动关断。在电压 u 的负半周内,晶闸管 T 承受反向电压而处于反向阻断状态,即使施加触发信号电压 u_g,晶闸管也不会导通。

电路中各处波形如图 7-9 所示,α 成为控制角,θ 成为导电角,两者满足 $\alpha + \theta = \pi$,通过改变 α(或 θ),就可以改变负载电压 u_o 的波形。

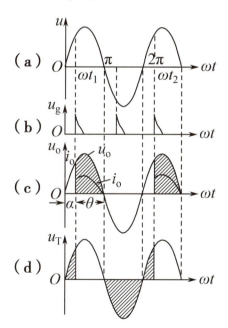

图 7-9 单相半波可控整流电路电压、电流及触发信号波形
(a) 变压器次级电压;(b) 触发电压;(c) 输出电压、电流;
(d) 晶闸管电压。

（二） 主要参数计算

1. 输出直流电压

$$U_o = 0.45U \times \frac{1+\cos\alpha}{2} \tag{7-13}$$

2. 输出电流的平均值

$$I_o = \frac{U_o}{R_L} = 0.45\frac{U}{R_L} \times \frac{1+\cos\alpha}{2} \tag{7-14}$$

可见,通过改变控制角 α,即改变控制触发电压出现的时刻,就可以使输出电压 U_o 在 $0 \sim 0.45U$ 之间连续调节。

由上可知,要想达到可控整流的目的,必须要有触发脉冲 u_g,而且触发脉冲要与交流电压 u 的每个半周同步,并且可以在每个半周的 $0 \sim \pi$ 内移动,即可以改变控制角 α,从而达到既整流又调压的目的。这种触发脉冲称为同步移相触发脉冲。

随着互联网、云计算、大数据等技术的迅猛发展和广泛应用,大量数字化信息涌入人们的日常生活中,面对如此多的知识信息,当代大学生应具备"整流电路"功能,将数字化信息转换成利于我们应用的知识。

第二节 滤 波 电 路

整流电路虽然能把交流电转换为直流电,但得到的输出电压是单向脉动电压,其中既有直流分量又有交流分量,对于电源质量要求不高的场合是允许的。对医学影像设备的电路而言,整流电路之后都需要加滤波电路,用来滤掉脉动电压中的交流成分,以改善输出电压的脉动程度。常用的滤波电路有电容滤波、电感滤波和 π 型滤波电路等。

一、电容滤波电路

电容滤波简称 C 滤波,是在整流电路输出端并联一个大容量的电容器,利用电容器的充放电特性,使输出电压趋于平滑的电路。电容滤波电路是最简单、最常用的滤波电路,图 7-10、

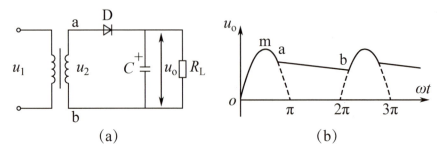

图 7-10 单相半波整流电容滤波电路

（a）电路;（b）输出电压波形。

图 7-11 分别为单相半波整流电容滤波电路与单相桥式整流电容滤波电路。下面以单相桥式整流电容滤波电路为例分析其工作原理。

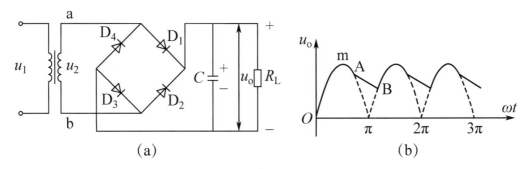

图 7-11　单相桥式整流电容滤波电路

（a）电路；（b）输出电压波形。

（一）电路组成及工作原理

单相桥式整流电容滤波电路工作时，如图 7-11（a）所示，变压器次级交流电压 u_2 在正半周时，二极管 D_1 和 D_3 导通，u_2 给负载供电的同时对电容器 C 充电，若忽略二极管正向压降，则 u_C 与 u_2 上升一致。变压器次级电压 u_2 在 m 点处达到最大，电容两端电压 u_C 也达到最大值。而后两者都开始下降，u_2 按正弦规律下降较快，u_C 按指数规律缓慢下降。在 A 点之后，$u_2 < u_C$，二极管 D_1 和 D_3 承受反向电压而截止，电容器通过负载电阻 R_L 放电，u_o 按放电曲线下降，如图 7-11（b）中 AB 段所示。直到 u_2 的负半周 $|u_2| > u_C$ 时，二极管 D_2 和 D_4 导通，电容器再次被充放电，重复上述过程。输出电压 u_o 的波形如图 7-11（b）所示。

（二）参数计算

整流电路并联滤波电容后，减小了输出电压的脉动程度，增大了输出电压的平均值 U_o。输出电压的平均值 U_o 与时间常数 $R_L C$ 有关，$R_L C$ 越大，电容器充放电越慢，滤波效果越好，平均值 U_o 也越大。

在实际电路中，负载电流不太大的情况下，为了得到比较平直的输出电压，一般要求

$$R_L C \geqslant (3 \sim 5) \frac{T}{2} \tag{7-15}$$

在满足上式的情况下，有

1. 输出直流电压

$$\begin{cases} U_o = U_2 （半波） \\ U_o = 1.2 U_2 （桥式） \end{cases} \tag{7-16}$$

2. 二极管电流平均值

$$\begin{cases} I_D = I_o = \dfrac{U_2}{R_L} （半波） \\ I_D = \dfrac{1}{2} I_o = 0.6 \dfrac{U_2}{R_L} （桥式） \end{cases} \tag{7-17}$$

3. 二极管截止时承受的最高反向电压(U_{DRM})

$$\begin{cases} U_{\mathrm{DRM}} = 2\sqrt{2}\,U_2\,(\text{半波}) \\ U_{\mathrm{DRM}} = \sqrt{2}\,U_2\,(\text{桥式}) \end{cases} \qquad (7\text{-}18)$$

电容滤波电路结构简单,输出电压较高,脉动也较小,但电路的带负载能力较差,且在电容充电时有较大的电流冲击。因此,电容滤波电路通常用于要求输出电压较高,负载电流较小且变化也较小的场合。

二、电感滤波电路

在单相桥式整流电路和负载电阻 R_{L} 之间串接一个电感线圈,就构成了桥式整流电感滤波电路,如图7-12所示。当通过电感线圈的电流发生变化时,线圈会产生自感电动势阻碍电流的变化。利用电感可以减小输出电压的脉动,得到较为平滑的直流。

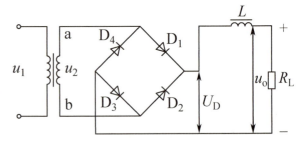

图 7-12　桥式整流电感滤波电路

单相桥式整流电路的输出电压既包括直流分量,也包括交流分量。电感线圈 L 对交流分量具有感抗 $|Z_{\mathrm{L}}| = \omega L$,谐波频率越高,感抗越大,负载电阻 R_{L} 上的交流成分越小,即电感滤波越好;而电感线圈对直流分量的感抗为零,且线圈内阻很小,因此直流分量电压几乎全部降落在负载电阻 R_{L} 上。所以,电感滤波的输出电压平均值与桥式整流的输出电压平均值相同,即

$$U_{\mathrm{o}} = 0.9 U_2 \qquad (7\text{-}19)$$

电感滤波电路对整流二极管没有电流冲击,大多采用铁芯电感,因此体积较大,也易引起电磁干扰。电感滤波一般只适用于低电压、大电流场合。

三、π 型滤波电路

对于输入电压脉动程度要求更高的场合,一般采用电感和电容复式滤波电路。较为常见的有 $LC\text{-}\pi$ 型滤波电路和 $RC\text{-}\pi$ 型滤波电路,如图7-13所示。

图7-13(a)$LC\text{-}\pi$ 型滤波电路中,整流后的输出脉动电压先通过第一级电容 C_1 滤除绝大部分的交流成分,剩余交流分量再经电感 L 滤波电路滤掉大部分,最后进入第二级电容 C_2 又一次滤掉交流脉动分量,这样便可得到更为平直的直流输出电压。由于整流输出后先经 C_1 滤波,故 $LC\text{-}\pi$ 型特性与电容滤波相似。

由于电感线圈体积大、成本高,在负载电流不太大且输出脉动很小的场合,多采用 $RC\text{-}\pi$ 型滤波电路,如图7-13(b)所示。虽然电阻对于交、直流有同样的降压作用,但它与电容

配合时,由于电容的交流阻抗极小,所以脉动电压的交流分量会更多地降落在电阻上,而较少地降落在负载上,从而起到滤波作用。

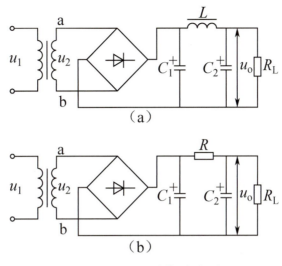

图 7-13　π 型滤波电路

（a）LC-π 型滤波电路;（b）RC-π 型滤波电路。

第三节　稳 压 电 路

在医学影像设备电路中,对电源电压的稳定性要求非常严格,电压的稳定性直接影响医学图像的质量。影响直流电源输出稳定性的因素主要有两方面:一方面是电网电压的波动会使输出电压发生变化;另一方面是负载电流变化时,在直流电源内阻上产生的压降会随之变化,从而使输出电压也发生变化。因此,为了得到稳定的输出直流电压,必须在整流滤波电路之后加上稳压电路。下面介绍稳压管稳压电路、串联型稳压电路和集成稳压器电路。

一、稳压管稳压电路

最简单的直流稳压电源是采用稳压管来稳定电压的,如图 7-14 所示。稳压管 D_Z 和限流电阻 R 组成的稳压电路接于滤波电路和负载电阻 R_L 之间。前面章节已经介绍了稳压管的特性,在其反向击穿区,流过稳压管的电流在一定范围内变化时,稳压管两端的电压几乎不变,稳压电路就是利用这一特性实现稳压的。在稳压过程中稳压管 D_Z 与负载电阻 R_L 并联,亦称图 7-14 所示电路为并联型稳压电路。当电网电压波动或负载电流变化时,可以通过调节限流电阻 R 上的电压保持输出电压基本不变。

（1）当电网电压波动造成稳压电路的输入电压 U_i 升高时,输出电压 U_o 将会上升,引起稳压管 D_Z 两端的电压 U_Z 升高。由稳压管的伏安特性可知,稳压管两端电压 U_Z 的增大将

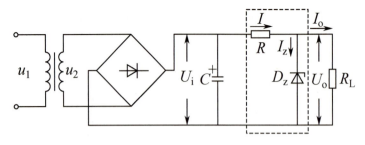

图 7-14　稳压管稳压电路

使电流 I_Z 急剧增大,通过限流电阻 R 上的电流 I 增加,同时电阻 R 两端的电压 U_R 也增加,必将使输出电压 U_o 降低,输入电压 U_i 的增量绝大部分降落在限流电阻 R 上,使输出电压基本稳定不变。其稳压过程可描述如下:

$$U_i \uparrow \to U_o(U_Z) \uparrow \to I_Z \uparrow \to I \uparrow \to U_R \uparrow \to U_o \downarrow$$

可见,输出电压基本保持稳定。反之,交流电网电压降低时,各量的变化与上述过程正好相反,也能维持输出电压 U_o 基本不变。

（2）电网电压不变、负载电阻增大时,输出电流 I_o 减小,输出电压 U_o 升高,只要 U_o 升高一点,从稳压管特性曲线可知,稳压管电流 I_Z 就会显著增大,I_Z 增加的量几乎和 I_o 减小的量相等,从而使输出电压 U_o 基本保持不变,其稳压过程为:

$$R_L \uparrow \to I_o \downarrow \to U_o(U_Z) \uparrow \to I_Z \uparrow \to I \uparrow \to U_R \uparrow \to U_o \downarrow$$

反之,当负载电阻 R_L 减小时,各量的变化与上述过程正好相反,也能维持输出电压 U_o 基本不变。

由此可见,该电路的稳压过程是通过稳压管控制电流、限流电阻 R 两端的压降变化来实现的。R 的取值必须保证稳压管工作在稳压区,即 $I_{Zmin} \leqslant I_Z \leqslant I_{Zmax}$,否则该电路不能实现稳压。由于稳压管和负载是并联的,故此电路又称为并联型稳压电路。

稳压管稳压电路虽然电路简单,应用也很广泛,但由于其输出电压不能调节、负载的最大电流受到稳压管工作电流的限制、输出电压的稳定度不高,所以只适用于要求不高及负载电流较小的电路。

二、串联型稳压电路

稳压二极管的缺点是工作电流较小,稳定电压值不能连续调节。线性串联型稳压电源工作电流较大,输出电压一般可以连续调节,稳压性能优越。目前,串联型稳压电源已经制成单片机电路,广泛应用于各种医学影像电子设备中。

串联型稳压电路原理如图 7-15 示。由于采用了对差值电压放大后再去控制调整管的措施,所以克服了稳压管稳压电路的不足,使稳压效果和应用范围都得到了提高。

（一）电路组成

串联型稳压电路包括四个组成部分:采样环节、放大环节、基准环节和调整环节。

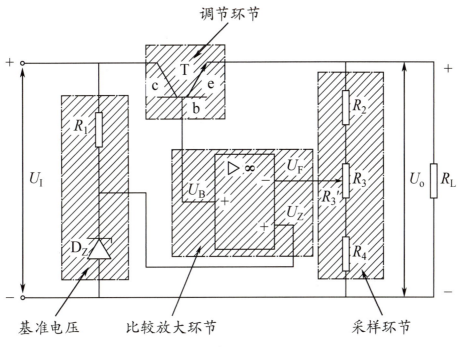

图 7-15　串联型稳压电路

1. 采样环节　由电阻 R_2、R_4 和电位器 R_3 组成。反馈电压 U_F 取自输出电压的一部分，U_F 对输出电压 U_o 的变化进行采样后送到放大环节。其计算公式如下：

$$U_F = \frac{R_4 + R_3'}{R_2 + R_3 + R_4} U_o \tag{7-20}$$

R_3' 是指电位器 R_3 中心抽头以下部分的电阻值。

2. 基准环节　由稳压管 D_Z 和限流电阻 R_1 组成。作用是提供一个基准电压 U_Z，以便同采样电路得到的反馈电压 U_F 进行比较。

3. 放大环节　由集成运算放大器组成。放大器将采样得到的反馈电压 U_F 与基准电压 U_Z 进行比较，再将差值电压（$U_Z - U_F$）进行放大，传送给调整环节。

4. 调整环节　由调整管 T 组成。调整管工作在线性放大区，基极电压受运算放大器输出电压的控制，使稳压电路的输出电压基本稳定。

（二）稳压原理

当输入电压 U_i 升高（或负载电流 I_o 减小）时，导致输出电压 U_o 增加，取样电压 U_F 随之增大，U_F 反馈到运算放大器的反相输入端，反馈电压 U_F 与同相输入端的固定基准电压 U_Z 相比较，得到的差值电压（$U_Z - U_F$）将下降，经运算放大器放大后得到的输出电压 U_B 也下降，使调整管的 U_{BE} 下降，基极电流 I_B 和集电极电流 I_C 也减小，于是调整管的 U_{CE} 增大，从而使输出电压 $U_o = U_i - U_{CE}$ 减小，从而维持 U_o 基本不变。上述稳压过程可表示如下：

$$U_o \uparrow \rightarrow U_F \uparrow \rightarrow (U_Z - U_F) \downarrow \rightarrow U_B \downarrow \rightarrow U_{CE} \uparrow \rightarrow U_o \downarrow$$

同理，当输入电压 U_i 减小（或负载电流 I_o 增加）时，电路变化与上述过程相反，也能使输出电压保持不变。

可见,该电路的稳压过程是通过负反馈使输出电压保持基本不变的。反馈电压 U_F 取自于输出电压 U_o,U_F 和基准电压 U_Z 又分别加在运算放大器的两个输入端,所以引入的是串联电压负反馈,故称图 7-15 示电路为串联型稳压电路。

三、集成稳压器电路

集成稳压器具有体积小、可靠性高、性能指标好、便于安装和价格低等优点,因而得到广泛应用。集成稳压电源有多种类型,较为常用的有三端固定输出电压式、三端可调输出电压式、多段可调输出电压式和开关类型。

(一)三端固定集成稳压器

三端固定式集成稳压器只有三个引出端:输入端、输出端和公共端,输出电压固定不变,其外形如图 7-16 所示。三端固定式集成稳压器内部含有串联型稳压电路,与过载保护电路和启动电路集成在同一芯片上。

三端集成稳压器中 W7800 系列和 W7900 系列最为常见。W7800 系列输出正电压,W7900 系列输出负电压。系列的后两位数字表示稳压器的输出电压值。例如 W7805 的输出电压为 5V,W7818 的输出电压为 18V,W7912 的输出电压为 -12V。表 7-1 与表 7-2 分别为 W7800 系列和 W7900 系列三端集成稳压器的输出电压。

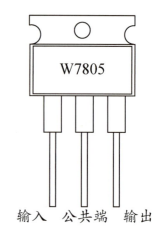

图 7-16　三端固定稳压器的
外形和图形符号

表 7-1　W7800 系列三端集成稳压器的输出电压　　　　单位:V

型号	7805	7806	7808	7812	7815	7818	7824
U_o	5	6	8	12	15	18	24

表 7-2　W7900 系列三端集成稳压器的输出电压　　　　单位:V

型号	7905	7906	7908	7912	7915	7918	7924
U_o	-5	-6	-8	-12	-15	-18	-24

W7800 系列和 W7900 系列接线图如图 7-17 所示,使用时选择一只符合输出电压要求的三端集成稳压器,只要在输入端及公共端和输出端及公共端之间各并联一个电容即可。C_i 的作用是防止产生自激振荡,C_o 的作用是防止负载变动时引起输出电压产生较大波动。C_i、C_o 一般在 $0.1 \sim 1\mu F$ 之间。

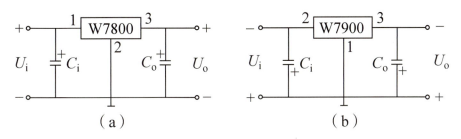

图 7-17　W7800 系列和 W7900 系列接线图

（a）W7800 系列接线图；（b）W7900 系列接线图。

将 W7800 系列和 W7900 系列合理组合，可以得到正负双路输出的稳压电路。图 7-18 为三端集成稳压器的应用电路，图中电源变压器有两组输出，分别经桥式整流电路供给三端集成稳压器 W7815 和 W7915，使 W7815 输出 +15V，W7915 输出 -15V。图中电容 C_1、C_2、C_3 和 C_4 为滤波电容，用来改善稳压器输出电压的纹波电压。

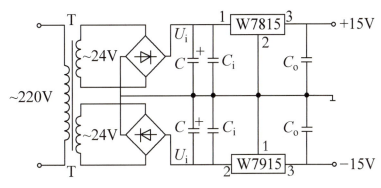

图 7-18　正负双路输出的稳压电路

（二）三端可调集成稳压器

与三端固定集成稳压器相比，三端可调集成稳压器没有公共接地端，只有输入、输出和调整三个端子，输出电压可调，稳压精度高，如图 7-19 为三端可调集成稳压电路。

三端可调集成稳压电路电压调整范围较宽，例如 W317 输出电压可在 1.25~37V 之间，输出电流在 0.5~1.5A 之间。输出电压为

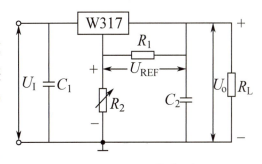

图 7-19　三端可调集成稳压电路

$$U_o = \left(1 + \frac{R_2}{R_1}\right) U_{REF} \tag{7-21}$$

式中，U_{REF} 为基准电压，典型值为 1.25V，R_2 用于调节输出电压。

第四节　逆　变　电　路

逆变电路与整流电路正好相反，是把直流电压变成交流电压的电路。一般逆变电路是把直流电源逆变为固定频率和一定电压的交流电源；而逆变为频率可调、电压可调的逆

变器则称为变频器。

现代逆变技术的种类繁多,可按不同方式进行分类。

1. 按逆变器输出交流电的频率,可以分为工频逆变、中频逆变和高频逆变。

2. 按逆变器输出相数,可以分为单相逆变、三相逆变和多相逆变。

3. 按逆变器输出能量去向,可以分为有源逆变和无源逆变。

4. 按逆变电路形式,可以分为单端式、推挽式、半桥式和全桥式。

5. 按逆变主开关器件的类型,可以分为晶闸管逆变、晶体管逆变和场效应管逆变等。

6. 按输出稳定的参量,可以分为电压型逆变和电流型逆变。

下面分别以晶闸管逆变电路和晶体管逆变电路为例介绍逆变电路的基本工作原理。

一、晶闸管逆变电路

图 7-20(a) 为电压型单相桥式逆变电路,是采用晶闸管作为开关器件的逆变电路。电路中的四只晶闸管的控制极由四个时钟电路控制。当晶闸管 T_1、T_3 触发导通时,负载上得到左正右负的电压 u_o,当 T_2、T_4 触发导通,同时 T_1、T_3 受反偏电压而关断,则负载上电压 u_o 极性为右正左负。随着四只晶闸管的轮流切换导通,就可将直流电压逆变为负载上的交流电,它是一矩形波电压,如图 7-20(b) 所示。其频率就等于晶闸管导通与关断的切换频率,即晶闸管控制信号频率,因此控制晶闸管信号频率便能实现直流电逆变为所需频率的交流电。

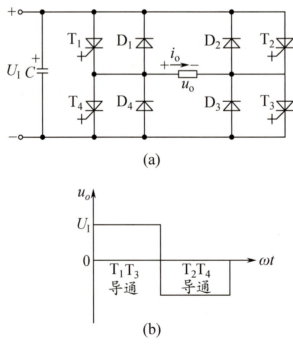

(a)

(b)

图 7-20 电压型单相桥式逆变电路

（a）电路;（b）波形。

如果负载是电感性的,则 i_o 滞后于 u_o。为此,特设有与各个晶闸管反向并联的二极管 $D_1 \sim D_4$。当 T_1、T_3 导通时,负载电流 i_o 的方向如图 7-20(b)所示,当 T_2、T_4 导通时,电流通路为 $D_2 \rightarrow$ 电源 $\rightarrow D_4$,i_o 的方向没有改变,并将电感性能量由负载反馈回电源(此时,输出电压不是矩形波)。如果是电阻性负载,i_o 与 u_o 同相,此时二极管中没有电流流过,不起作用。

二、晶体管逆变电路

晶体管逆变电路采用晶体管作为开关元件。目前各种医学仪器中大多采用双管推挽式,图 7-21 是这种逆变电路的原理图。当加上低压直流电源 U_I 后,分压电阻 R_1、R_2 使逆变电路启动,R_2 上的电压同时加到晶体管 T_1、T_2 的基极。由于电路中各元件参数的不完全对称,T_1、T_2 两管的导通程度不同。假设 T_1 导通能力较强,那么它的集电极电流 i_{c1} 就比 i_{c2} 上升得快,i_{c1} 流过 N_1 绕组使变压器磁化,并同时在所有的绕组上产生感应电动势,极性如图 7-21 中所示。其中 N_{b1} 绕组感应的电动势使 u_{be_1} 增加,从而增加了基极电流 i_{b1},又使集电极电流 i_{c1} 增加,因而 T_1 导电更强。与此同时,绕组 N_{b2} 感应的电动势使 u_{be_2} 减小,因而 i_{b2} 减小,i_{c2} 也进一步减小,所以 T_2 导电更弱。

对于 T_1 管,有:

$$i_{c1} \uparrow \rightarrow u_{c1} \downarrow \rightarrow N_{b1} 耦合 \rightarrow u_{b1} \uparrow \rightarrow u_{e1} \uparrow \rightarrow i_{b1} \uparrow \rightarrow i_{c1} \uparrow$$

这个强烈的正反馈,使 T_1 迅速饱和。

对于 T_2 管,有:

$$i_{c2} \downarrow \rightarrow u_{c2} \uparrow \rightarrow N_{b2} 耦合 \rightarrow u_{b2} \downarrow \rightarrow u_{be_2} \downarrow \rightarrow i_{b2} \downarrow \rightarrow i_{c2} \downarrow$$

这个过程,使 T_2 迅速截止。

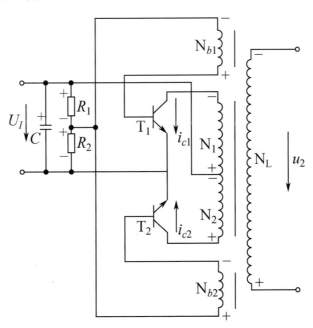

图 7-21　双管推挽式逆变电路原理图

在 T_1 饱和和 T_2 截止的状态下，电源电压 U_1 几乎全部都加到绕组 N_1 的两端，通过 N_1 和 N_L 的耦合，在变压器输出绕组 N_L 上产生感应电压 u_L，极性为上负下正。当 T_1 的集电极电流 i_{c1} 增加到最大值或铁芯内的磁通趋于饱和时，磁通的变化趋近于零，N_b 和 N_L 两端的感应电压减小，以致 i_{b1} 不能维持在最大基极电流 I_{bm} 上，i_{c1} 开始下降，变压器所有绕组上感应反电动势，极性与图 7-21 所示的相反。铁芯内的磁通脱离饱和，形成一个与前述相反的过程，其结果使 T_1 迅速由饱和转变为截止，而 T_2 迅速由截止转变为饱和。这时电源电压 U_1 几乎全部加到初级绕组 N_2 的两端，并通过 N_2 和 N_L 的耦合作用，在变压器的输出绕组 N_L 上感应电压 u_L，极性为上正下负。流过 N_2 的电流线性增加到一定程度时，铁芯内磁通反向饱和，其变化趋近于零，即感应电动势趋近于零，电路再次翻转。如此反复，在变压器输出绕组 N_L 上产生矩形波电压 u_2，如图 7-22 所示。如果再接上整流滤波电路，输出可得到高压直流电。

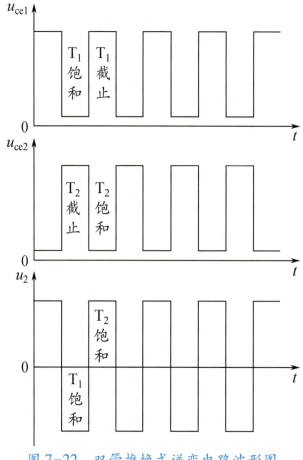

图 7-22　双管推挽式逆变电路波形图

 知识链接

现代逆变技术的应用

现代逆变技术在我们生活中的许多方面得到了广泛的应用。

1. 交流电机的变频调速　应用在空调、洗衣机、电冰箱等家电产品中的变频调速技术,其核心是变频电路,通过变频电路将交流电网电压变换成频率可调的交流电压,供给交流电动机,通过改变频率来改变电动机的转速。

2. 不间断电源(UPS)系统　不间断电源(UPS)主要由充电器和逆变器组成。电网有电时,充电器为蓄电池充电;电网停电时,逆变器将蓄电池中的直流电逆变成交流电供给用电设备。

3. 磁悬浮列车　磁悬浮就是采用逆变等技术产生的一种磁场,可使列车与铁轨不完全接触,从而减小摩擦提高牵引效率。

4. 光伏逆变器　光伏逆变器可以将光伏太阳能板产生的可变直流电压转换为市电频率交流电的逆变器,可以反馈回商用输电系统,或是供离网的电网使用。

本章小结

1. 直流稳压电源是把交流电变为直流电输出的电路,由变压、整流、滤波、稳压四部分电路组成。

2. 整流电路能够将正弦交流电压转换为脉动直流电压。整流电路有单相整流、桥式整流、三相整流和晶闸管可控整流电路等。

3. 滤波电路的作用是滤除整流电压中的交流分量,保留其直流分量,达到平滑输出电压波形的目的。常用的滤波电路有电容滤波、电感滤波、π型滤波电路。

4. 稳压电路的作用是清除电网波动及负载变化的影响,保持输出电压的稳定。常用稳压电路有稳压管稳压电路、串联型稳压电路、集成稳压电路。

5. 逆变是整流的逆过程,逆变电路能够把直流电转换为交流电,达到变换交流电源频率的目的。

目标测试七

1. 直流电源由四部分构成_____、_____、_____和_____组成。

2. 单相半波和单相桥式整流电路都是利用二极管的_____特性进行工作的。

3. 单相半波整流的缺点是只利用了电源的半个周期,同时整流电压的脉动较大。为了克服这些缺点一般采用_____。

4. 常用的滤波电路有_____、_____和_____三种。

5. 三端集成稳压器有_____端、_____端和_____端三个端子。W7800 系列集成稳压器输出为_____电压,W7900 系列集成稳压器输出为_____电压。

6. 逆变是整流的逆过程,是指把_____变成_____的过程。

7. 直流稳压电源中滤波电路的目的是?

A. 将交流变为直流

B. 将高频变为低频

C. 将直流中的交流成分滤掉

D. 将交流中的直流成分滤掉

8. 在单相半波整流电路中,所用整流二极管的数量是?

A. 四只   B. 三只   C. 两只   D. 一只

9. 设变压器次级电压有效值为 U_2,在单相半波整流电路中,负载电阻 R_L 上的输出电压平均值 U_o 为?

A. $1.2U_2$ B. $0.9U_2$ C. $0.45U_2$ D. U_2

10. 设变压器次级电压有效值为 U_2,在单相桥式整流电路中,负载电阻 R_L 上的输出电压平均值 U_o 为?

A. $1.2U_2$ B. $0.9U_2$ C. $0.45U_2$ D. U_2

11. 有一负载 R_L 需要 12V 直流电压和 60mA 的直流电源供电。如果采用单相半波整流电路和桥式整流电路供电。试分别求出电源变压器次级电压的有效值和整流二极管的平均电流。

12. RC-π 型滤波的整流电路如题图 7-23 所示。已知交流电源电压 $U_2 = 10V$,负载上的电压 $U_o = 10V$,负载输出电流 $I_o = 50mA$、试计算滤波电阻 R_o。

13. 如题图 7-24 所示的单相桥式整流、电容滤波电路。已知输出电压 $U_o = 16V$,输出电流 $I_o = 0.8A$。求:

(1) 电源变压器次级电压有效值 U_2;

(2) 每个二极管承受的最大反向电压 U_{RM} 和流过二极管的电流 I_D;

(3) 计算电容器的容量 C。

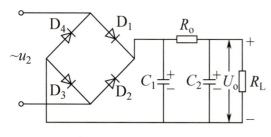

图 7-23 习题 12 图

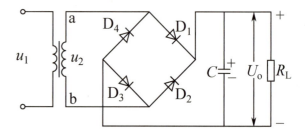

图 7-24 习题 13 图

(高铭泽)

第八章 | 数字电路基础

08章 数字资源

学习目标

- **知识目标**：掌握二进制数和十进制数之间的相互转换，逻辑代数的基本公式和定理，三种基本逻辑关系及其门电路，组合逻辑电路的分析和简单的逻辑电路设计；熟悉数制的基本概念；逻辑函数的化简，不同类型触发器的逻辑功能及逻辑符号，典型的数模转换器和模数转换器的基本工作原理；了解数字信号和数字电路的基本特点，组合逻辑电路和时序逻辑电路的特点，常用组合逻辑电路，常用时序逻辑电路。
- **能力目标**：学会应用逻辑思维解决问题的能力，培养学生善于观察和分析问题的能力。
- **素质目标**：培养学生严谨的科学素养和勇于开拓的创新精神，引导学生树立正确的世界观。

　　数字电路的广泛应用和高度发展标志着现代电子技术的水准。数字化技术的应用也推动了医学影像技术的快速发展。医学影像设备将采集的数据信息以数字信号的形式进行传输与存储，通过计算机进行处理和重建，可获得更多、更准确的医学影像信息，使医疗诊断水平大大提高，医学影像技术进入了全新的数字化影像时代。

第一节　数制与编码

一、概　　述

（一）数字信号与数字电路

自然界中的许多物理量，虽然各不相同，但就其变化规律的特点来看，可以分为两类。

一类是在时间和数值上都是连续变化的信号,称为模拟信号,如音频信号、温度、压力等。处理模拟信号的电路称为模拟电路,如交流放大电路。另一类是在时间和数值上都是离散的信号,称为数字信号,又称脉冲信号,如开关的断开和闭合、电压的高和低等。处理数字信号的电路称为数字电路,如门电路、触发器、计数器等。

(二) 数字电路的特点

同模拟电路相比,数字电路具有以下特点:

(1) 数字电路中处理的数字信号是二值信号,可用 1 和 0 表示,如高电平用 1 表示,低电平用 0 表示。

(2) 抗干扰能力强、可靠性高,数字电路中的三极管主要工作在开关状态,即饱和或截止状态,对电路的要求不高,只要能区分 0 和 1 两种状态即可,因此电路工作的可靠性大大提高。

(3) 数字电路研究的是电路的输入信号与输出信号之间的逻辑关系,故数字电路又称为逻辑电路。

(4) 数字电路中所使用的分析工具是逻辑代数,使用功能表、真值表、卡诺图、逻辑表达式、逻辑图等方式来表示电路的功能。

(5) 数字电路中采用二进制,可以通过增加二进制位数的方法提高精度,电路简单,便于集成化,成本低。

二、常 用 数 制

表示数值时,仅用一位数码往往不够用,必须用进位计数的方法组成多位数码。多位数码每一位的构成以及从低位到高位的进位规则称为进位计数制,简称数制。在日常生活中常用的数制是十进制,而在数字电路中多采用二进制,有时也采用八进制和十六进制。

(一) 几种常用数制

1. 十进制 十进制是以 10 为基数的数制,在十进制数中,每一位有 0~9 十个数码,进位规则为"逢十进一",故称为十进制。相同的数码在不同的位置时,所代表的数值是不同的,例如:

$$(209.04)_{10} = 2 \times 10^2 + 0 \times 10^1 + 9 \times 10^0 + 0 \times 10^{-1} + 4 \times 10^{-2}$$

上式中,10^2、10^1、10^0 是整数部分百位、十位、个位的权,而 10^{-1}、10^{-2} 则是小数部分十分位与百分位的权,它们都是基数 10 的幂,而式中 2×10^2、0×10^1 等称为加权系数。故十进制数可展开为各加权系数之和的形式。

2. 二进制 二进制是以 2 为基数的数制,在二进制数中,每一位仅有 0 和 1 两个数码,进位规则为"逢二进一",即 $1+1=10$,故称为二进制。二进制数同样可以展开成加权系数之和的形式,例如:

$$(101.01)_2 = 1 \times 2^2 + 0 \times 2^1 + 1 \times 2^0 + 0 \times 2^{-1} + 1 \times 2^{-2}$$

3. 十六进制　十六进制是以 16 为基数的数制,在十六进制中,每一位有 0~9、A、B、C、D、E、F 十六个数码,其中 A~F 分别表示 10~15,进位规则为"逢十六进一",故称为十六进制。十六进制数同样可以展开成加权系数之和的形式,例如:

$$(D8.A)_{16} = 13 \times 16^1 + 8 \times 16^0 + 10 \times 16^{-1}$$

可以看出,用十六进制表示数值时位数少,书写方便。

几种常见数制对照表见表 8-1。

表 8-1　几种常见数制对照表

十进制	二进制	十六进制	十进制	二进制	十六进制
0	0000	0	8	1000	8
1	0001	1	9	1001	9
2	0010	2	10	1010	A
3	0011	3	11	1011	B
4	0100	4	12	1100	C
5	0101	5	13	1101	D
6	0110	6	14	1110	E
7	0111	7	15	1111	F

(二) 不同数制间的转换

1. 二进制转换为十进制　只要将二进制数按照加权系数之和展开,把所有各项的数值按照十进制数进行求和,即可得到等值的十进制数。例如:

$$(111.01)_2 = 1 \times 2^2 + 1 \times 2^1 + 1 \times 2^0 + 0 \times 2^{-1} + 1 \times 2^{-2} = (7.25)_{10}$$

2. 十进制转换为二进制　将十进制数转换成二进制数时整数部分和小数部分的转换方法是不同的,所以十进制数的整数部分和小数部分需要分别进行转换。整数部分采用"除 2 取余法",即将十进制数除以基数 2,最先得到的余数为二进制数的最低位,将所得到的商继续除以基数 2,得到的余数是二进制数的次低位,依此类推,直至商得 0 为止,最后得到的余数是二进制数的最高位。例如,将十进制数 $(18)_{10}$ 转换为二进制数,即

```
2 |_____18    ……余数 0……最低位  ↑
  2 |_____9       ……余数 1……次低位  |
    2 |_____4        ……余数 0            |
      2 |_____2         ……余数 0……次高位   |
        2 |____1          ……余数 1……最高位   |
              0
```

所以 $(18)_{10} = (10010)_2$。

小数部分采用"乘 2 取整法",即将十进制小数部分乘以 2,取乘积的整数部分作为二进制数小数部分的最高位,乘积的小数部分继续乘以 2,取乘积的整数部分作为二进制小数部分的次高位,依此类推,直到小数部分为 0 为止,最后得到的乘积的整数部分为二进制小数部分的最低位。例如:将十进制数 $(0.625)_{10}$ 转换为二进制数,即

$$0.625 \times 2 = 1.250 \quad 整数部分 = 1 \quad \cdots\cdots 最高位$$
$$0.25 \times 2 = 0.500 \quad 整数部分 = 0 \quad \cdots\cdots 次高位$$
$$0.50 \times 2 = 1.000 \quad 整数部分 = 1 \quad \cdots\cdots 最低位$$

所以 $(0.625)_{10} = (0.101)_2$

故十进制数 $(18.625)_{10} = (10010.101)_2$

3. 二进制转换为十六进制　将二进制数整数部分从低位到高位每 4 位分为一组,不够在高位补 0,同时将小数部分从高位到低位的每 4 位数分为一组,不够在低位补 0,每组对应转换为 1 位十六进制数,即可得到等值的十六进制数。例如,将 $(10011101.10001010)_2$ 转换为十六进制数结果为:

$$(1001,1101.1000,1010)_2 = (9D.8A)_{16}$$

4. 十六进制转换为二进制　将十六进制数的每一位,用对应的 4 位二进制数来表示即可。例如,将 $(9D.8A)_{16}$ 转换为二进制数结果为:

$$(9D.8A)_{16} = (1001,1101.1000,1010)_2$$

 知识链接

数制的起源与发展

现在人们日常生活中常用的十进位制,是中国的一大发明。早在商代时,中国已采用了十进位制。从现已发现的商代陶文和甲骨文中,可以看到当时已能够用一、二、三、四、五、六、七、八、九、十、百、千、万等十三个数字,记十万以内的任何自然数。这些记数文字的形状,在后世虽有所变化而成为现在的写法,但记数方法却从没有中断,一直被沿袭,并日趋完善。十进位制的记数法是古代世界中最先进、科学的记数法,对世界科学和文化的发展有着不可估量的作用。正如李约瑟所说的:"如果没有这种十进位制,几乎不可能出现我们现在这个统一化的世界。"

二进制是计算机技术中应用最广泛的数制,二进制:使用 0 和 1 两个数字来表示的数,它的基数是 2,进位规则是"逢二进一",这种运算方式最初由德国数理哲学大师莱布尼兹发现的,这个发现奠定了第三次计算机革命的基础,可以说没用二进制就没有第三次科技革命。莱布尼兹在 1679 年 3 月 15 日记录下他的二进制体系的同时,还设计了一台可以完成数码计算的机器,就此,二进制时代被开启。

三、常用编码

在数字系统中,用一定位数的二进制数来表示十进制数码、字母、符号等信息的过程称为编码。用以表示十进制数码、字母、符号等信息的一定位数的二进制数称为代码。

二-十进制编码,指的是用 4 位二进制数来表示 1 位十进制数的编码方法,简称 BCD 码。由于 4 位二进制数可以表示 16 种不同组合状态,而表示 1 位十进制数只需 10 种组合状态即可,其余 6 种组合是无效的。根据选取的 10 种组合状态的不同,可以得到不同的 BCD 码。最常用的是 8421 码,就是用 4 位二进制数从小到大的前十种组合,分别对应表示 1 位十进制数的 0~9 十个数字,从高位到低位的权依次为 8、4、2、1,故称 8421BCD 码。表 8-2 列出了几种常见的 BCD 码。

表 8-2　几种常见的 BCD 码

十进制数	8421BCD 码	5421BCD 码	2421BCD 码
0	0000	0000	0000
1	0001	0001	0001
2	0010	0010	0010
3	0011	0011	0011
4	0100	0100	0100
5	0101	1000	1011
6	0110	1001	1100
7	0111	1010	1101
8	1000	1011	1110
9	1001	1100	1111
位权	8421	5421	2421

第二节　基本逻辑关系及其门电路

在生产和生活中存在各种因果关系,由已知条件可以推出结果,这种条件和结果之间的因果关系称为逻辑关系。处理逻辑关系的数学工具是逻辑代数。能够实现逻辑关系的电路称为逻辑电路或逻辑门电路(简称逻辑门或门电路)。

在逻辑电路中输入和输出均为二值量,可用"0"和"1"表示,这里的 0 和 1 不再表示数值,而只是表示两种相反的状态,如电位的高低。若规定 1 表示高电平、0 表示低电平,则称为正逻辑,反之,则为负逻辑。本书中除特殊说明外,均采用正逻辑。

最基本的逻辑关系有与逻辑、或逻辑、非逻辑,对应的门电路分别为与门电路、或门电路、非门电路。其他的逻辑关系均可由这三种基本逻辑关系组合而成。为了更好地理解与、或、非三种基本逻辑关系,下面将对照图8-1中三种开关电路展开讨论。

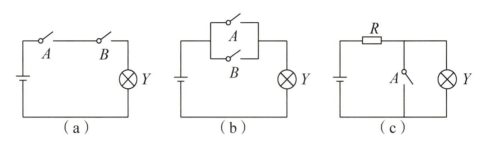

图8-1　三种基本逻辑关系对应开关电路
(a) 与逻辑;(b) 或逻辑;(c) 非逻辑。

一、与逻辑及其门电路

（一）与逻辑关系

在图8-1(a)电路中,开关 A、B 的状态与灯 Y 的状态之间存在着确定的因果关系,如表8-3所示,只有当两个开关同时闭合时,灯才亮。如果以开关闭合为条件,灯亮为事件,则只有当某一事件的所有条件都具备时,该事件才发生,这种因果关系称为与逻辑关系。

表8-3　图8-1(a)功能表

开关 A	开关 B	灯 Y
断开	断开	灭
断开	闭合	灭
闭合	断开	灭
闭合	闭合	亮

在逻辑代数中,与逻辑关系可以用运算符号"·"表示,例如当变量 A 和 B 作与逻辑运算得到 Y 时,可以写成:

$$Y = A \cdot B \tag{8-1}$$

上式称为与逻辑的逻辑表达式,读作"Y 等于 A 与 B"或"Y 等于 A 乘 B",与运算与普通代数中的乘法运算在形式上相似,又称为逻辑乘运算,但需要注意两者之间只是形式上相似,所表示的意义是不同的。

与运算的运算规则是:

$$0 \cdot 0 = 0 \qquad\qquad 0 \cdot 1 = 0 \qquad\qquad 1 \cdot 0 = 0 \qquad\qquad 1 \cdot 1 = 1$$

可以归纳为"见 0 为 0,全 1 为 1"。

与逻辑关系还可以用真值表表示,如表 8-4 所示。真值表是将输入变量的所有可能的取值组合和与之对应的输出状态所列成的表格。真值表具有唯一性,如果两个逻辑函数的真值表相等,那么这两个逻辑函数一定相等。

表 8-4　与逻辑真值表

A	B	Y
0	0	0
0	1	0
1	0	0
1	1	1

(二) 与门电路

能够实现与逻辑关系的电路称为与门电路。图 8-2(a)为两个输入端的二极管与门电路,A、B 为输入端,Y 为输出端。设输入、输出信号的高电平为 3V,低电平为 0V,二极管的正向管压降忽略不计,输入共有 4 种组合状态,分析如下:

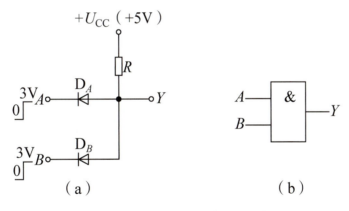

图 8-2　与门电路及其逻辑符号

(a) 与门电路;(b) 逻辑符号。

(1) $V_A = V_B = 0V$:二极管 D_A、D_B 均正向偏置导通,使得 Y 端电位钳位在 0V,即 $V_Y = 0V$,输出端 Y 为低电平"0"。

(2) $V_A = 0V$,$V_B = 3V$:电路刚接通时,由于二极管 D_A 承受的正向电压高于 D_B,故 D_A 优先导通,使得 $V_Y = 0V$,从而迫使 D_B 反向偏置截止,输出端 Y 为低电平"0"。

(3) $V_A = 3V$,$V_B = 0V$:电路刚接通时,由于二极管 D_B 承受的正向电压高于 D_A,故 D_B 优先导通,使得 $V_Y = 0V$,从而迫使 D_A 反向偏置截止,输出端 Y 为低电平"0"。

(4) $V_A = V_B = 3V$:二极管 D_A、D_B 均正向偏置导通,使得 Y 端电位钳位在 3V,即 $V_Y = 3V$,输出端 Y 为高电平"1"。

由上述分析可知,只有当与门电路的输入全为高电平"1"时,输出才是高电平"1",否则输出为低电平"0",实现的是"有低为低,全高才高"的与逻辑关系。与门电路的逻辑符号如图8-2(b)所示。

二、或逻辑及其门电路

（一）或逻辑关系

在图8-1(b)电路中,开关 A 和开关 B 只要有任一个闭合,灯 Y 就亮,如表8-5所示。即决定某一事件的所有条件中,只要有一个或一个以上的条件具备时,该事件就发生,这种因果关系称为或逻辑关系。或逻辑关系的真值表如表8-6所示。

表8-5　图8-1(b)功能表

开关 A	开关 B	灯 Y
断开	断开	灭
断开	闭合	亮
闭合	断开	亮
闭合	闭合	亮

表8-6　或逻辑真值表

A	B	Y
0	0	0
0	1	1
1	0	1
1	1	1

或逻辑关系可以用运算符号"+"表示,例如当变量 A 和 B 作或逻辑运算得到 Y 时,可以写成:

$$Y=A+B \qquad (8-2)$$

上式称为或逻辑的逻辑表达式,读作" Y 等于 A 或 B "或" Y 等于 A 加 B ",或运算与普通代数中的加法运算在形式上相似,又称为逻辑加运算。

或运算的运算规则是:

$$0+0=0 \qquad 0+1=1 \qquad 1+0=1 \qquad 1+1=1$$

可以归纳为"见1为1,全0为0"。在此需要注意逻辑加运算与二进制加法运算含义不同,二进制加法是数量之和,即 $1+1=10$,而逻辑加表示或逻辑关系,即 $1+1=1$ 。

（二）或门电路

能够实现或逻辑关系的电路称为或门电路。图8-3（a）为两个输入端的二极管或门电路，其逻辑功能分析如下：

（1）$V_A = V_B = 0V$：二极管D_A、D_B均正向偏置导通，使得Y端电位钳位在0V，即$V_Y = 0V$，输出端Y为低电平"0"。

（2）$V_A = 0V$，$V_B = 3V$：因电路使用负电源，电路刚接通时，由于二极管D_B承受的正向电压高于D_A，故D_B优先导通，使得输出电压$V_Y = 3V$，从而迫使D_A反向偏置截止，输出端Y为高电平"1"。

（3）$V_A = 3V$，$V_B = 0V$：在电路刚接通时，二极管D_A承受的正向电压高于D_B，故D_A优先导通，使得输出电压$V_Y = 3V$，从而迫使D_B反向偏置截止，输出端Y为高电平"1"。

（4）$V_A = V_B = 3V$：二极管D_A、D_B均正向偏置导通，使得Y端电位钳位在3V，即$V_Y = 3V$，输出端Y为高电平"1"。

由上述可知，只有当或门电路的输入全为低电平"0"时，输出才是低电平"0"；输入端只要有一个或一个以上是高电平"1"，则输出为高电平"1"，实现的是"有高为高，全低才低"的或逻辑关系。图8-3（b）为或门电路逻辑符号。

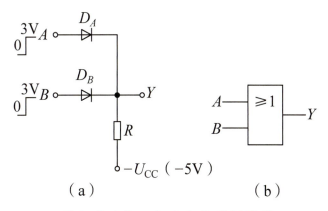

图8-3 或门电路及其逻辑符号

（a）或门电路；（b）逻辑符号。

三、非逻辑及其门电路

（一）非逻辑关系

在图8-1（c）电路中，开关A闭合，灯Y不亮，开关A断开时，灯Y才亮，如表8-7所示，即决定某一事件的条件具备时，事件不发生，条件不具备时，事件反而会发生，这种因果关系称为非逻辑关系，其真值表如表8-8所示。

在逻辑代数中，非逻辑的运算符号常用在变量上方加"一"的形式表示，其逻辑表达式为：

$$Y = \overline{A} \tag{8-3}$$

表8-7　图8-1(c)功能表

开关 A	灯 Y
断开	亮
闭合	灭

表8-8　非逻辑真值表

A	Y
0	1
1	0

上式读作"Y 等于 A 非"或"Y 等于 A 反"。非逻辑的运算规则是

$$\overline{0} = 1 \qquad \overline{1} = 0$$

（二）非门电路

能够实现非逻辑关系的电路称为非门电路。图8-4(a)为三极管非门电路,其逻辑功能分析如下:

（1）$V_A = 0V$:负电源经过分压,使得三极管的发射结反向偏置,三极管截止,输出端电位 $V_Y \approx U_{CC} = 5V$,即输出端 Y 为高电平"1"。

（2）$V_A = 5V$:合理选择参数使三极管饱和导通,饱和压降 $U_{CES} \approx 0V$,输出端电位 $V_Y \approx U_{CES} = 0V$,即输出端 Y 为低电平"0"。

由上述可知,非门电路的输入端为低电平"0"时,输出为高电平"1";输入端为高电平"1"时,输出为低电平"0",实现的是"入高出低,入低出高"的非逻辑关系。非门电路的输出、输入状态总是相反,所以也称为反相器。图8-4(b)为非门电路的逻辑符号。

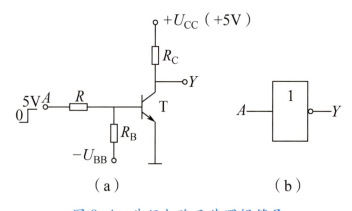

图8-4　非门电路及其逻辑符号

（a）非门电路;（b）逻辑符号。

四、与非逻辑及其门电路

为了扩大逻辑功能,常常将三种基本逻辑门电路组合起来,构成与非、或非、与或非等复合门电路,实现与非、或非、与或非等复合逻辑关系。下面只讨论与非逻辑及与非门电路。

（一） 与非逻辑关系

与非逻辑是与逻辑和非逻辑组合而成的一种复合逻辑关系,例如当变量 A、B 和 C 作与非逻辑运算得到 Y 时,其逻辑表达式可以写成:

$$Y = \overline{ABC} \tag{8-4}$$

读作"Y 等于 ABC 非"或"Y 等于 A 与 B 与 C 非"。其逻辑规则是"全 1 为 0,见 0 为 1"。与非门电路的真值表如表 8-9 所示。

表 8-9　与非逻辑真值表

A	B	C	Y
0	0	0	1
0	0	1	1
0	1	0	1
0	1	1	1
1	0	0	1
1	0	1	1
1	1	0	1
1	1	1	0

（二） 与非门电路

图 8-5(a)为三个输入端的三极管与非门电路,第一级为三输入端与门电路,第二级为非门电路。其逻辑功能是:当电路的输入端至少有一个输入为低电平"0"时,与门输出 P 点为低电平,即第二级的非门的输入为低电平"0",非门的输出即整个电路的输出为高电平"1";当电路输入端全为高电平"1"时,与门输出 P 点为高电平,即第二级非门的输入为高电平"1",非门的输出即整个电路的输出为低电平"0"。其实现的是"有低为高,全高为低"的与非逻辑关系。图 8-5(b)为与非门电路逻辑符号。

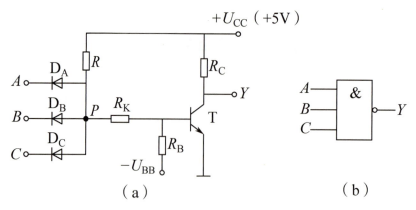

图 8-5 与非门电路及其逻辑符号

（a）与非门电路；（b）逻辑符号。

第三节 逻辑代数基础

逻辑运算的数学方法就是逻辑代数，又称布尔代数，它是分析和设计数字逻辑电路的主要数学工具。

一、逻辑代数运算法则

基于与、或、非三种基本逻辑运算，可以得出以下逻辑函数的基本定律。

（一）逻辑代数基本定律

1. 0–1 律
$$\begin{cases} A+0=A & A+1=1 \\ A \cdot 1=A & A \cdot 0=0 \end{cases} \tag{8-5}$$

2. 互补律 $A+\bar{A}=1$ $A \cdot \bar{A}=0$ $\tag{8-6}$

3. 重叠律 $A+A=A$ $A \cdot A=A$ $\tag{8-7}$

4. 还原律 $\bar{\bar{A}}=A$ $\tag{8-8}$

5. 交换律
$$\begin{cases} A \cdot B=B \cdot A \\ A+B=B+A \end{cases} \tag{8-9}$$

6. 结合律
$$\begin{cases} (A \cdot B) \cdot C=A \cdot (B \cdot C) \\ (A+B)+C=A+(B+C) \end{cases} \tag{8-10}$$

7. 分配律
$$\begin{cases} A \cdot (B+C)=A \cdot B+A \cdot C \\ A+B \cdot C=(A+B) \cdot (A+C) \end{cases} \tag{8-11}$$

证：$(A+B) \cdot (A+C)=A \cdot A+A \cdot C+B \cdot A+B \cdot C$

$$=A+A \cdot C+B \cdot A+B \cdot C$$

$$=A(1+C+B)+B \cdot C$$

$$=A+B \cdot C$$

8. 吸收律 $\begin{cases} A+A \cdot B=A \\ A \cdot (A+B)=A \end{cases}$ $\begin{cases} A+\bar{A} \cdot B=A+B \\ A \cdot (\bar{A}+B)=A \cdot B \end{cases}$ (8-12)

证：$A+A \cdot B=A \cdot (1+B)=A$

$A \cdot (A+B)=A \cdot A+A \cdot B=A+A \cdot B=A$

$A+\bar{A} \cdot B=(A+\bar{A}) \cdot (A+B)=A+B$

$A \cdot (\bar{A}+B)=A \cdot \bar{A}+A \cdot B=A \cdot B$

9. 反演律(摩根定理) $\begin{cases} \overline{A \cdot B}=\bar{A}+\bar{B} \\ \overline{A+B}=\bar{A} \cdot \bar{B} \end{cases}$ (8-13)

证：

A	B	$\bar{A}$	$\bar{B}$	$A \cdot B$	$A+B$	$\overline{A \cdot B}$	$\bar{A}+\bar{B}$	$\overline{A+B}$	$\bar{A} \cdot \bar{B}$
0	0	1	1	0	0	1	1	1	1
0	1	1	0	0	1	1	1	0	0
1	0	0	1	0	1	1	1	0	0
1	1	0	0	1	1	0	0	0	0

（二）逻辑代数的常用公式

公式1：$A+A \cdot B=A$ $\qquad$ $A \cdot (A+B)=A$ (8-14)

公式2：$A \cdot B+A \cdot \bar{B}=A$ $\qquad$ $(A+B) \cdot (A+\bar{B})=A$ (8-15)

公式3：$AB+\bar{A}C+BC=AB+\bar{A}C$ $\quad$ $AB+\bar{A}C+BCD=AB+\bar{A}C$ (8-16)

在复杂逻辑运算中，运算的优先顺序与普通代数相同，即先计算括号内的运算，再进行逻辑乘（与）运算，最后进行逻辑加（或）运算。

二、逻辑函数的化简

同一逻辑关系的逻辑表达式有多种形式，从而根据逻辑表达式所设计的逻辑电路也不尽相同。在实际进行逻辑电路的设计时要求用最简的逻辑表达式，以便得到最简的逻辑电路，从而降低生产成本，提高电路的可靠性。化简逻辑函数常用方法有两种：一种是公式化简法，即用逻辑代数中的基本定律和常用公式进行化简；另一种是图形化简法，即用卡诺图进行化简。

（一）最简逻辑函数的概念

逻辑表达式的形式多种多样，可以是与-或表达式，也可以是与-非表达式等，但大多都可以根据逻辑函数的基本定律和常用公式变换得到最简与-或表达式。最简与-或表达式的标准是：

（1）逻辑表达式中的乘积项（与项）的个数最少。

（2）每个乘积项中的变量数最少。

（二） 逻辑函数的公式化简法

公式化简法就是利用逻辑函数的基本定律和常用公式消去逻辑表达式中多余的乘积项和每个乘积项中多余的变量，从而得到逻辑函数最简形式的方法。

【例 8-1】 利用逻辑代数化简下列逻辑表达式：

$$Y = \bar{A}BCD + ABCD$$

解：
$$Y = \bar{A}BCD + ABCD$$
$$= BCD(\bar{A} + A)$$
$$= BCD$$

【例 8-2】 利用逻辑代数化简下列逻辑表达式：

$$Y = AB + \bar{B}C + \bar{A}C$$

解：
$$Y = AB + \bar{B}C + \bar{A}C$$
$$= AB + (\bar{B} + \bar{A})C$$
$$= AB + (\bar{A} + \bar{B})C$$
$$= AB + \overline{AB}C$$
$$= AB + C$$

公式法化简逻辑函数需要熟练掌握并灵活运用逻辑函数的基本定律和常用公式，还需要有一定的化简经验和技巧，这种方法适用于变量较多、较复杂的逻辑函数式化简。

（三） 逻辑函数的卡诺图化简法

卡诺图化简法是逻辑函数的图形化简法，化简步骤明确，能较方便地得到逻辑函数的最简与-或表达式。

1. 逻辑函数的最小项表达式

（1）最小项的定义：一个 n 个变量的逻辑函数，如果乘积项中含有全部变量，并且每个变量在该乘积项中以原变量或反变量的形式只出现一次，则该乘积项就定义为该逻辑函数的最小项。n 个变量的逻辑函数的最小项共有 2^n 个。

如 3 个变量的逻辑函数共有 $2^3 = 8$ 个最小项：

$$\bar{A}\bar{B}\bar{C}、\bar{A}\bar{B}C、\bar{A}B\bar{C}、\bar{A}BC、A\bar{B}\bar{C}、A\bar{B}C、AB\bar{C}、ABC$$

（2）最小项的性质：以 3 个变量的全部最小项为例说明它的性质（表 8-10）。

表 8-10　三变量最小项真值表

ABC	$\overline{A}\,\overline{B}\,\overline{C}$	$\overline{A}\,\overline{B}C$	$\overline{A}B\overline{C}$	$\overline{A}BC$	$A\overline{B}\,\overline{C}$	$A\overline{B}C$	$AB\overline{C}$	ABC
000	1	0	0	0	0	0	0	0
001	0	1	0	0	0	0	0	0
010	0	0	1	0	0	0	0	0
011	0	0	0	1	0	0	0	0
100	0	0	0	0	1	0	0	0
101	0	0	0	0	0	1	0	0
110	0	0	0	0	0	0	1	0
111	0	0	0	0	0	0	0	1

三变量最小项真值表如表 8-10 所示,从该表可以得出最小项具有以下性质:

1)对于任意一个最小项,有且只有一组变量使其取值为 1,而其余各组变量取值均使它的值为 0。

2)不同的最小项,有不同的变量取值使它的值为 1。

3)对于变量的任一组取值,任意两个最小项的乘积为 0。

4)对于变量的任一组取值,全体最小项之和为 1。

(3)最小项的编号:为了便于书写,最小项用 m_i 表示,其下标 i 是最小项的编号。编号的方法是:将最小项中原变量取 1,反变量取 0,则一个最小项对应一组二进制数,这个二进制数对应的十进制数即为该最小项的编号 i,如表 8-11 所示。逻辑函数就可以用字母 m 加相应的编号表示,如:$Y = \sum m(0,1,2,3\cdots\cdots)$。

表 8-11　三变量最小项的编号表

最小项名称	对应二进制数	对应十进制数	最小项编号
$\overline{A}\,\overline{B}\,\overline{C}$	000	0	m_0
$\overline{A}\,\overline{B}C$	001	1	m_1
$\overline{A}B\overline{C}$	010	2	m_2
$\overline{A}BC$	011	3	m_3
$A\overline{B}\,\overline{C}$	100	4	m_4
$A\overline{B}C$	101	5	m_5
$AB\overline{C}$	110	6	m_6
ABC	111	7	m_7

(4) 逻辑函数的最小项表示:任意一个逻辑函数都可以通过基本定律 $A+\bar{A}=1$ 变换为一组最小项之和的标准形式,且这组最小项是唯一的。

【例 8-3】 将逻辑函数 $Y(A,B,C)=AB+BC$ 展开成最小项之和的形式。

解:
$$\begin{aligned} Y(A,B,C) &= AB+BC \\ &= AB(C+\bar{C})+BC(A+\bar{A}) \\ &= ABC+AB\bar{C}+ABC+\bar{A}BC \\ &= ABC+AB\bar{C}+\bar{A}BC \\ &= m_7+m_6+m_3 \\ &= \sum m(3,6,7) \end{aligned}$$

2. 逻辑函数的卡诺图表示　卡诺图是逻辑函数的一种图形表示法,就是与最小项对应的按一定规则排列的方格图,又称最小项方格图。n 个变量的逻辑函数有 2^n 个最小项,就需要有 2^n 个小方格表示。小方格的排列规则是要求在几何位置相邻的两个最小项也满足逻辑相邻,即两个相邻最小项只有一个变量为互反变量,其余变量都相同,如 ABC 与 $\bar{A}BC$。比较常用的卡诺图有二变量卡诺图、三变量卡诺图和四变量卡诺图。

二变量卡诺图如图 8-6 所示。图 8-6(a)中标出了两个变量 4 个最小项的位置。若用 1 和 0 分别表示原变量和反变量,可以得到图 8-6(b),方格中的数字就是对应的最小项的变量取值。卡诺图也可以用最小项的编号表示,如图 8-6(c)所示。

A \ B	0	1
0	$\bar{A}\bar{B}$	$\bar{A}B$
1	$A\bar{B}$	AB

(a)

A \ B	0	1
0	00	01
1	10	11

(b)

A \ B	0	1
0	m_0	m_1
1	m_2	m_3

(c)

图 8-6　二变量卡诺图

(a) 最小项表示;(b) 变量取值表示;(c) 最小项编号表示。

三变量卡诺图和四变量卡诺图如图 8-7 所示。注意,三变量卡诺图中横向变量 BC 四变量卡诺图中的纵向变量 AB 和横向变量 CD 的次序是按照(00,01,11,10)的顺序,而不是

A \ BC	00	01	11	10
0	m_0	m_1	m_3	m_2
1	m_4	m_5	m_7	m_6

(a)

AB \ CD	00	01	11	10
00	m_0	m_1	m_3	m_2
01	m_4	m_5	m_7	m_6
11	m_{12}	m_{13}	m_{15}	m_{14}
10	m_8	m_9	m_{11}	m_{10}

(b)

图 8-7　三变量、四变量卡诺图

(a) 三变量卡诺图;(b) 四变量卡诺图。

按照自然二进制代码$(00,01,10,11)$的顺序排列,这样做的目的是保证卡诺图中最小项的逻辑相邻性。

获得逻辑函数的卡诺图表示有两种方法:①已知逻辑表达式,将其展开成最小项之和的形式,然后在卡诺图上与这些最小项对应的小方格里填1,其余的小方格填0,即可得到该逻辑函数的卡诺图表示;②已知逻辑函数的真值表,在卡诺图中对应于变量取值的每一个小方格内,根据真值表的函数值,是1填1,是0填0。

【例8-4】画出逻辑函数$Y(A,B,C,D)=A\bar{B}C+AB\bar{C}+A\bar{D}$的卡诺图。

解:首先将该逻辑函数展开成最小项之和的形式

$$Y(A,B,C,D)=A\bar{B}C+AB\bar{C}+A\bar{D}$$
$$=A\bar{B}C(D+\bar{D})+AB\bar{C}(D+\bar{D})+A\bar{D}(B+\bar{B})(C+\bar{C})$$
$$=A\bar{B}CD+A\bar{B}C\bar{D}+AB\bar{C}D+AB\bar{C}\bar{D}+ABC\bar{D}+A\bar{B}\bar{C}\bar{D}$$
$$=\sum m(8,10,11,12,13,14)$$

在这些对应最小项的小方格里填入1,其余位置填0,可得到该逻辑函数的卡诺图,如图8-8所示。

对已知逻辑函数表达式,画其卡诺图时,不一定必须将其化成最小项之和的形式,由于逻辑表达式的每一个乘积项是包含所有该乘积项的最小项的公因子,所以可在这些最小项方格中填入1。如$A\bar{B}C$是最小项$A\bar{B}CD$和$A\bar{B}C\bar{D}$的公因子故可以直接在卡诺图上所有$A=1$、$B=0$、$C=1$的小方格内填入1,其他与项也类似。

CD \\ AB	00	01	11	10
00	0	0	0	0
01	0	0	0	0
11	1	1	0	1
10	1	0	1	1

图8-8 例8-4图

【例8-5】根据逻辑函数的真值表如表8-12所示,画出该逻辑函数的卡诺图。

表8-12 例8-5真值表

A	B	C	Y
0	0	0	1
0	0	1	0
0	1	0	0
0	1	1	1
1	0	0	1
1	0	1	1
1	1	0	0
1	1	1	1

解:此逻辑函数是三变量的逻辑函数,根据真值表8-12中每一组变量取值对应的逻辑函数值Y,是1在卡诺图相应的位置填1,是0在卡诺图相应的位置填0,如图8-9所示。

3. 逻辑函数的卡诺图化简法　利用卡诺图化简逻辑函数的方法称为卡诺图化简法。其基本原理就是将具有逻辑相邻性的最小项合并,消去互反的变量,达到化简的目的。

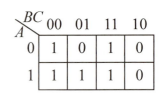

图 8-9　例 8-5 卡诺图

卡诺图化简法的基本步骤:

(1) 画出逻辑函数的卡诺图。

(2) 按照最小项的合并原则,将取值为 1 的逻辑相邻的最小项圈成一组(画圈),每组写一个与项。

(3) 将各与项进行逻辑加,写出逻辑函数的最简与-或表达式。

最小项合并原则:

(1) 只有相邻最小项才能合并。

(2) 两个相邻最小项合并为一个与项,可消去一个变量;四个相邻最小项合并为一个与项,可消去两个变量……,2^n 个相邻最小项合并为一个与项,可消去 n 个变量。

(3) 相邻最小项合并时,消去的是它们中的互反变量,保留的是它们中的共有变量。

画圈合并相邻最小项时的注意事项:

(1) 每个包围圈只能包含 2^n 个方格($n=0,1,2\cdots\cdots$)。也就是说只能按 1、2、4、8……2^n 个方格的数目圈包围圈。

(2) 包围圈的个数尽量少,这样逻辑函数的与项就少。

(3) 包围圈尽量大,这样消去的变量就越多,与项中的变量数目就越少。

(4) 为了使包围圈尽量大,为 1 的小方格可以被重复圈,但在新画的包围圈中必须有新的为 1 的小方格,否则该包围圈是多余的。

(5) 含 1 的方格都应被圈入,没有与之相邻的为 1 的最小项,独立构成一个圈,组成一个与项,以防遗漏。

注意:卡诺图上下、左右和四角上的最小项也是几何相邻最小项,可以圈在一起并合并。

【例 8-6】利用卡诺图化简逻辑函数 $Y=\overline{A}C+BC+\overline{A}\,\overline{B}+\overline{A}\,\overline{C}+\overline{B}\,\overline{C}$

解:该逻辑函数有 3 个变量,画出它的卡诺图,圈包围圈,如图 8-10 所示。

每个包围圈合并成一个与项,消去互反变量,保留共有变量:

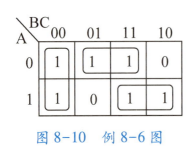

图 8-10　例 8-6 图

$$\overline{A}BC+\overline{A}\,\overline{B}C=\overline{B}C$$

$$\overline{A}\,\overline{B}\,\overline{C}+\overline{A}BC=\overline{A}C$$

$$ABC+AB\overline{C}=AB$$

于是得出化简后的逻辑表达式:

$$Y=\overline{B}C+\overline{A}C+AB$$

【例 8-7】 利用卡诺图化简逻辑函数 $Y(A,B,C,D)=\sum m(1,5,6,7,11,12,13,15)$

解: 将最小项填入卡诺图,圈包围圈,如图 8-11 所示。

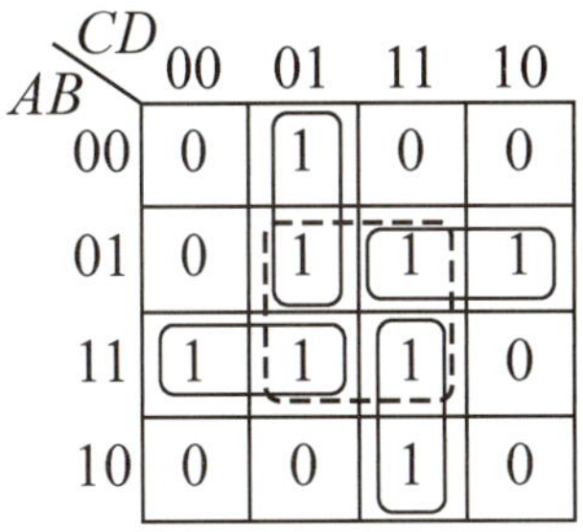

由图 8-11 合并最小项,可得化简后的逻辑函数:

$$Y=\overline{A}\,\overline{C}D+\overline{A}BC+AB\overline{C}+ACD$$

注意,画包围圈时,应保证"每圈有新"。如图 8-11 中虚线所组成的圈虽大,没有新的为 1 的小方格,是多余的包围圈,应当消除。

4. 具有无关项的逻辑函数的化简　无关项是指那些与所讨论的逻辑问题没有关系的变量取值组合所对应的最小项。这些最小项有两种情况:①一种是约束项,即某些变量取值组合是不允许出现的,如 8421BCD 编码中 1010~1111 这 6 种代码是不允许出现的,是受到约束的,故称约束项。②另一种是任意项,即某些变量取值组合所对应的函数值可以是任意的,是 0 是 1 均可,对逻辑关系没有影响。这些变量取值称为任意项。

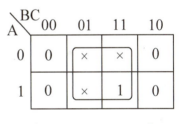

图 8-11　例 8-7 图

约束项和任意项统称为无关项,所谓无关是指是否将这些最小项写入逻辑表达式无关紧要,可以写入也可以删除。在卡诺图中,无关项对应的方格中常用"×"来标记,有需要时方格中视为 1,不需要时方格中视为 0。在逻辑函数中用字母 d 和相应的编号表示无关项: $\sum d(1,2,3\cdots)$。

利用卡诺图化简时,无关项方格是作为 1 方格还是作为 0 方格,应根据化简需要灵活确定,对具有无关项的逻辑函数进行化简时,合理地利用无关项可使所圈包围圈更大,通常可以得到更简单的结果。

【例 8-8】 用卡诺图化简含有无关项的逻辑函数

$$Y(A,B,C)=\sum m(7)+\sum d(1,3,5)$$

解: 画出含有无关项的该逻辑函数的卡诺图,这里将无关项当做 1,使包围圈变大,结果最简。如图 8-12 所示。

合并最小项可得最简逻辑表达式为

$$Y=C$$

图 8-12　例 8-8 图

第四节　组合逻辑电路的分析与设计

根据逻辑功能的不同,数字电路可分为两大类:一类为组合逻辑电路(简称组合电路),另一类为时序逻辑电路(简称时序电路)。本节先介绍组合逻辑电路。

一个数字电路,如果任意时刻的输出只取决于该时刻的输入,而与电路原来的状态无关,这样的电路就称为组合逻辑电路。

组合逻辑电路无论简单或复杂,都具有以下特点:①由逻辑门电路组合而成。②电路的输出与输入之间无反馈路径。③电路中不包括记忆单元,无记忆功能。

在数字系统中,很多逻辑部件都属于组合逻辑电路,如编码器、译码器、数据选择器、加法器等。

一、组合逻辑电路的分析

所谓组合逻辑电路的分析,就是对于一个给定的逻辑电路通过一定的方法确定其逻辑功能。分析步骤一般为:

(1)根据给定的逻辑电路图从输入到输出逐级写出逻辑表达式。

(2)利用逻辑代数或卡诺图对逻辑表达式进行化简或变换,得到最简逻辑表达式。

(3)根据最简逻辑表达式列出相应的真值表。

(4)根据真值表中各组变量及其对应的函数值对逻辑电路进行分析,确定其功能。

【例8-9】 分析图8-13(a)所示逻辑电路的逻辑功能。

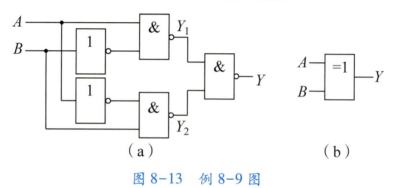

图8-13　例8-9图

(a)逻辑电路图;(b)逻辑符号。

解:(1)由逻辑电路图列出逻辑表达式:从输入到输出逐级写出逻辑表达式

$$Y_1 = \overline{A \cdot \overline{B}}$$

$$Y_2 = \overline{\overline{A} \cdot B}$$

$$Y = \overline{Y_1 \cdot Y_2} = \overline{\overline{A \cdot \overline{B}} \cdot \overline{\overline{A} \cdot B}}$$

(2)运用逻辑代数进行化简:

$$Y = \overline{\overline{A \cdot \overline{B}} \cdot \overline{\overline{A} \cdot B}} = \overline{\overline{A \cdot \overline{B}}} + \overline{\overline{\overline{A} \cdot B}} = A \cdot \overline{B} + \overline{A} \cdot B$$

(3)根据化简后的逻辑表达式列出真值表:两个输入变量共有4种取值组合。将每一种组合的A、B取值分别代入逻辑表达式中求出Y的值,并将结果填入表内,可得真值表,如表8-13所示。

(4)逻辑功能分析:由真值表可以得出,当输入端A和B不同为"1"或"0"时,输出端Y为"1";否则,输出端Y为"0",输入和输出的这种因果关系称异或逻辑关系,即"某件事情具有两个条件,有且只有其中一个条件满足时,这件事情才能发生,若两个条件同时满足或同时不满足,此事皆不能发生",此电路称为异或门电路。

异或门电路的逻辑符号如图8-13(b)所示。异或门的逻辑表达式可写成

$$Y = A \cdot \overline{B} + \overline{A} \cdot B = A \oplus B$$

表 8-13 异或门真值表

A	B	Y
0	0	0
0	1	1
1	0	1
1	1	0

二、组合逻辑电路的设计

组合逻辑电路的设计就是根据给定的逻辑问题,通过一定的方法设计出满足该逻辑要求的逻辑电路。其设计过程与分析过程正好相反,设计步骤一般为:

(1)根据给定的逻辑问题,确定输入、输出变量并进行逻辑赋值,列出真值表。

(2)由真值表列出逻辑表达式。

(3)利用逻辑代数或卡诺图对逻辑表达式进行化简或变换。

(4)根据化简或变换后的逻辑表达式画出对应的逻辑电路图。

【例 8-10】 用与非门设计一个三人表决电路,结果按"少数服从多数"的原则决定。

解:(1)根据给定的逻辑问题进行逻辑赋值,列出真值表。

设三人为输入变量分别用 A、B、C 表示,同意用"1"表示,不同意用"0"表示;Y 表示表决结果,Y 为"1"时,表示表决通过,Y 为"0"时,表示不通过。由此可列出满足该逻辑问题的真值表,如表 8-14 所示。

表 8-14 例 8-10 的真值表

A	B · C		Y
0	0	0	0
0	0	1	0
0	1	0	0
0	1	1	1
1	0	0	0
1	0	1	1
1	1	0	1
1	1	1	1

（2）由真值表列出逻辑表达式：

1）找出 $Y=1$ 对应的输入变量组合。

2）对每一种变量组合而言，如果输入变量为"1"，则取其原变量本身（如 A）；如果输入变量为"0"，则取其反变量（如 $\bar{A}$），最后写成一个乘积项，如表8-14真值表中第一组 $Y=1$ 的变量组合写为 $\bar{A}BC$。

3）各组变量组合之间是或逻辑关系，即 $Y=1$ 的所有组合的乘积项之和。

$$Y=\bar{A}BC+A\bar{B}C+AB\bar{C}+ABC$$

（3）化简得最简与-或逻辑表达式：

$$Y=AB+BC+AC$$

由于要求用与非门实现该逻辑功能，故将最简与或逻辑表达式转换为与非表达式：

$$Y=AB+BC+AC=\overline{\overline{AB+BC+AC}}=\overline{\overline{AB}\cdot\overline{BC}\cdot\overline{AC}}$$

（4）根据化简和变换后的逻辑表达式画出相应的逻辑电路图，如图8-14所示。

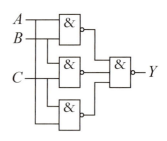

图 8-14　例 8-10 逻辑电路图

三、常用组合逻辑电路

（一）普通编码器

编码是用数字、文字或符号来表示某一对象或信号的过程。如把十进制数0~7用3位二进制数来表示，十进制数0编成二进制数码000，十进制数1编成二进制数码001，十进制数2编成二进制数码010等等。能够实现编码过程的数字电路称为编码器。

编码器可以分为普通编码器和优先编码器。普通编码器工作时，任何时刻只允许输入一个编码信号，否则逻辑输出将发生混乱。

1. 二进制编码器　二进制编码器是将某种信号编成二进制代码的电路。1位二进制代码有0和1两种状态，可以表示2个信号；2位二进制代码可以表示4个信号；n 位二进制代码可以表示 2^n 个信号。一般而言，N 个不同的信号，至少需要 n 位二进制数编码。N 和 n 之间满足下列关系：$2^n \geq N$。

例如要把 $I_0 \sim I_7$ 这八个输入信号编成对应的二进制代码并输出，且要求用与非门实现，可以通过以下四个步骤实现：

（1）确定所需的二进制代码的位数：有八个输入信号，则编码器的输出至少有三位（$2^3=8$）。因此，这种编码器也称为8线-3线编码器。

（2）列真值表：将八个不同的输入信号与三位二进制代码一一对应起来，一般二进制代码按照二进制数加1递增或减1递减的规律进行编码。注意任意时刻只允许一个输入信号有效（高电平1）。这里按照加1递增的规律进行编码所得真值表如表8-15所示。

表 8-15　8 线–3 线编码器的真值表

输入								输出		
I_0	I_1	I_2	I_3	I_4	I_5	I_6	I_7	Y_2	Y_1	Y_0
1	0	0	0	0	0	0	0	0	0	0
0	1	0	0	0	0	0	0	0	0	1
0	0	1	0	0	0	0	0	0	1	0
0	0	0	1	0	0	0	0	0	1	1
0	0	0	0	1	0	0	0	1	0	0
0	0	0	0	0	1	0	0	1	0	1
0	0	0	0	0	0	1	0	1	1	0
0	0	0	0	0	0	0	1	1	1	1

（3）根据真值表写出逻辑表达式：由表 8-15 可知，同一时刻，只能对八个输入信号中的一个信号进行编码。输出函数的逻辑表达式为：

$$Y_2 = I_4 + I_5 + I_6 + I_7 = \overline{\overline{I_4 + I_5 + I_6 + I_7}} = \overline{\overline{I_4} \cdot \overline{I_5} \cdot \overline{I_6} \cdot \overline{I_7}}$$

$$Y_1 = I_2 + I_3 + I_6 + I_7 = \overline{\overline{I_2 + I_3 + I_6 + I_7}} = \overline{\overline{I_2} \cdot \overline{I_3} \cdot \overline{I_6} \cdot \overline{I_7}}$$

$$Y_0 = I_1 + I_3 + I_5 + I_7 = \overline{\overline{I_1 + I_3 + I_5 + I_7}} = \overline{\overline{I_1} \cdot \overline{I_3} \cdot \overline{I_5} \cdot \overline{I_7}}$$

（4）根据逻辑表达式画出逻辑电路图，如图 8-15 所示。当 $I_0 \sim I_7$ 均为 0 时，输出为 000，表示 I_0，所以 I_0 输入线可以不画出。

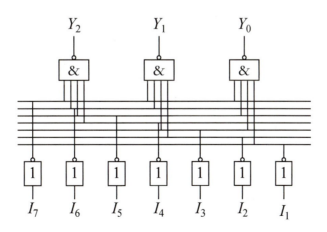

图 8-15　8 线–3 线编码器的逻辑电路图

2. 二–十进制（BCD）编码器　将十进制数编成 BCD 码的电路称为二–十进制编码器。同样通过四个步骤实现：

（1）确定所需的二进制代码的位数：由于一位十进制数有0~9十个数字，输出至少需要四位二进制数。因此，这种编码器也称为10线-4线编码器。

（2）列真值表：按照8421BCD码的编码规律，取四位二进制代码的前十种状态组合分别对应十进制数0~9。输入信号用$I_0 \sim I_9$表示，有效编码请求用高电平1表示，输出函数用$Y_3 \sim Y_0$表示，列出真值表如表8-16所示。

表8-16　二-十进制编码器的真值表

对应十进制数	输入										输出			
	I_0	I_1	I_2	I_3	I_4	I_5	I_6	I_7	I_8	I_9	Y_3	Y_2	Y_1	Y_0
0	1	0	0	0	0	0	0	0	0	0	0	0	0	0
1	0	1	0	0	0	0	0	0	0	0	0	0	0	1
2	0	0	1	0	0	0	0	0	0	0	0	0	1	0
3	0	0	0	1	0	0	0	0	0	0	0	0	1	1
4	0	0	0	0	1	0	0	0	0	0	0	1	0	0
5	0	0	0	0	0	1	0	0	0	0	0	1	0	1
6	0	0	0	0	0	0	1	0	0	0	0	1	1	0
7	0	0	0	0	0	0	0	1	0	0	0	1	1	1
8	0	0	0	0	0	0	0	0	1	0	1	0	0	0
9	0	0	0	0	0	0	0	0	0	1	1	0	0	1

（3）根据真值表写出逻辑表达式：

$$Y_3 = I_8 + I_9 = \overline{\overline{I_8 + I_9}} = \overline{\overline{I_8} \cdot \overline{I_9}}$$

$$Y_2 = I_4 + I_5 + I_6 + I_7 = \overline{\overline{I_4 + I_5 + I_6 + I_7}} = \overline{\overline{I_4} \cdot \overline{I_5} \cdot \overline{I_6} \cdot \overline{I_7}}$$

$$Y_1 = I_2 + I_3 + I_6 + I_7 = \overline{\overline{I_2 + I_3 + I_6 + I_7}} = \overline{\overline{I_2} \cdot \overline{I_3} \cdot \overline{I_6} \cdot \overline{I_7}}$$

$$Y_0 = I_1 + I_3 + I_5 + I_7 + I_9 = \overline{\overline{I_1 + I_3 + I_5 + I_7 + I_9}} = \overline{\overline{I_1} \cdot \overline{I_3} \cdot \overline{I_5} \cdot \overline{I_7} \cdot \overline{I_9}}$$

（4）根据逻辑表达式画出逻辑电路图，如图8-16所示。

（二）显示译码器

译码是编码的逆过程。译码就是将某种特定含义的代码"翻译"出它的"原义"。能够实现译码过程的数字电路称为译码器。显示译码器能够把8421BCD码（0000~1001）译成十进制数0~9，并用显示器显示出来。

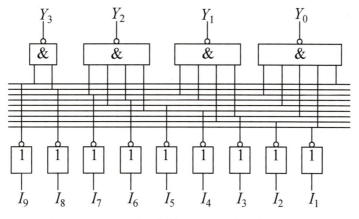

图 8-16　二-十进制编码器的逻辑电路图

1. 字符显示器　常见的字符显示器有半导体数码管和液晶显示器两种。半导体数码管又称为 LED 数码管,即每段为一个发光二极管,有共阴极和共阳极两种接法,如图 8-17 所示。共阴极接法时,字段接高电平该字段就亮,而共阳极接法时,字段接低电平该字段才亮。十进制数 0~9 是利用七段字形不同组合显示出来的。例如,若要显示十进制数 1,需要 b、c 两个字段点亮,其余字段熄灭;若要显示 9,需要除 e 字段熄灭外,其余字段均需点亮。数码管中的小数点不属于字段,可根据需要处理为常亮或常灭。

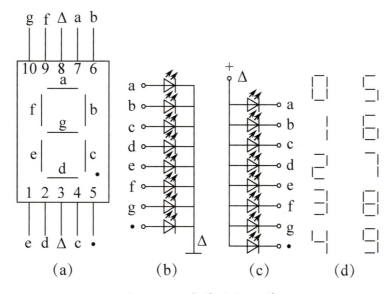

图 8-17　半导体数码管

（a）数码管；（b）共阴极接法；（c）共阳极接法；（d）七段字形显示。

2. 七段显示译码器　七段显示译码器的功能就是将 8421BCD 码译成字符显示器所需的输入信号,进而显示出相应的十进制数码。

以七段显示译码器 74LS248 为例,其真值表如表 8-17 所示,输出高电平有效,"×"表示任意输入。

74LS248 的输出 $Y_a \sim Y_g$ 为有效高电平时,可以直接驱动共阴极数码管对应字段点亮,如图 8-18 所示。

表 8-17　七段显示译码器 74LS248 真值表 Y_a

输入						输入/输出	输出							字形显示
$\overline{LT}$	$\overline{RBI}$	D	C	B	A	$\overline{BI}/\overline{RBO}$	Y_a	Y_b	Y_c	Y_d	Y_e	Y_f	Y_g	
1	1	0	0	0	0	1	1	1	1	1	1	1	0	0
1	×	0	0	0	1	1	0	1	1	0	0	0	0	1
1	×	0	0	1	0	1	1	1	0	1	1	0	1	2
1	×	0	0	1	1	1	1	1	1	1	0	0	1	3
1	×	0	1	0	0	1	0	1	1	0	0	1	1	4
1	×	0	1	0	1	1	1	0	1	1	0	1	1	5
1	×	0	1	1	0	1	1	0	1	1	1	1	1	6
1	×	0	1	1	1	1	1	1	1	0	0	0	0	7
1	×	1	0	0	0	1	1	1	1	1	1	1	1	8
1	×	1	0	0	1	1	1	1	1	1	0	1	1	9
×	×	×	×	×	×	0	0	0	0	0	0	0	0	灭灯
1	0	0	0	0	0	0	0	0	0	0	0	0	0	灭零
0	×	×	×	×	×	1	1	1	1	1	1	1	1	8

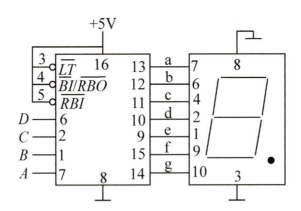

图 8-18　74LS248 驱动 LED 数码管的连接图

$\overline{LT}$ 为试灯端。当 $\overline{LT}=0$ 时，$Y_a \sim Y_g$ 七段输出均为 1，数码管全亮，由此可检测其好坏。

$\overline{RBI}$ 为灭零输入端，可将有效数字前、后无用的 0 熄灭，低电平有效。

$\overline{BI}/\overline{RBO}$ 为灭灯输入/灭零输出端。该端既可作为输入也可作为输出。当 $\overline{BI}=0$ 时，七段数码输出为 0,数码管熄灭;当 $\overline{RBO}=0$ 时,数码管也熄灭,但是这种情况只有当 $\overline{RBI}=0$、输入为二进制代码 0000 时,$\overline{RBO}$ 输出才为 0,所以熄灭的是数字 0,对数字 1~9 则照常显示。

第五节　触　发　器

数字电路分为组合逻辑电路和时序逻辑电路,组合逻辑电路在上一节中已经介绍,本节主要介绍时序逻辑电路。时序逻辑电路的输出状态不仅取决于当时的输入,还与电路原来的状态有关。时序逻辑电路的基本单元电路是触发器。

触发器具有两种稳定状态,"0"状态和"1"状态。如果对其外加适当的触发信号,触发器能够从一种稳定状态翻转为另一个稳定状态,称为触发器翻转,即触发器可以从"0"状态变换为"1"状态,或从"1"状态变换为"0"状态。而且当外界信号消失后,能将新建立的状态保持下来,称触发器具有记忆功能。触发器按结构不同可以分为:基本 *RS* 触发器、同步 *RS* 触发器、主从触发器和边沿触发器。按逻辑功能不同可以分为:*RS* 触发器、*JK* 触发器、*D* 触发器、*T* 触发器和 *T′* 触发器。

一、*RS* 触发器

（一）基本 *RS* 触发器

1. 电路组成　基本 *RS* 触发器是由两个与非门的输入和输出交叉连接而成,如图 8-19(a)所示。Q 和 $\overline{Q}$ 是基本 *RS* 触发器的输出端,正常情况下,两者的逻辑状态总是相反的。触发器有两种稳定状态:一种是 $Q=1$,$\overline{Q}=0$,称为"1"态(或置位状态);另一种是 $Q=0$,$\overline{Q}=1$,称为"0"态(或复位状态)。与其相对应的输入端分别称为直接置位端 $\overline{S}$(或直接置"1"端)和直接复位端 $\overline{R}$(或直接置"0"端)。

2. 工作原理　触发器接收输入信号之前的输出状态称为原态或现态,用 Q^n 表示;接收输入信号之后的输出状态称为次态,用 Q^{n+1} 表示。由于基本 *RS* 触发器有两个输入端,故分四种情况分析其逻辑功能:

（1）$\overline{S}=1$,$\overline{R}=0$:所谓 $\overline{S}=1$,就是将 $\overline{S}$ 端加高电平;而 $\overline{R}=0$,就是在 $\overline{R}$ 端加低电平。设触发器的初始状态为"1"态,即 $Q=1$,$\overline{Q}=0$。这时与非门 G_2 有一个输入端为"0",其输出端 $\overline{Q}$ 变为"1";而与非门

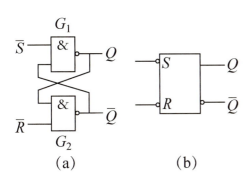

图 8-19　基本 *RS* 触发器

（a）逻辑图;（b）逻辑符号。

G_1 两个输入端全为"1",其输出端 Q 变为"0"。即触发器由"1"态翻转为"0"态。若触发器的初始状态为"0"态,则触发器的状态将保持不变,仍为"0"态。因此,当 $\bar{S}=1,\bar{R}=0$ 时,触发器具有置 0 功能。

(2) $\bar{S}=0,\bar{R}=1$:设触发器的初始状态为"0"态,即 $Q=0$,$\bar{Q}=1$。这时与非门 G_1 有一个输入端为"0",其输出端 Q 变为"1";而与非门 G_2 两个输入端全为"1",其输出端 $\bar{Q}$ 变为"0"。即,在 $\bar{S}$ 端加低电平后,触发器由"0"态翻转为"1"态。若触发器的初始状态为"1"态,则触发器的状态将保持不变,仍为"1"态。因此,当 $\bar{S}=0,\bar{R}=1$ 时,触发器具有置 1 功能。

(3) $\bar{S}=1,\bar{R}=1$:设触发器的初始状态为"0"态,即 $Q=0$,$\bar{Q}=1$。这时与非门 G_2 有一个输入端为"0",其输出端 $\bar{Q}$ 变为"1";该"1"电平反馈到与非门 G_1 的输入端,使它的两个输入端全为"1",所以与非门 G_1 的输出端 Q 为"0",即状态保持不变。若触发器的初始状态为"1"态,即 $Q=1$,$\bar{Q}=0$,此时与非门 G_1 有一个输入端为"0",其输出端 Q 为"1";该"1"电平反馈到与非门 G_2 的输入端,使它的两个输入端全为"1",所以与非门 G_2 的输出端 $\bar{Q}$ 为"0",即状态保持不变。因此,$\bar{S}=1,\bar{R}=1$ 时,触发器保持原状态不变,具有存储或记忆功能。

(4) $\bar{S}=0,\bar{R}=0$:当 $\bar{S}$ 端和 $\bar{R}$ 端同时加低电平时,两个与非门输出端均为"1",违反了两个输出端 Q 和 $\bar{Q}$ 状态应该相反的逻辑要求。当两个输入信号同时回到"1"后,触发器的状态不能确定。因此,这种情况在正常使用中应避免出现。

综上所述,基本 RS 触发器有两个稳定状态,它可以直接置位或复位,并具有存储或记忆功能。在直接置位端加低电平($\bar{S}=0$)即可置位,在直接复位端加低电平($\bar{R}=0$)即可复位。当直接置位端和直接复位端均为高电平时,触发器保持原状态不变,实现存储或记忆功能。但是,直接置位端 $\bar{S}$ 和直接复位端 $\bar{R}$ 不能同时处于低电平状态。

3. 逻辑功能　触发器逻辑功能常用特性表、波形图等方式描述。触发器次态 Q^{n+1} 与输入端 $\bar{S}$、$\bar{R}$ 和原态 Q^n 之间关系的真值表称为特性表(表 8-18)。

表 8-18　基本 RS 触发器特性表

$\bar{S}$	$\bar{R}$	Q^n	Q^{n+1}	功能说明
1	0	0	0	置 0
1	0	1	0	
0	1	0	1	置 1
0	1	1	1	

$\bar{S}$	$\bar{R}$	Q^n	Q^{n+1}	功能说明
1	1	0	0	保持
1	1	1	1	
0	0	0	×	不定
0	0	1	×	

触发器的逻辑功能也可以用波形图表示，图 8-20 是基本 RS 触发器的工作波形图。

图 8-19(b)是基本 RS 触发器的逻辑符号，图中输入端引线上靠近方框的小圆圈表示触发器的输入端是低电平有效。基本 RS 触发器的状态受输入信号的直接控制，因此也被称为直接置位、直接复位触发器。

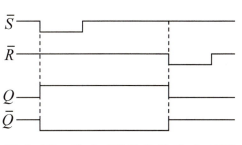

图 8-20　基本 RS 触发器的波形图

（二）同步 RS 触发器

如果要求触发器在指定的时刻翻转，就需要引入一个用来统一步调的控制信号，这就是时钟脉冲信号 CP。引入时钟脉冲信号 CP 后，触发器只有在时钟脉冲控制信号到达时才根据输入信号改变其输出状态，这种触发器称为同步触发器。

1. 电路组成　图 8-21(a)是同步 RS 触发器的逻辑图，图 8-21(b)是其逻辑符号。从图 8-21(a)可以看出，电路在基本 RS 触发器的基础上增加了两个由时钟脉冲 CP 控制的与非门 G_3 和 G_4。与非门 G_1 和 G_2 构成基本 RS 触发器，与非门 G_3 和 G_4 构成导引电路，实现对输入端 R 和 S 的控制，故称为同步 RS 触发器。其中 R 为复位输入端，S 为置位输入端，CP 为时钟信号输入端；$\bar{R}_D$ 和 $\bar{S}_D$ 是直接复位端和直接置位端，它们不受时钟脉冲的控制，可以直接使触发器置"0"或置"1"，在工作过程中不用时应使它们处于无效高电平"1"。

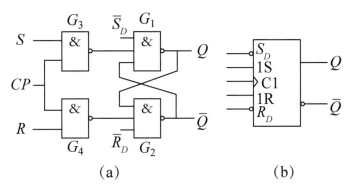

(a)　　　　　　　　　　(b)

图 8-21　同步 RS 触发器

(a) 逻辑图；(b) 逻辑符号。

2. 工作原理　同步 RS 触发器是利用时钟脉冲 CP 进行选通控制。当时钟脉冲 CP=0 时,控制门 G_3 和 G_4 被封锁,其输出均为"1"。这时,无论 R 端和 S 端的状态如何变化,触发器的状态保持不变。

当时钟脉冲 CP=1 时,控制门 G_3 和 G_4 被打开,触发器才按照 R、S 输入端的状态来决定其输出状态。对 CP=1 时,分四种情况来分析:

(1) S=1,R=0:G_3 门的输出为 0,G_4 门的输出为 1,它们即基本 RS 触发器的输入,触发器具有置 1 功能。

(2) S=0,R=1:G_3 门的输出为 1,G_4 门的输出为 0,它们即基本 RS 触发器的输入,触发器具有置 0 功能。

(3) S=0,R=0:G_3 门的输出为 1,G_4 门的输出为 1,它们即基本 RS 触发器的输入,触发器具有保持功能。

(4) S=1,R=1:G_3 门的输出为 0,G_4 门的输出为 0,它们即基本 RS 触发器的输入,此种情况应避免出现。

3. 逻辑功能　同步 RS 触发器的特性表如表 8-19 所示。图 8-22 是同步 RS 触发器的工作波形图。

表 8-19　同步 RS 触发器特性表

CP	S	R	Q^n	Q^{n+1}	功能说明
0	×	×	0	0	保持
0	×	×	1	1	
1	0	0	0	0	保持
1	0	0	1	1	
1	0	1	0	0	置 0
1	0	1	1	0	
1	1	0	0	1	置 1
1	1	0	1	1	
1	1	1	0	×	不定
1	1	1	1	×	

同步 RS 触发器虽然可以在时钟脉冲的控制下,适时地翻转。但实际上,要求在触发器翻转之后,时钟脉冲应由高电平及时变为低电平,否则,触发器将会继续翻转,即产生所谓的"空翻"现象,造成触发器动作混乱。为了防止"空翻"现象,在结构上多采用主从型触发器。

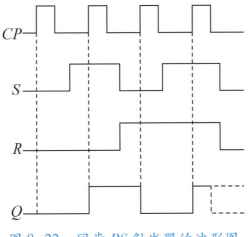

图 8-22　同步 RS 触发器的波形图

二、JK 触发器

1. 电路组成　图 8-23（a）是主从 JK 触发器的逻辑图。它是由两个同步 RS 触发器通过非门 G 和两条反馈线连接而成的,接 J、K 输入端的触发器是主触发器,主触发器后面是从触发器,所以称为主从触发器。主触发器的输出作为从触发器的输入,使得稳态时两个同步 RS 触发器的输出状态保持一致,从触发器的输出通过反馈线引到主触发器的输入端,从而避免了输出状态的不确定性。图 8-23（b）是该触发器的逻辑符号。

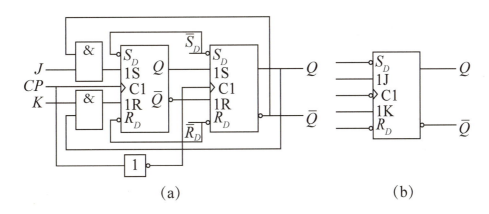

（a）　　　　　　　　　　　　（b）

图 8-23　主从 JK 触发器

（a）逻辑图；（b）逻辑符号。

2. 工作原理　当时钟脉冲到来后,即当 CP 从 0 变为 1 时,非门 G 的输出为"0",故从触发器的状态不变;主触发器的状态取决于输入端 J、K 以及 Q、$\bar{Q}$ 的状态,即 $S = \bar{J}Q$,$R = KQ$,主触发器的输出状态送到从触发器输入端。当 CP 从 1 变为 0 时,主触发器的状态不变,此时非门 G 的输出为"1",从触发器打开,接收主触发器的状态输出,从而使主、从触发器的状态一致,主从触发器在时钟脉冲下降沿触发,避免了空翻现象。

主从 JK 触发器的逻辑功能分析如下:

（1）当 $J=0$，$K=0$ 时：不管触发器原来的状态如何，在 $CP=1$ 时，主触发器的输入信号 $S=0$、$R=0$，它的状态保持不变；当 CP 下降沿到来时，从触发器的状态也不会改变，即触发器具有保持功能，$Q^{n+1}=Q^n$。

（2）当 $J=0$，$K=1$ 时：在 $CP=1$ 时，主触发器的输入信号 $S=0$、$R=Q$。若触发器初始状态为"0"态，则 $S=0$、$R=0$，主触发器的状态不变，当 CP 下降沿到来时，从触发器的状态也不会改变，保持"0"态；若触发器初始状态为"1"态，即 $S=0$、$R=1$，主触发器的状态置 0，当 CP 下降沿到来时，从触发器接收主触发器的状态输出，即触发器置 0，$Q^{n+1}=0$。

（3）当 $J=1$，$K=0$ 时：在 $CP=1$ 时，主触发器的输入信号 $S=\bar{Q}$、$R=0$。若触发器初始状态为"0"态，则 $S=1$、$R=0$，主触发器的状态是置 1，当 CP 下降沿到来时，从触发器接收主触发器状态输出，具有置 1 功能；若触发器初始状态为"1"态，则 $S=0$、$R=0$，主触发器保持 1 态，当 CP 下降沿到来时，从触发器接收主触发器状态输出，所以其状态仍为 1，即触发器置 1，$Q^{n+1}=1$。

（4）当 $J=1$，$K=1$ 时：在 $CP=1$ 时，主触发器的输入信号 $S=\bar{Q}$、$R=Q$。若触发器初始状态为"0"态，则 $S=1$、$R=0$，主触发器状态翻转为"1"态；当 CP 下降沿到来时，从触发器接收主触发器状态输出，其状态翻转为"1"态；若触发器初始状态为"1"态，则 $S=0$、$R=1$，主触发器状态翻转为"0"态，当 CP 下降沿到来时，从触发器接收主触发器状态输出，其状态翻转为"0"态。即触发器具有翻转或计数功能，$Q^{n+1}=\bar{Q^n}$。

3. 逻辑功能　主从 JK 触发器的逻辑功能可用表 8-20 所示特性表表示。图 8-24 是主从 JK 触发器的工作波形图。

表 8-20　主从 JK 触发器特性表

J	K	Q^n	Q^{n+1}	功能说明
0	0	0	0	保持
0	0	1	1	
0	1	0	0	置 0
0	1	1	0	
1	0	0	1	置 1
1	0	1	1	
1	1	0	1	翻转
1	1	1	0	

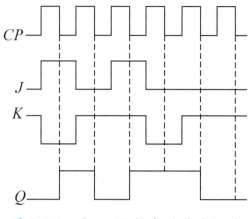

图 8-24   主从 JK 触发器的波形图

三、其他触发器简介

（一） T 触发器

把 JK 触发器的 J、K 端接在一起作为输入端便构成了 T 触发器。如图 8-25 所示。当 $T=0$ 时,时钟脉冲作用后触发器状态不变,即 $Q^{n+1}=Q^n$;当 $T=1$ 时,触发器具有计数功能,每来一个时钟脉冲,触发器就翻转一次。故 T 触发器具有"保持"和"翻转"功能,其特性表如表 8-21 所示。

表 8-21 T 触发器特性表

T	Q^{n+1}
0	Q^n
1	$\overline{Q^n}$

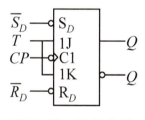

图 8-25 T 触发器

（二） D 触发器

D 触发器可由 JK 触发器加非门电路构成,逻辑图和逻辑符号如图 8-26 所示。D 触发器只有一个输入端,输入端接 J 端的同时,经非门反相后接 K 端。当 $D=1$,即 $J=1$,$K=0$ 时,在时钟脉冲 CP 的下降沿触发器翻转为(或保持)"1"态;当 $D=0$,即 $J=0$,$K=1$ 时,在 CP 的下降沿触发器翻转为(或保持)"0"态。

由上述可知,D 触发器的逻辑功能是输出状态随着输入端 D 的状态而变化,某个时钟脉冲到来之后输出端 Q 的状态和该脉冲到来之前输入端 D 的状态一致,即:$Q^{n+1}=D^n$。故 D 触发器具有置 1 和置 0 功能,其特性表如表 8-22 所示。

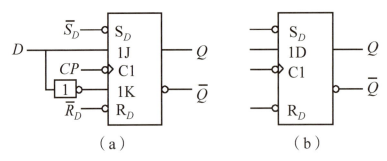

图 8-26　D 触发器

（a）逻辑图;（b）逻辑符号。

表 8-22　D 触发器特性表

D	Q^{n+1}
0	0
1	1

（三）T' 触发器

当 T 触发器的输入信号 $T=1$ 时,T 触发器便成了 T' 触发器。T' 触发器只具有翻转功能,即:$Q^{n+1}=\overline{Q^n}$。由 JK 触发器构成的 T' 触发器如图 8-27 所示。

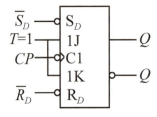

图 8-27　JK 触发器构成的 T' 触发器

第六节　时序逻辑电路

时序逻辑电路(简称时序电路)是数字电路的重要组成部分,在现代医学影像设备、数字化仪表和其他数字技术中被广泛应用。本节主要介绍两种典型的时序逻辑电路:寄存器和计数器。

一、概　　述

（一）特点

时序逻辑电路在任意时刻的输出不仅与该时刻的输入信号有关,而且还与电路原来的状态有关,所以电路中必须包括具有"记忆"功能的器件,记住电路原来的状态,并与输入信号共同决定电路现在的输出。电路结构上,时序逻辑电路由组合逻辑电路和触发器两部分组成。

(二) 分类

时序逻辑电路按构成其触发器触发脉冲输入方式的不同可以分为同步时序逻辑电路和异步时序逻辑电路两类。

1. 同步时序逻辑电路 电路中各个触发器由统一的时钟脉冲 CP 控制,各触发器的状态同时变化。

2. 异步时序逻辑电路 电路中各个触发器的时钟脉冲不同步,因此各个触发器的状态变化也不一致。

二、寄 存 器

寄存器是数字系统常用的逻辑部件,它用来暂时存放数码或指令等。一个触发器只能暂时存放一位二进制数信息,存放 n 位二进制数时,需要 n 个触发器。从功能上,寄存器可以分为数码寄存器和移位寄存器,区别在于有无移位功能。

(一) 数码寄存器

数码寄存器具有接收数码、存放数码、取出数码和清除原有数码的功能。图 8-28 是一个由 D 触发器组成的四位数码寄存器。$\overline{R_D}$ 为异步复位(清零)端,低电平有效,其作用是清除寄存器中原有数码,使四个触发器全部置零,即 $Q_3Q_2Q_1Q_0 = 0000$。寄存器在工作时,$\overline{R_D}$ 为高电平。例如数码 $D_3D_2D_1D_0 = 1100$ 被送到寄存器的输入端,当寄存器寄存指令脉冲的上升沿到达时,由 D 触发器的特性可知,触发器的输出状态由输入端 D 的状态决定,即 $Q_3^{n+1}Q_2^{n+1}Q_1^{n+1}Q_0^{n+1} = 1100$,于是输入端的数码被存入寄存器中。这种寄存器对数码具有暂存功能,或称锁存功能,故也称锁存器。由于各位数码是同时输入的。其输出状态也是同时建立起来的,这种输入、输出方式称为并行输入、并行输出方式。

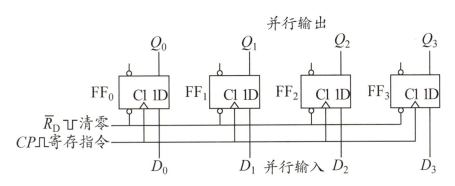

图 8-28 由 D 触发器构成的四位数码寄存器

常用的四位双稳态锁存器有 74LS375、74HC173、74HC299、CC4076、CC40106 等。下面以 74LS375 为例说明其内部结构和功能。74LS375 是四位 D 锁存器,逻辑图如图 8-29 所示,外引脚排列如图 8-30 所示,功能表如表 8-23 所示。

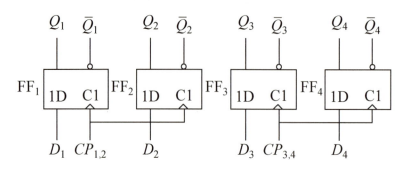

图 8-29　74LS375 逻辑图

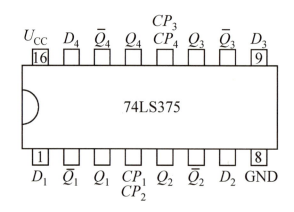

图 8-30　74LS375 外引脚排列图

表 8-23　74LS375 功能表

输入		输出		功能说明
D	CP	Q	$\bar{Q}$	
0	1	0	1	接收 0
1	1	1	0	接收 1
×	0	不变	不变	锁存数码

由表 8-23 可以看出,74LS375 功能如下:

（1）接收数码:在 $CP=1$，$Q=D$ 时,数码存入寄存器。

（2）锁存数码:在 $CP=0$ 时,无论输入如何变化,寄存器的输出状态不变,具有锁存功能。

（二）移位寄存器

移位寄存器除具有数码寄存器的功能外,还可在时钟脉冲(移位脉冲)的控制下,将寄存的数码向左或向右移位;数码的输入、输出方式可以是串行的,也可以是并行的,因此能方便地进行串行码和并行码之间的转换。移位寄存器分为单向移位寄存器和双向移位寄存器。

1. 单向移位寄存器　图 8-31(a)是由 4 个 D 触发器组成的四位右移寄存器,从图 8-31(a)可以看出,由一个移位时钟脉冲 CP 共同控制 4 个触发器的时钟输入端。从左至右每个触发器的输出端都接到下一个触发器的输入端,只有 FF_0 的输入端 $D_0 = D_I$,寄存的数码在此逐位移入,实现触发器的状态依次移入右侧相邻的触发器中。

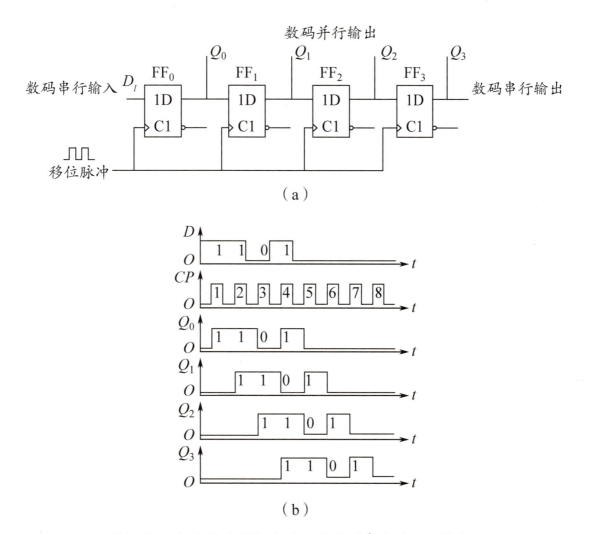

图 8-31　由 D 触发器组成的四位右移寄存器及工作波形

（a）电路;（b）工作波形。

该移位寄存器的工作原理如下:由 D 触发器的逻辑功能 $Q^{n+1} = D$ 可知,每来一个移位脉冲,输入端就有一位数码移入。与此同时,每个触发器的状态便依次移入右侧相邻的触发器中。移位一次,存入一个新数码。在连续 4 个移位脉冲之后,4 位数码从高位至低位全部移入寄存器中存放。例如 D 端输入串行码 1101,按照移位脉冲的节拍,数码在移位寄存器中移位的情况见表 8-24。

表 8-24 四位右移寄存器数码移动状态表

现态	数码输入	移位脉冲	次态	移位情况
$Q_0^n Q_1^n Q_2^n Q_3^n$	D_I	CP	$Q_0^{n+1} Q_1^{n+1} Q_2^{n+1} Q_3^{n+1}$	
0 0 0 0	1	↑	1 0 0 0	右移 1 位
1 0 0 0	1	↑	1 1 0 0	右移 2 位
1 1 0 0	0	↑	0 1 1 0	右移 3 位
0 1 1 0	1	↑	1 0 1 1	右移 4 位

注：↑表示 CP 脉冲上升沿触发。

从表 8-24 可以看出，第 4 个移位脉冲后，触发器的输出状态 $Q_3 Q_2 Q_1 Q_0$ 为 1101，与输入数码一致。

取出数码的方式有串行和并行两种。如果将串行码转换成并行码，只要从 4 个触发器的 Q 端并行输出数码即可。若要将输入数码逐位取出，可以在 FF_3 的 Q_3 端进行串行输出，只需再经过 4 个移位时钟脉冲，数码便可逐位串行输出，如图 8-31(b)所示，可见第 8 个脉冲后，1101 全部从寄存器中移出。

2. 双向移位寄存器 双向移位寄存器同时具有数据的左移和右移功能，其应用比较灵活。集成双向移位寄存器 74LS194 的外引脚排列如图 8-32 所示，其功能表如表 8-25 所示。

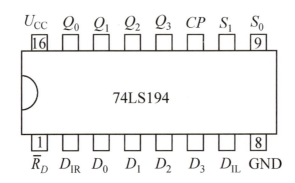

图 8-32 集成双向移位寄存器 74LS194 外引脚排列图

表 8-25 集成双向移位寄存器 74LS194 功能表

输入										输出				功能说明
$\overline{R_D}$	S_1	S_0	CP	D_{IL}	D_{IR}	D_0	D_1	D_2	D_3	Q_0	Q_1	Q_2	Q_3	
0	×	×	×	×	×	×	×	×	×	0	0	0	0	异步清零
1	×	×	0	×	×	×	×	×	×	Q_0^n	Q_1^n	Q_2^n	Q_3^n	
1	1	1	↑	×	×	d_0	d_1	d_2	d_3	d_0	d_1	d_2	d_3	同步置数

输入										输出				功能说明
$\bar{R}_D$	S_1	S_0	CP	D_{IL}	D_{IR}	D_0	D_1	D_2	D_3	Q_0	Q_1	Q_2	Q_3	
1	0	1	↑	×	1	×	×	×	×	1	Q_0^n	Q_1^n	Q_2^n	向右移位
1	0	1	↑	×	0	×	×	×	×	0	Q_0^n	Q_1^n	Q_2^n	向右移位
1	1	0	↑	1	×	×	×	×	×	Q_1^n	Q_2^n	Q_3^n	1	向左移位
1	1	0	↑	0	×	×	×	×	×	Q_1^n	Q_2^n	Q_3^n	0	向左移位
1	0	0	×	×	×	×	×	×	×	Q_0^n	Q_1^n	Q_2^n	Q_3^n	保持

注:↑表示 CP 脉冲上升沿触发。

由表 8-25 可以看出,74LS194 具有如下功能:

(1) 异步清零功能: $\bar{R}_D$ 为异步复位(清零)端,当 $\bar{R}_D = 0$ 时,无论其他输入端为何种状态,都使 $Q_0Q_1Q_2Q_3 = 0000$。

(2) 同步置数功能:由 S_1、S_0 两个控制端,可取得四种控制信号($S_1S_0 = 00,01,10,11$)。当 $\bar{R}_D = 1$, $S_1S_0 = 11$ 时,在 CP 上升沿作用下,使 $D_0 \sim D_3$ 端输入数码 $d_0 \sim d_3$ 并行送入寄存器,即寄存器并行置数,使 $Q_0Q_1Q_2Q_3 = d_0d_1d_2d_3$ 。

(3) 右移位功能:当 $\bar{R}_D = 1$, $S_1S_0 = 01$ 时,在 CP 上升沿作用下, $Q_1 = Q_0^n$ 、 $Q_2 = Q_1^n$ 、 $Q_3 = Q_2^n$,寄存器向右移位。

(4) 左移位功能:当 $\bar{R}_D = 1$, $S_1S_0 = 10$ 时,在 CP 上升沿作用下, $Q_0 = Q_1^n$ 、 $Q_1 = Q_2^n$ 、 $Q_2 = Q_3^n$,寄存器向左移位。

(5) 保持功能:当 $\bar{R}_D = 1$, $S_1S_0 = 00$ 时,无论其他输入端为何种状态,寄存器都保持原态不变。

一个 74LS194 芯片只能寄存四位数码,若需要寄存的数码超过四位,就要用两个或多个 74LS194 芯片级联成更多位的寄存器。由于 74LS194 功能齐全,在实际数字系统中被广泛使用,故也称为通用型寄存器。

三、计 数 器

计数器能累计输入脉冲的数目,就像我们数数一样,1、2、3……,最后给出累计的总数。计数器按计数进制不同可分为:二进制计数器、十进制计数器和任意进制计数器;按计数增减不同可分为:加法计数器、减法计数器和可逆计数器;按计数器中的触发器是否同时翻转可分为:同步计数器和异步计数器。下面主要讨论异步计数器和同步计数器。

（一）异步二进制加法计数器

由表8-26可知,每来一个计数脉冲,最低位触发器就翻转一次,而高位触发器是在相邻低位触发器从"1"变为"0"时翻转。因此可用四个主从 JK 触发器来组成四位异步二进制加法计数器,逻辑图如图8-33(a)所示。

表8-26　四位二进制数加法计数器的状态表

计数脉冲数	二进制数				计数脉冲数	二进制数			
	Q_3	Q_2	Q_1	Q_0		Q_3	Q_2	Q_1	Q_0
0	0	0	0	0	9	1	0	0	1
1	0	0	0	1	10	1	0	1	0
2	0	0	1	0	11	1	0	1	1
3	0	0	1	1	12	1	1	0	0
4	0	1	0	0	13	1	1	0	1
5	0	1	0	1	14	1	1	1	0
6	0	1	1	0	15	1	1	1	1
7	0	1	1	1	16	0	0	0	0
8	1	0	0	0					

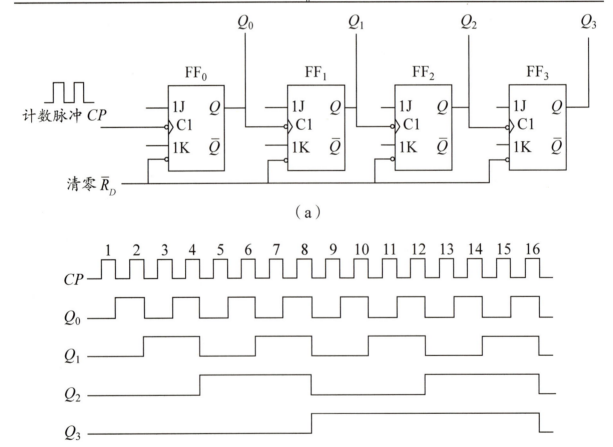

（a）

（b）

图8-33　主从 JK 触发器组成的四位异步二进制加法计数器及工作波形

（a）电路;（b）工作波形。

工作原理分析如下:计数前先用清零信号使各触发器清零,即使计数器处于 0000 状态。由于每个触发器的 J 端和 K 端悬空,相当于输入高电平"1",故具有计数功能。当第一个计数脉冲下降沿到来后,FF_0 由 0 态变为 1 态,即 $Q_0=1$,计数器为 0001 状态;第二个计数脉冲下降沿到来后,FF_0 由 1 态变为 0 态,相当于给相邻高位触发器 FF_1 输入了有效触发沿下降沿,从而触发 FF_1,使其从 0 态翻转为 1 态,即 $Q_1=1$,计数器为 0010 状态。依此类推。

由上述可知,由于计数脉冲不是同时加到各位触发器的 CP 端,而只加到最低位触发器,其他各位触发器则由相邻低位触发器输出的进位脉冲来触发,因此它们的状态变换有先有后,是异步的,故称"异步"加法计数器。该计数器的工作波形如图 8-33(b)所示。

(二) 同步二进制加法计数器

若计数器由四个主从 JK 触发器组成,由表 8-26 分析可得各位触发器的 J 端、K 端的逻辑表达式:

(1) 第一位触发器 FF_0:每来一个计数脉冲就翻转一次,故 $J_0=K_0=1$。

(2) 第二位触发器 FF_1:在 $Q_0=1$ 时,再来一个计数脉冲才发生翻转,故 $J_1=K_1=Q_0$。

(3) 第三位触发器 FF_2:在 $Q_1=Q_0=1$ 时,再来一个计数脉冲才发生翻转,故 $J_2=K_2=Q_1Q_0$。

(4) 第四位触发器 FF_3:在 $Q_2=Q_1=Q_0=1$ 时,再来一个计数脉冲才发生翻转,故 $J_3=K_3=Q_2Q_1Q_0$。

由上可得四位同步二进制加法计数器的逻辑图如图 8-34 所示。由于计数脉冲同时加到各位触发器的 CP 端,它们的状态变换和计数脉冲同步,故称"同步"计数器。该加法计数器,能计的最大十进制数为 $2^4-1=15$。n 位二进制加法计数器,能计的最大十进制数为 2^n-1。

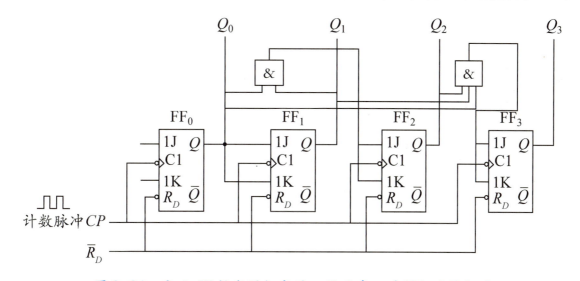

图 8-34　主从 JK 触发器组成的四位同步二进制加法计数器

(三) 十进制计数器

二进制计数器电路结构简单,但是读数不习惯,所以在有些场合采用十进制计数器较为方便。十进制计数器是在二进制计数器的基础上得出的,用四位二进制数来代表一位十进制数,所以也称为二-十进制计数器。由于四位二进制数共有 $2^4=16$ 种组合状态,可取前面的"0000"~"1001"来表示十进制的 0~9 十个数码,而不用后面的"1010"~"1111"

六种组合状态。也就是计数器计到第九个脉冲再来一个脉冲时,即由"1001"变回到"0000",如此十个脉冲循环一次。

由四个 JK 触发器构成的异步十进制加法计数器的逻辑图如图 8-35 所示,工作波形图如图 8-36 所示,读者可自行分析其工作过程。

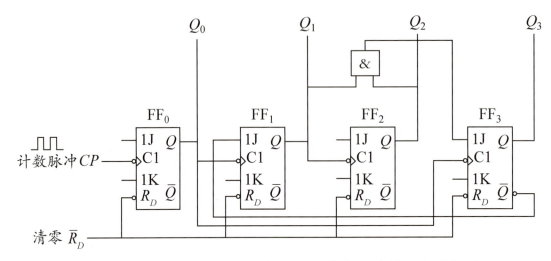

图 8-35　主从 JK 触发器组成的一位异步十进制加法计数器

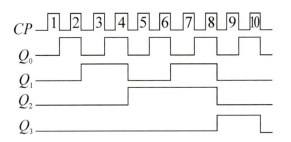

图 8-36　异步十进制加法计数器工作波形图

（四）集成计数器

中规模集成计数器 74LS161 是四位二进制同步计数器,其外引脚排列及符号如图 8-37 所示。图中 Q_3、Q_2、Q_1、Q_0 是计数器高位至低位的输出端,CO 是动态进位输出端,用来做级

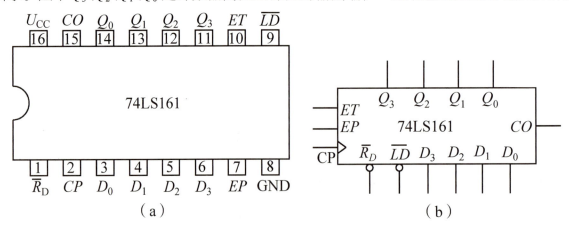

图 8-37　74LS161 外引脚排列及符号

（a）外引脚排列图;（b）符号。

联时的进位信号,高电平有效。D_3、D_2、D_1、D_0 是预置数的数据输入端,$\overline{LD}$ 为同步并行预置数端,$\overline{R_D}$ 为异步复位(清零)端,CP 是计数脉冲输入端,ET、EP 是计数控制端(也称使能端),其功能表如表8-27所示。

表8-27 74LS161 的功能表

| 输入 | | | | | | | | | 输出 | | | | 功能 |
$\overline{R_D}$	$\overline{LD}$	EP	ET	CP	D_3	D_2	D_1	D_0	Q_3	Q_2	Q_1	Q_0	说明
0	×	×	×	×	×	×	×	×	0	0	0	0	异步清零
1	0	×	×	↑	d_3	d_2	d_1	d_0	d_3	d_2	d_1	d_0	同步置数
1	1	0	×	×	×	×	×	×	保持				保持原态
1	1	×	0	×	×	×	×	×	保持				保持原态
1	1	1	1	↑	×	×	×	×	计数				计数

注:↑表示 CP 脉冲上升沿触发。

由表8-27可知,74LS161 具有如下功能:

(1) 直接置零(异步清零)功能:当 $\overline{R_D}=0$ 时,无论 CP 为何种状态,计数器立即清零,即 $Q_3Q_2Q_1Q_0=0000$。

(2) 预置数功能:当 $\overline{R_D}=1$、$\overline{LD}=0$ 时,ET、EP 无论为何种状态,在 CP 上升沿的作用下,并行输入的数据 $d_3d_2d_1d_0$ 被置入计数器,即 $Q_3Q_2Q_1Q_0=d_3d_2d_1d_0$。

(3) 保持功能:当 $\overline{R_D}=1$,$\overline{LD}=1$,且 ET、EP 至少有一个是低电平,即 $ET \cdot ET=0$ 时,计数器停止计数,Q_3、Q_2、Q_1、Q_0 保持原态。

(4) 计数功能:当 $\overline{R_D}=1$、$\overline{LD}=1$、$ET \cdot ET=1$ 时,在 CP 上升沿的作用下,计数器进行四位二进制数的加法计数。当计至 1111 时,进位输出端 $CO=1$,表示低四位计满,向高位进1。

第七节　数模和模数转换器

将数字信号转换成模拟信号的过程称为数-模(D/A)转换,实现数-模转换的电路称为数-模转换器(简称 DAC);将模拟信号转换成数字信号的过程称为模-数(A/D)转换,实现模-数转换的电路称为模-数转换器(简称 ADC)。

一、数-模转换器

D/A 转换器可以将一组输入的二进制数转换成与之成正比的模拟电压或电流。为了将数字量转换成模拟量,必须将二进制数中的每一位的代码按其权的大小转换成对应的模拟量,这些模拟量相加,得到与数字量成正比的总模拟量,从而实现 D/A 转换。

（一） 数-模转换器的基本原理

图8-38是一个四位倒 T 型电阻网络 D/A 转换器的原理图。它由参考电压、电子开关、R 和 $2R$ 构成的倒 T 型电阻网络及反向加法运算放大器四部分组成。电路的输入是四位二进制数 D（设 $D=d_3d_2d_1d_0$）,输出为模拟电压 u_o。

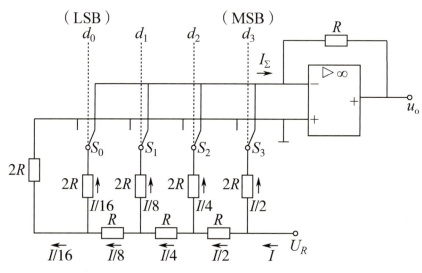

图 8-38 倒 T 型电阻网络 D/A 转换器

每个电子开关的两种状态分别接运算放大器的"虚地"端（u_-）和地（u_+）。电子开关 S_3、S_2、S_1、S_0 分别受四位二进制代码 d_3、d_2、d_1、d_0 的控制。无论开关 S_3、S_2、S_1、S_0 接到哪一边,都相当于接地电位,因此流过每条支路的电流都不变。输入的数字信号 d_3、d_2、d_1、d_0 所控制的只是流过每条支路的电流是否流入运算放大器形成总电流 I_Σ。当 $d_i=1$ 时,S_i 接 u_-,该支路的电流 I_i 流向加法运算放大器;当 $d_i=0$ 时,S_i 接 u_+,该支路的电流 I_i 不流向加法运算放大器,而是流向地。

由图8-38中电路网络的连接方式,可以计算出每条支路上的电流分别为 $\dfrac{I}{2}$、$\dfrac{I}{4}$、$\dfrac{I}{8}$、$\dfrac{I}{16}$,I 为从参考电流流入倒 T 型电阻网络的总电流,其值为 $I=\dfrac{U_R}{R}$。

流入运算放大器的总电流 I_Σ 为:

$$I_\Sigma=I_3d_3+I_2d_2+I_1d_1+I_0d_0=\frac{I}{2^1}d_3+\frac{I}{2^2}d_2+\frac{I}{2^3}d_1+\frac{I}{2^4}d_0$$

由反向加法运算放大器公式可得

$$u_o=-R_F \cdot I_\Sigma=-\frac{U_R}{2^4} \cdot \frac{R_F}{R}(d_32^3+d_22^2+d_12^1+d_02^0)$$

当取 $R_F=R$ 时,输出电压为:

$$u_o = -R_F \cdot I_\Sigma = -\frac{U_R}{2^4}(d_3 2^3 + d_2 2^2 + d_1 2^1 + d_0 2^0)$$

对于 n 位输入的倒 T 型电阻网络数–模转换器,输出模拟信号电压与输入数字量之间的关系为:

$$u_0 = -\frac{U_R}{2^n}(d_{n-1}2^{n-1} + d_{n-2}2^{n-2} + \cdots + d_2 2^2 + d_1 2^1 + d_0 2^0) = -\frac{U_R}{2^n}D_n \qquad (8-17)$$

式(8–17)表明,输出模拟电压 u_o 正比于输入数字量 D_n,实现了从数字信号到模拟信号的转换。

(二) 数–模转换器的主要技术指标

1. 分辨率　是指对输出最小电压的分辨能力。它用输入二进制数只有最低位 d_0 为 1 (即 00…01)时的输出电压与输入数字量全为 1(即 11…11)时的输出电压之比来表示,即

$$分辨率 = \frac{1}{2^n - 1}$$

例如:8 位 D/A 转换器的分辨率为 $\frac{1}{2^8 - 1} = \frac{1}{255} \approx 0.003\ 9$

分辨率常用输入数字量的有效位数表示,如 8 位、12 位或 16 位,D/A 转换器的位数越多,分辨输出最小电压的能力越强。

2. 转换误差　是指实际的 D/A 转换性能和理想转换特性之间的最大误差。一般用输入数字量的最低位(LSB)的倍数表示转换误差。例如给出的误差小于 LSB,则说明输出模拟电压与理论值之间的误差不超过输入为 00…01 时产生的模拟输出电压。

3. 转换时间　是指从输入数字信号起,到输出电压或电流达到稳定值所需要的时间。一般 D/A 转换器的位数越多,所需的转换时间越长。

(三) 集成数–模转换器

DAC 芯片种类繁多,按其性能不同,有通用、高速和高精度等;按其输出模拟信号的类型不同,有电流输出型和电压输出型;按其位数不同,有 8 位、12 位和 16 位等。下面介绍一种通用的 8 位电流输出型 DAC 芯片 DAC0832。

DAC0832 的内部结构主要包括两个 8 位寄存器、控制电路(G_1、G_2、G_3 等门电路)和 D/A 转换器,如图 8–39 所示。其转换时间为 1μs,参考电压+10V 到−10V,功耗 20mW。

DAC0832 采用 20 管脚双列直插式封装,如图 8–40 所示,各引脚使用说明如下:

(1) $DI_7 \sim DI_0$:数字量输入端,其中 DI_7 为最高位,DI_0 为最低位,可直接与 CPU 数据总线相连。

(2) $I_{O1} \sim I_{O2}$:模拟电流输出端 1 和 2,$I_{O1} + I_{O2} =$ 常数。

(3) $\overline{CS}$:片选输入端,低电平有效。

(4) ILE:允许输入锁存端。

(5) $\overline{WR}_1$、$\overline{WR}_2$:写信号输入端,低电平有效。

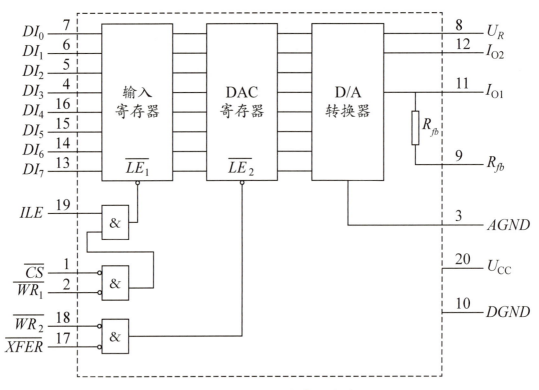

图8-39　DAC0832 内部结构框图

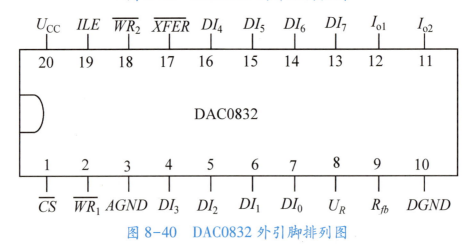

图8-40　DAC0832 外引脚排列图

（6）$\overline{XFER}$：传送控制信号输入端，低电平有效。

（7）R_{fb}：反馈电阻引出端，用于芯片外接运算放大器的反馈电阻，其值为 15kΩ。

（8）U_R：参考电压输入端，范围为 +10V ~ −10V，此电压越稳定模拟输出精度越高。

（9）U_{CC}：电源电压输入端，可在 +5V ~ +15V 范围内选择。

（10）AGND：模拟量接地。

（11）DGND：数字量接地。

二、模-数转换器

A/D 转换器的输入是连续变化的模拟信号，输出则是离散的二进制数字信号。按转换方式可以分为直接型和间接型两大类。直接型 A/D 转换器是把输入的模拟电压信号直接转换为相应的数字信号;间接型 A/D 转换器是将模拟电压信号转换成一个中间量(如时间或频率),然后再将中间量转换成相应的数字信号。

（一） 模-数转换器的基本原理

逐次渐近型 A/D 转换器又称逐次逼近型 A/D 转换器,是一种直接型 A/D 转换器。它由比较器、n 位 D/A 转换器、n 位寄存器、控制电路、输出电路和脉冲信号 CP 等组成。输入为模拟电压信号 u_i,输出为 n 位二进制数字信号。

下面以三位逐次渐近型 A/D 转换器为例,说明该电路中比较器的工作过程,比较器电路原理如图 8-41 所示,它由基准电压、电阻分压电路、电压比较器和编码器等组成。

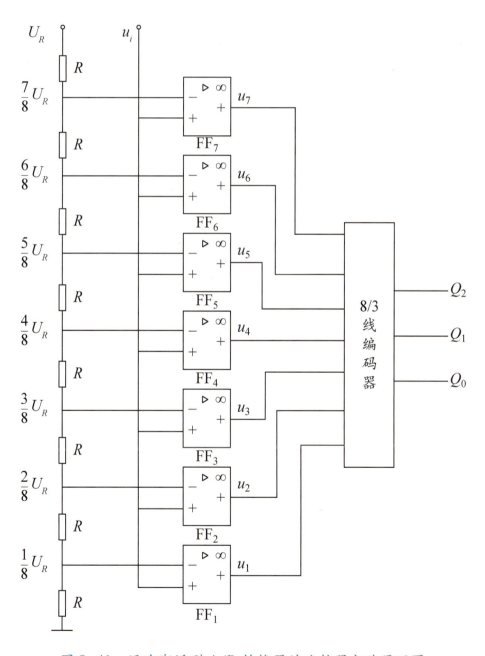

图 8-41　逐次渐近型 A/D 转换器的比较器电路原理图

电阻分压器由八个等值电阻 R 串联组成,它把基准电压 $1/8U_R$ 划分成八等分,形成七个比较电平 $1/8U_R$、$2/8U_R$……$6/8U_R$、$7/8U_R$,分别接至相应的比较器($\text{FF}_1 \sim \text{FF}_7$)的反相输入端,作为比较器的参考电压,输入模拟电压 u_i 同时加到各比较器的同相输入端。当输入模拟电压 u_i 大于比较器的比较电平时,该比较器输出为高电平"1";当输入模拟电压 u_i 小于比较器的比较电平时,该比较器输出为低电平"0"。各比较器输出的高、低电平被送入编码电路,完成二进制编码,从而输出三位二进制数码。A/D 转换器中的比较器输入、输出之间的关系如表 8-28 所示。

表 8-28　逐次渐近型 A/D 转换器的比较器输入、输出之间的关系

输入模拟电压 u_i	比较器输出							编码器输出		
	u_1	u_2	u_3	u_4	u_5	u_6	u_7	Q_2	Q_1	Q_0
$U_R \geqslant u_i > 7/8U_R$	1	1	1	1	1	1	1	1	1	1
$7/8U_R \geqslant u_i > 6/8U_R$	1	1	1	1	1	1	0	1	1	0
$6/8U_R \geqslant u_i > 5/8U_R$	1	1	1	1	1	0	0	1	0	1
$5/8U_R \geqslant u_i > 4/8U_R$	1	1	1	1	0	0	0	1	0	0
$4/8U_R \geqslant u_i > 3/8U_R$	1	1	1	0	0	0	0	0	1	1
$3/8U_R \geqslant u_i > 2/8U_R$	1	1	0	0	0	0	0	0	1	0
$2/8U_R \geqslant u_i > 1/8U_R$	1	0	0	0	0	0	0	0	0	1
$1/8U_R \geqslant u_i > 0$	0	0	0	0	0	0	0	0	0	0

由表 8-28 可以看出,当输入模拟电压 u_i 在 $0 \sim U_R$ 范围内变化时,根据输入模拟量的不同大小,输出三位二进制数码,实现了模拟量到数字量的转换。

(二) 模-数转换器的主要技术指标

1. 分辨率　是指输出数字量对输入模拟量变化的敏感程度,用输出数字量的位数表示。输出数字量的位数越多,分辨率越高。如 A/D 转换器输出为 8 位二进制数,输入模拟电压最大值为 5V,则能区分出输入信号的最小电压为:$\dfrac{1}{2^8} \times 5\text{V} = 19.53\text{mV}$。

2. 转换误差　是指 A/D 转换器实际输出的数字量与理想输出数字量的差别,通常用输出数字量最低位的倍数表示。如转换误差 $< \dfrac{1}{2}LSB$,表示实际输出的数字量与理论上应得到的数字量之间的误差小于最低位的一半。

3. 转换时间　是指 A/D 转换器从接收到转换控制信号起,到输出端得到稳定数字量

所需要的时间。直接型 A/D 转换器的转换时间比间接型 A/D 转换器短。

（三）集成模-数转换器

各种类型的 ADC 芯片都包括以下四种基本信号引脚端:模拟信号输入端(单极性或双极性);数字量输出端(并行或串行);转换启动信号输入端;转换结束信号输出端。下面介绍一种应用较广的 ADC0808/0809 芯片。

ADC0808 和 ADC0809 属逐次渐近型 ADC,除精度略有差别外(前者精度为 8 位,后者精度为 7 位),其余各方面完全相同。ADC0808/0809 芯片分辨率为 8 位,功耗 15mW,输入电压范围 0~5V,供电电源 5V。内部结构如图 8-42 所示。

ADC0808/0809 采用 28 管脚双列直插式封装,如图 8-43 所示,其引脚使用说明如下:

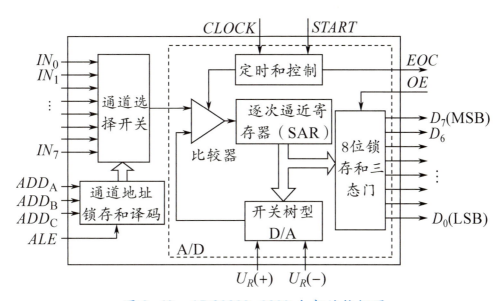

图 8-42　ADC0808-0809 内部结构框图

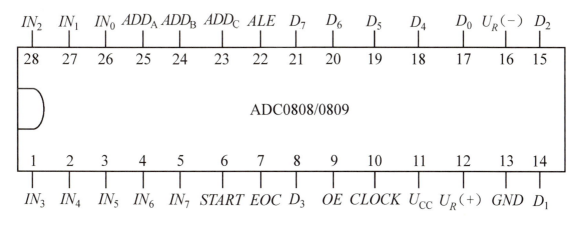

图 8-43　ADC0808-0809 外引脚排列图

（1）$IN_0 \sim IN_7$:8 路模拟输入,通过 3 根地址译码线 ADD_A、ADD_B、ADD_C 来选择通路。

（2）$D_7 \sim D_0$:A/D 转换后的数据输出端,D_7 为最高位,D_0 为最低位。

（3）ADD_A、ADD_B、ADD_C：模拟通道选择地址信号，ADD_A 为低位，ADD_C 为高位。地址信号与选中通道对应关系如表 8-29 所示。

表8-29　ADC0808/0809 地址信号与选中通道的关系

地址			选中通道
ADD_C	ADD_B	ADD_A	
0	0	0	IN_0
0	0	1	IN_1
0	1	0	IN_2
0	1	1	IN_3
1	0	0	IN_4
1	0	1	IN_5
1	1	0	IN_6
1	1	1	IN_7

（4）$U_R(+)$、$U_R(-)$：正、负参考电压输入端，用于提供片内 DAC 电阻网络的基准电压。在单极性输入时，$U_R(+) = 5V$，$U_R(-) = 0V$；双极性输入时，$U_R(+)$、$U_R(-)$ 分别接正、负极性的参考电压。

（5）ALE：地址锁存允许信号，高电平有效。当此信号有效时，A、B、C 三位地址信号被锁存，译码选通对应模拟通道。

（6）$START$：A/D 转换启动信号，正脉冲有效。

（7）EOC：转换结束信号，高电平有效。

（8）OE：输出允许信号，高电平有效。

 知识链接

A/D 转换和 D/A 转换是数字 X 线成像系统工作过程中必不可少的环节。在 X 线束对人体的某一部位进行投照后，A/D 转换器可以将探测器接收到的模拟信号转变为数字信号，并送入计算机进行存储和处理，处理后的数据信息再由 D/A 转换器转变为模拟信号，最终输出至显示设备上显示出图像。

1. 在时间和数值上均离散的信号称为数字信号。处理数字信号的电路称为数字电路,数字电路中三极管工作在开关状态,即饱和区或截止区。

2. 常用的数制有十进制和二进制。十进制的基数是10,进位规则"逢十进一",二进制的基数是2,进位规则"逢二进一"。数制之间可以相互转换。

3. 逻辑代数的基本运算有三种:与运算、或运算、非运算,它分别反映了与、或、非三种逻辑关系。

4. 进行逻辑电路设计时,往往需要最简逻辑表达式。化简逻辑函数的方法有公式化简法和卡诺图化简法。

5. 基本逻辑门电路有:与门、或门、非门。它们的逻辑功能分别是:"有低为低,全高才高""有高为高,全低才低""入低出高,入高出低"。与非门是一种由与门和非门组合而成的复合门电路,其逻辑功能是:"有低为高,全高为低"。

6. 分析组合逻辑电路的步骤是:由逻辑电路图写出逻辑表达式→化简和变换逻辑表达式→列出真值表→确定逻辑功能。设计组合逻辑电路的步骤是:由逻辑功能列出真值表→写出逻辑表达式→化简和变换逻辑表达式→画出逻辑图。

7. 常用的组合逻辑电路有编码器和译码器。编码器是将输入的数字、符号、信息等编成二进制代码输出的电路。译码器是将输入的二进制代码翻译成"原义"进行输出的电路。

8. 触发器是构成时序逻辑电路的基本单元,它有两个稳定状态:"0"态和"1"态,在外信号的作用下,这两个稳定状态可以翻转。

9. 触发器有不同的分类方式。按结构不同,可以分为基本 RS 触发器、同步 RS 触发器、主从触发器和边沿触发器。按逻辑功能不同,可以分为 RS 触发器、JK 触发器、D 触发器、T 触发器和 T' 触发器。

10. RS 触发器具有置1、置0、保持功能;JK 触发器具有置1、置0、保持、翻转功能;D 触发器具有置1、置0功能;T 触发器具有保持、翻转功能;T' 触发器只具有翻转功能。

11. 时序逻辑电路由触发器和组合逻辑电路构成。其特点是在任一时刻的输出不仅与该时刻的输入有关,而且还与电路原来的状态有关,即具有记忆功能。

12. 常见的时序逻辑电路有寄存器和计数器。寄存器可以分为数码寄存器和移位寄存器。计数器可以分为异步计数器和同步计数器。

13. 数模转换器的功能是将数字信号转换成与之成正比的模拟电压或电流信号。

14. 模数转换器的功能是将模拟电压或电流信号转换成与之成正比的数字信号。模数转换器一般分为直接型和间接型两种。

目标测试八

1. 数字电路中的三极管工作在 _____ 和 _____ 状态。

2. 数字电路研究的是电路的输出与输入之间的 _____ 关系,这种关系被称为 _____ 关系。

3. 一保险柜门上装了两把锁,A、B 两位保管员各保管一把锁的钥匙,必须两人同时开锁才能打开保险柜,这种逻辑关系是 _____,其逻辑表达式是 _____。

4. 一个科室的电话有两个分机,科室主任(A)和科员们(B)各用一个,但两者不能同时使用,否则就不能接通,这种逻辑关系是 _____,其逻辑表达式是 _____。

5. 四位二进制加法计数器能记录的最大十进制数是 _____。

6. 一位十进制加法计数器需要用 _____ 个触发器构成。

7. 实现将模拟信号转换为数字信号的电路称为 _____ 转换器。实现将数字信号转换为模拟信号的电路称为 _____ 转换器。

8. 规定 1 表示高电平,0 表示低电平,称为 _____;规定 0 表示高电平,1 表示低电平,称为 _____。

9. 将下列二进制数转换为十进制数:

(1)$(11111101.01)_2 = ($ _____ $)_{10}$

(2)$(10.101)_2 = ($ _____ $)_{10}$

10. 将下列十进制数转换为二进制数:

(1)$(43.5)_{10} = ($ _____ $)_2$

(2)$(125.25)_{10} = ($ _____ $)_2$

11. 分别指出,下述各个结论描述的是哪种逻辑门电路的逻辑功能:

(1)只有当输入全都为高电平时,输出才是低电平。

(2)输入为高电平时,输出是低电平。

(3)只要输入有低电平,输出就是低电平。

(4)只要输入有高电平,输出就是高电平。

12. 分别指出,下面描述的是哪种触发器的逻辑功能:

(1)具有置 1、置 0、保持和翻转四种功能。

(2)具有置 1、置 0 和保持功能。

(3)只有置 1 和置 0 功能。

(4)只有保持和翻转功能。

(5)只有翻转功能。

13. 什么叫数字信号,数字电路的特点是什么?

14. 基本逻辑关系有哪几种? 与之对应的门电路分别是什么门电路?

15. 组合逻辑电路和时序逻辑电路有什么区别?

16. 试列出下列逻辑函数的真值表,并画出其卡诺图和逻辑电路图。

$$Y=AB+AC$$

17. 利用公式化简法化简:

（1）$Y=AB(BC+A)$

（2）$Y=(A+B)A \cdot \bar{B}$

（3）$Y=A\bar{B}+B+\bar{A}B$

（4）$Y=\bar{A}+\bar{B}+\bar{C}+ABC$

18. 用卡诺图化简下列函数:

（1）$Y=AB\bar{C}+B\bar{C}D+\bar{A}BC+AC$

（2）$Y(A,B,C)=\sum m(0,1,2,5)$

19. 一种比赛有 A、B、C 三位裁判,其中一个为总裁判,具有一票否决权。试用与非门设计此三人表决逻辑电路。

20. 试分析题图 8-44 所示逻辑图的逻辑功能。

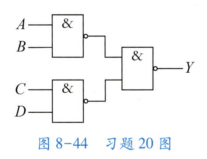

图 8-44   习题 20 图

（徐　霞）

附　录

实　验

实验一　几种常用仪器的使用

【实验目的】

1. 了解几种常用仪器面板上各旋钮和接线柱的作用。

2. 初步学会几种常用仪器的使用方法。

【实验准备】 低频信号发生器一台,电子毫伏表一台,双踪示波器一台。

【实验学时】 2 学时。

【实验原理】 在电子电路实验和医用电工与电子仪器及设备的检修中,常用的电子仪器有示波器、信号发生器、直流稳压电源和测量仪表(如万用表、交流毫伏表)等(实验图 1-1)。

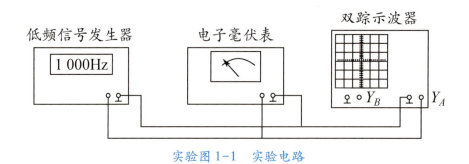

实验图 1-1　实验电路

1. 示波器　示波器是一种用途广泛的电子测量仪器,它能将电信号转换成直接观察的波形,显示在示波器屏幕上,以便对信号进行定性和定量的观测。按输入和显示信号的数量,示波器可分为单踪示波器、双踪示波器和多踪示波器。

为了将被测信号引入示波器输入端,示波器配有专用探头。探头包括连接器、同轴电缆、测量电极和地线,它的作用是减少被测信号失真和外界干扰。探头的测量电极上多配有衰减开关,一般有 1∶1 和 10∶1 两挡,1∶1 挡位对被测信号不衰减,10∶1 挡位对被测信号衰减至 1/10。如选用 10∶1 挡位,测得的电压值要乘以 10。

示波器屏幕上有大小均匀的方格,用来定量观测电信号。电信号在垂直方向,即 Y 轴上的大小代表电信号的幅值,可以用来测量电信号的峰峰值或其他幅值参数;水平方向,即 X 轴的长短代表时间,可以用来测量电信号的周期或其他时间参数。

由于不同的电信号的大小和频率相差很大,为了都能在屏幕上很好地显示,示波器对高电压信号要衰减,对微弱的低电压信号要放大;对高频的过密波形要"展开",对低频的过疏波形要"压缩"。但在计算时还要算出电信号的真实数值,因此,示波器的操作面板上设定有 Y 轴灵敏度选择旋钮(也称电压衰减旋钮)和 X 轴灵敏度选择旋钮(也称扫描时间旋钮)。

Y 轴灵敏度选择开关(附有同轴微调旋钮),分为若干挡位,常用的挡位范围从几毫伏/格到几伏/格,多用类似"5mV/div……5V/div"的形式来表示。X 轴灵敏度选择开关(附有同轴微调旋钮),分为若干挡位,常用的挡位范围从几微秒/格到几秒/格,多用类似"0.2μs/div……1s/div"的形式来表示。

例如,一个电压信号的正弦波形在屏幕 Y 轴上的峰峰值是 4 格,在 X 轴上二个相邻的波峰之间的距离也是 4 格,如实验图1-2所示。此时,Y 轴灵敏度选择开关(同轴微调旋钮旋至校准位置)为 50mV/div,X 轴灵敏度选择开关(同轴微调旋钮旋至校准位置)为 0.5ms/div,探头衰减开关选择为 1∶1,则该正弦交流电压的峰峰值

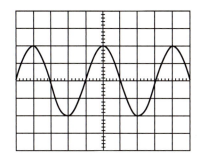

实验图 1-2 　电压信号的正弦波形

$$U_{pp} = 50mV/div × 4div = 200mV$$

最大值

$$U_m = 50mV/div × 4/2div = 100mV$$

有效值

$$U = \frac{U_{pp}}{2} × \frac{1}{\sqrt{2}} = \frac{200mA}{2×1.414} = 70.7mV$$

周期

$$T = 0.5ms/div × 4div = 2ms = 0.002s$$

频率

$$f = \frac{1}{T} = \frac{1}{0.002s} = 500Hz$$

2. 电子毫伏表　电子毫伏表是一种用来测量正弦交流电压有效值的电子仪表,可对电子仪器和设备中的正弦交流电压信号进行测量。常用的电子毫伏表测量电压的范围,从几毫伏到几百伏,分为若干挡位。

由于电子毫伏表内部有放大等处理电路,使用前要先调零,即将两输入端短接,调节"零点校准"旋钮,使电表指针为零。然后将电压挡旋钮调至最大,待用。

3. 直流稳压电源　直流稳压电源是一种输出电压在一定范围内可以连续调节的直流稳压电源,输出电压由自身所带电表显示。一般稳压输出在 0~32V 连续可调,电流 0~3A。另有一种双路直流稳压电源,两路输出电压各自独立,可分别使用。

4. 低频信号发生器　低频信号发生器又称测量用信号源,能够输出正弦波、锯齿波和脉冲波等几种不同的低频信号。一般频率范围在 1Hz~20kHz 或至 1MHz,连续可调;输出电压在 0~10V 连续可调。

【实验方法与结果】

(一) 实验方法

常用示波器随生产厂商不同,其外形、面板设计有所不同,但工作原理和使用操作方法基本相同。

一般按"点""线""波"的步骤进行调试,然后再定量计算。

1. 调"点"

(1) 将示波器辉度旋钮反时针旋到最小,Y 轴位移和 X 轴位移的旋钮旋到中间位置,X 轴灵敏度选择开关置于"外 X",探头短接,打开电源开关,指示灯亮,预热 2~3min。

(2) 顺时针旋转辉度旋钮,使屏幕上出现亮度合适的静止光点。

(3) 调节聚焦旋钮,使光点最圆最小。

(4) 调节 Y 轴位移(也称垂直位移)和 X 轴位移(也称水平位移)旋钮,可以使光点移动到屏幕上任意一个位置,然后置光点于中线左端。

2. 调"线"

(1) 将 X 轴灵敏度选择开关调到每格最大时间值,如"1s/div",可见光点缓慢从左向右运动,到右端后突然消失,随即再从左端出现向右缓慢运动,以上过程周期性重复进行。

(2) 逐挡减小 X 轴灵敏度选择开关的每格时间值,可见光点的运动速度逐挡加快,重复运动周期减小,即重复运动频率增大,光点由"动点"变为一条直亮"线",称为扫描线或时基线。

(3) 利用示波器自身的校准信号,校准 Y 轴灵敏度选择开关和 X 轴灵敏度选择开关。例如,某示波器的矩形波校准信号幅度为 0.5V,频率为 1 000Hz,算出其周期 T = 1/1 000s = 1ms。将校准信号接入示波器探头,把 Y 轴灵敏度选择开关旋至 0.1V/div,调节该旋钮的同轴微调,使校准信号的幅度正好占五格,此时的微调旋钮即在校准位置。再将 X 轴灵敏度选择开关旋至 0.5ms/div,调节该旋钮的同轴微调,使校准信号的一个周期正好占两格(0.5ms/div×2div = 1ms),此时的微调旋钮处于校准位置。校准后,不要再随意调整处在校准位置的微调旋钮。以上过程即为校准示波器。

有的示波器有专门的"校准位置",可打在"校准位置"上校准示波器。具体操作可参阅有关说明书。

3. 调"波"

(1) 按实验图 1-1 先把低频信号发生器的输出端与电子毫伏表的输入端相连,地线与地端相连。

(2) 调节低频信号发生器,使其输出有效值为 2V、频率 100Hz 的正弦交流电信号 u_1,用电子毫伏表监测。

(3) 将示波器 Y 轴灵敏度选择开关调到"1V/div",将 X 轴灵敏度选择开关调到"5ms/div"。将探头的测量电极与低频信号发生器的输出端相连,地线与地端相连,即可看到扫描"线"立即变为正弦"波",这就是被测正弦交流电压信号的波形。

(4) 如果波形不稳定,可调节触发电子旋钮使其稳定。

(5) 测量和记录正弦波的峰峰值和周期的格数,在实验图 1-3 中画出 u_1 波形图,按实验原理中的计算方法,计算正弦波的峰值、有效值、周期和频率,将结果填入实验表 1-1 中。

(6) 按上述步骤,实验者自选一个电压和频率与上不同的正弦交流电压信号或锯齿波电压信号 u_2 进行测量、画图、记录,并计算出结果,画入实验图 1-4 中和填入实验表 1-1 中。

(二)实验结果

实验结果画入实验图 1-3、1-4 中并填入实验表 1-1 中。

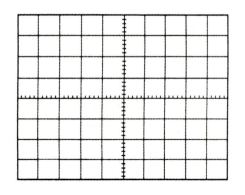

实验图 1-3　u_1 波形记录

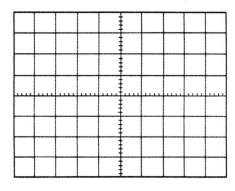

实验图 1-4 u_2 波形记录

实验表 1-1 实验结果

第一次	Y 轴灵敏度(V/div)：	峰峰值格数：	峰值电压(V)：	周期(s)：
	X 轴灵敏度(s/div)：	周期格数：	有效值电压(V)：	频率(Hz)：
第二次	Y 轴灵敏度(V/div)：	峰峰值格数：	峰值电压(V)：	周期(s)：
	X 轴灵敏度(s/div)：	周期格数：	有效值电压(V)：	频率(Hz)：

【实验评价】

1. 低频信号发生器用完后,应将输出微调旋钮调到最左端位置,使输出电压为零。

2. 暂时不用示波器时,不要让光点长期在荧光屏一点上停留,可将其辉度调暗。

3. 使用电子毫伏表测量时,应先将两测试棒短接调零。

4. 通过实验要学会使用示波器。

（王世刚）

实验二 *RLC* 串联谐振电路

【实验目的】

1. 加深理解 *RLC* 串联谐振电路的特性。

2. 学会 *RLC* 串联谐振电路谐振频率的测定方法。

【实验准备】 低频信号发生器一台,毫伏表一台;双踪示波器一台,电感线圈(15W 日光灯镇流器, $L=2.5\mathrm{mH}$)一只,电容器(0.47μF)一只。

【实验学时】 2 学时。

【实验原理】

电路图如实验图 2-1 所示。

RLC 串联电路的总阻抗

$$Z=\sqrt{R^2+(X_L-X_C)^2}$$

当电路与电源频率发生谐振时,$X_L=X_C$,电路呈纯电阻性质,$Z=R$,阻抗最小,电源电压一定时,电路中电流最大。电路的谐振频率

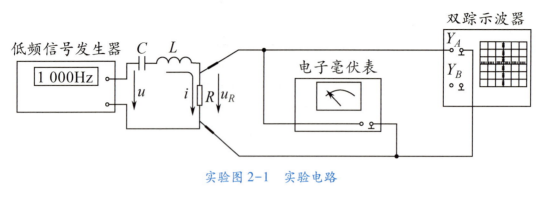

实验图 2-1　实验电路

$$f_0 = \frac{1}{2\pi\sqrt{LC}}$$

在电源的频率大于或小于 f_0 时,电路的阻抗 Z 都会增大,即电路中的电流都会减小。因此,通过测量电路中电阻 R 两端的电压变化规律,可以测出电路的谐振频率以及电路中电流随电源频率变化的关系曲线,即谐振曲线。

【实验方法与结果】

（一）实验方法

1. 按实验图 2-1 接好电路后,接通信号源、毫伏表及示波器的电源,使仪器通电预热。

2. 调节低频信号发生器使输出电压 u_i 为 2V,频率为 1kHz,用示波器和毫伏表监测电阻两端电压 U_R。

3. 逐渐改变低频信号发生器的频率,并一直保持信号电压为 2V,观察示波器显示的波形幅度的大小及毫伏表读数如何变化。可反复调节频率从小到大,观察 U_R 的变化规律。

4. 当毫伏表读数最大（同时示波器显示的波形幅度最高）时,记录信号发生器的输出频率及毫伏表的读数,这时的信号频率即是电路的谐振频率。

5. 在谐振频率的上下各选三个频率,间隔为 500Hz,用毫伏表测出每个频率所对应的 U_R 读数,结果记录于实验表 2-1 中。

6. 根据公式 $I = U_R/R$ 计算出不同频率时电路中的电流强度 I,将结果填入表 2-1 中。

7. 在坐标纸上,用描点法画出电路中电流 I 随频率 f 变化的曲线,即为谐振曲线,横轴表示频率,纵轴表示电流。

（二）实验结果

实验结果填入实验表 2-1。

实验表 2-1　实验结果

频率 f_0/kHz	$f_0-1.5$	f_0-1	$f_0-0.5$	f_0	$f_0+0.5$	f_0+1	$f_0+1.5$
U_R/V							
I/mA							

【实验/实训评价】 通过实验要学会测定 RLC 串联谐振频率。

（游敏娟）

实验三　三相四线制供电及负载连接

【实验目的】

1. 理解三相四线供电系统中性线的作用。

2. 掌握三相负载形连接、三角形连接的方法。

3. 加深理解线电压与相电压、线电流与相电流的关系。

4. 验证三相对称负载与三相负载不对称的星形连接和三角形连接时的工作情况。

【实验准备】

1. 物品　单刀单掷开关若干、连线若干、带灯座白炽灯(220V/15W)九个

2. 器械　电源三相闸刀开关、三相闸刀、万用表、三相自耦调压器、交流电压表、交流电流表。

【实验学时】2学时。

【实验原理】

1. 三相四线制电源可提供线电压和相电压。无论负载是否对称,线电压与相电压之间的关系都是 $U_L = \sqrt{3}\,U_P$;线电流与相电流之间的关系都是 $I_L = I_P$。

2. 如果三相负载对称,中线电流为零,可省去中线采用三相三线制;如果三相负载不对称,中线有电流,接线上必须采用三相四线制,中线连接必须牢固。

3. 当负载作三角形连接时,不管负载是否对称,负载上的相电压都等于电源的线电压;线电流等于相电流的 $\sqrt{3}$ 倍。

【实验方法与结果】

(一) 实验方法

1. 三相负载星形连接(三相四线制供电)。按实验图3-1把各器材连接好,先把全部闸刀处于断开状态,待指导教师检查接线合格后再开启实验电源。按实验表3-1中的灯泡导通数合上灯泡的开关(每相最少接上一个灯泡),设置三相负载,再合上三相闸刀开关接通电源,分别测量三相负载的线电压、相电压、线电流、相电流、中线电流、电源与负载中点间的电压,把测量数据记录到实验表3-1中。实验中注意观察各组灯泡在负载大小变化时的明暗变化程度。本项实验结束后由指导教师断开实验电源。

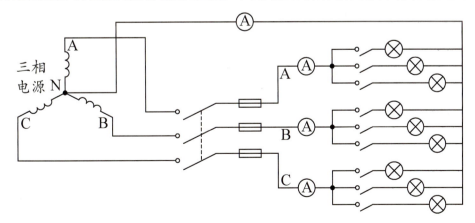

实验图3-1　三相负载星形连接

2. 负载的三角形连接。按实验图 3-2 接好线路,经指导教师检查合格后接通实验电源。合上三相电源闸刀开关,按实验表 3-2 的相间灯泡连接数合上灯泡的开关,分别测量三相负载的线电压、线电流、相电流,把测量数据记录到实验表 3-2 中。

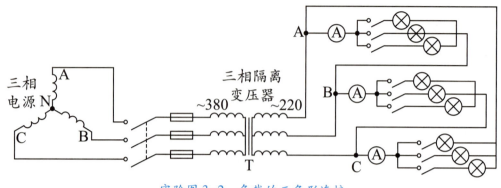

实验图 3-2　负载的三角形连接

（二）实验结果

1. 三相负载星形连接(实验表 3-1)。

实验表 3-1　实验结果

三相负载	灯泡导通数			相电压			线电流			线电压			中线电流	中线电压
	A	B	C	U_A	U_B	U_C	I_A	I_B	I_C	U_{AB}	U_{BC}	U_{CA}		
负载对称	1	1	1											
	2	2	2											
	3	3	3											
负载不对称	3	2	2											
	3	2	1											
	3	0	0											
	3	0	1											
	3	0	2											

2. 三相负载三角形连接(实验表 3-2)。

实验表 3-2　实验结果

三相负载	相间灯泡连接			线电压	线电流	相电流
	AB	BC	CA			
对称	3	3	3			
不对称	3	2	1			

【实验评价】

1. 通过实验掌握了三相负载作星形联接、三角形联接的方法。

2. 通过此实验,把对称和不对称三相负载星形连接和三角形连接时各项数据对比,理解三线四线制的工作原理。

（韦　红）

244

实验四　变压器的简单测试

【实验目的】

1. 理解变压器的电压和电流变化过程。
2. 掌握变压器的电压变换作用的原理
3. 了解变压器的损耗和效率。

【实验准备】

1. 物品　双刀单掷开关、导线若干。
2. 实验器械　电源变压器、多抽头变压器、自耦变压器、交流电压表、交流电流表。

【实验学时】2 学时。

【实验原理】

1. 变压器是利用电磁感应的原理来改变交流电压的装置,通过改变原、副绕组的匝数来获得所需要的电压和电流。变压器在民用设备使用上分成两类,一类是输出电压可调节的,另一种是输出电压固定的。

2. 变压器在电能的传输过程中,存在由原、副绕组和铁芯产生的发热损耗及铁芯的涡流损耗与磁滞损耗,因此变压器输出功率 P_2 要比输入功率 P_1 小,两者的功率比值就称为变压器的效率,效率值越高表明损耗越少,表示为

$$\eta = \frac{P_2}{P_1} \times 100\%$$

【实验方法与结果】

(一) 实验方法

1. 自耦变压器的电压调节。按实验图 4-1 所示把器材连接,按实验表 4-1 的电压要求调节自耦变压器的输出电压并测量负载的电流,把测量数据填入表内。

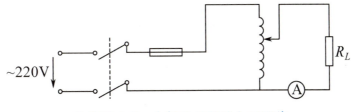

实验图 4-1　自耦变压器的电压调节

2. 多抽头变压器的电压调节。按实验图 4-2 所示把器材连接好,把线分别接入 A、B、C 三点,测量输出电压和负载的电流,填入实验表 4-2 中。

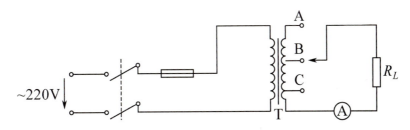

实验图 4-2　多抽头变压器的电压调节

3. 电源变压器的效率计算。把电源铭牌上的数据填入实验表4-3内,按实验图4-3所示把器材连接好,测量电源和负载的电压及电流数据并填入表内,计算电源和负载的功率以及效率填入表内。更换不同阻值负载并重复测量及计算。

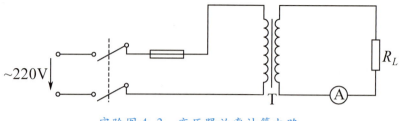

实验图4-3　变压器效率计算电路

（二）实验结果

1. 自耦变压器的电压调节(实验表4-1)。

实验表4-1　实验结果

调节次数	1	2	3
实测负载电压/V			
负载电流/A			
功率/W			

2. 多抽头变压器的电压调节(实验表4-2)。

实验表4-2　实验结果

连接抽头	A	B	C
抽头额定输出/V			
实测负载电压/V			

3. 电源变压器的效率计算(实验表4-3)。

实验表4-3　实验结果

负载电阻值	电源电压	电源电流	负载电压	负载电流	效率

【实验评价】

1. 通过实验了解各类变压器的变压情况。

2. 通过实验掌握变压器的电压变换和电流变换原理。

3. 通过实验了解变压器的损耗和效率情况。

（李君霖）

实验五　三相异步电动机的使用与正反转联接

【实验目的】

1. 掌握对三相鼠笼式异步电动机正、反转控制线路的安装接线。

2. 掌握由电气原理图接成实际操作电路的方法。

3. 了解电动机反转过程。

【实验准备】

1. 物品　三相闸刀开关一个、导线若干。

2. 实验器械　三相交流电源、三相鼠笼式异步电动机、万用电表、交流电压表、交流接触器。

【实验学时】 2 学时。

【实验原理】

1. 三相异步电动机选用常见的三相鼠笼式异步电动机,三相异步电动机要注意检查是否有漏电情况。

2. 三相异步电动机的使用　三相异步电动机在绕组的接法上分为星形接法和三角形接法,在使用时要严格按照电动机铭牌上的标示正确接好连线。

3. 三相异步电动机的正反转连接　由于转向跟电源连接的绕组相序有关,只要将绕组与电源连接线任意两根调换,通过相序的更换来改变电动机的旋转方向。如图 5-1 所示,改变电源连接线接入位置,可实现反转。

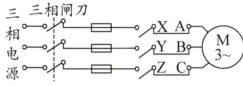

实验图 5-1　三相异步电动机连接

【实验方法与结果】

（一）实验方法

1. 三相异步电动机的检查

（1）观察电动机机身上的铭牌,填入到实验表 5-1 中。

（2）打开电动机的接线盖,观察电动机接线端口到绕组之间的相接情况。

（3）用万用电表测量各绕组之间和绕组与机壳之间的电阻值,看数据是否在 0.5~1MΩ 以上并填入到实验表 5-1 中。

（4）用手拨电动机的转子,是否能顺滑正常转动,并在转动过程中有无异声,顺、反两方向转动都要检查并填入到实验表 5-1 中。

（5）按实验图 5-1 接线,接触器与电动机线连接方式为 X-A、Y-B、Z-C,经指导教师检查后,方可进行通电操作。

2. 三相异步电动机的正转　合上三相闸刀开关,观察电动机是否在正常转动,有无异常响声,把结果填到实验表格中。观察完电动机转动以后要及时断开三相闸刀。

3. 三相异步电动机的反转。

（1）断开三相闸刀等待电动机的转动结束,转子停止不动。

（2）这时可把接触器与电动机的接线任意两条调换位置,例如连接方式由原来的 X-A、Y-B、Z-C变为 X-B、Y-A、Z-C。等指导教师检查后,方可进行通电操作。

（3）合上三相闸刀,观察电动机的转动是否已经反转并记录进实验表5-2中。

（4）重复上面三个步骤两次,观察电动机的转动情况并记录。

（二）实验结果

1.电动机检查情况(实验表5-1)。

实验表5-1　实验结果

额定电压/V	额定电流/A	电功率/kW	转速/(r·min⁻¹)

绕组之间电阻值	绕组与机壳之间电阻值	不通电时转子转动情况

2.电动机正反转实验结果(实验表5-2)。

实验表5-2　实验结果

反转接线次数	1	2	3
是否反转			

【实验评价】

1.通过实验了解到三相异步电动机的各项数据。

2.通过实验掌握由电气原理图接成实际操作电路的方法。

3.通过实验掌握三相异步电动机正反转控制线路的安装接线。

(李君霖)

实验六　测试晶体二极管和三极管

【实验目的】

1.学会使用万用表检测晶体二极管和晶体三极管的好坏及判别管脚。

2.掌握二极管和三极管的特性。

【实验准备】

1.物品　电阻100kΩ一只、9012(PNP型硅管)、9013(NPN型硅管)各一只、质量差和坏的各类二极管、三极管若干只。

2.实验器械　万用表500型一只。

【实验学时】 2学时。

【实验原理】

晶体二极管内部实际上是一个PN结。当外加正向电压,即P区电位高于N区电位,二极管导通,呈现低电阻;当外加反向电压,即N区电位高于P区电位,二极管截止,呈现高电阻。万用表是常用电子仪表,它的用途广泛,在电子技术中常用来检测电子元件。万用表其实是利用它内部电阻挡的电池进行工作,因此可以应用万用表的电阻挡来鉴别二极管的极性和判断其好坏。万用表电阻挡的等效电路如实验图6-1所示。

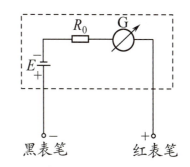

实验图6-1　万用表电阻挡等效电路

【实验方法与结果】

(一)实验方法

晶体二极管和晶体三极管是电子电路和电子设备中的基本器件,为了能正确地加以选用,必须了解它们的特性、参数以及测试方法,这里介绍使用万用表检测的方法。

使用万用表对器件进行检测时,一般应使用该表的 $R \times 1K$ 或 $R \times 100K$ 挡,用其他挡位会造成晶体管损坏。还应注意,指针式万用表欧姆挡红表笔正端(+)接表内电池的负极,而黑表笔负端(-)接表内电池的正极。

1. 利用万用表测晶体二极管

(1)判断二极管的极性:将万用表欧姆挡的量程拨到 $R \times 1K$、$R \times 100K$ 挡,并将两表笔分别接到二极管两端。如实验图6-2所示。如果二极管处于正向偏置,呈现低电阻,表针偏转大,此时万用表指示的电阻小于几千欧,若二极管处于反向偏置,呈现高电阻,表针偏转小,此时万用表指示的电阻将达几百千欧以上。正向偏置时,黑表笔所接的那一端是二极管的正极。

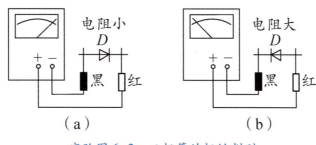

实验图6-2　二极管的极性判别

(2)判断二极管的好坏:测得二极管的正向电阻相差越大越好,若测得正反向电阻均为无穷大,则表明二极管内部断路。如果测得正、反向电阻均为零,此时表明二极管被击穿或短路。

2. 利用万用表测晶体三极管

(1)用万用表判断管脚及类型:①三极管类型的判别,测试三极管时,可将三极管的结构看做由两个PN结所组成,而PN结的反向电阻都很大,正向电阻很小。因此可用万用表的 $R \times 100$ 或 $R \times 1$ 挡进行测试。先将黑表笔接三极管某一极,然后将红表笔接其余两各极。如实验图6-3所示。若测得电阻都大时,则黑表笔所接的是PNP型管子的基极,若测得电阻都小时,则黑表笔所接的是NPN型管子的基极,若两次测得的阻值为一大一小,则黑表笔所接的电极不是三极管的基极,应另接一个电极重新测量,以便确定管子的基极;②判别集电极和发射极,判断集电极和发射极的基本原理是把三极管接成单管放大电路,利用测量管子的电流放大系数 β 值的大小来判定集电极和发射极。以NPN为例,如实验图6-3所示。基极确定以后,用万用表两表笔分别接另外两个电极,用

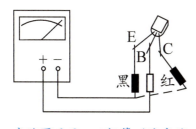

实验图6-3　三极管测试实验

$100k\Omega$ 的电阻一端接基极一端接黑表笔。若万用表指针偏转较大,则黑表笔所接的一端为集电极,则红表笔所接的一端是发射极。也可用手捏住基极与黑表笔(不能使两者相碰)以人体电阻代替 $100k\Omega$ 电阻的作用。

(2)用万用表粗测三极管质量的优劣。①测 c-e 间电阻及估测穿透电流 I_{CEO},将基极悬空,将万用表正向接在晶体管 C、E 两电极上,红表笔接 E,黑表笔接 C 这是表针指示应很小(一般指针基本不动)即为穿透电流 I_{CEO}。穿透电流愈小管子质量愈好。若测得 R 太小,表明 I_{CEO} 太大,管子工作不稳定;②用比较法看晶体管的放大能力 在测量 I_{CEO} 接线的基础上,在晶体管的集电极 C 与基极 B 之间连上一个 $100k$ 的电阻 R_b 比较一下,其读数与测 I_{CEO} 时的读数相差愈大,表示 β 值越大。

（二） 实验结果

用上述方法测试所给的二极管,所得数据填入实验表 6-1。

实验表 6-1 测量二极管所得数据

二极管型号	正向电阻	反向电阻	性能说明	外形	符号

用上述方法测试所给三极管,将所得数据填入实验表 6-2。

实验表 6-2 测量三极管所得数据

三极管型号	放大系数	I_{CEO}(定性)	性能说明	外形	类型及符号	管脚排列

【实验评价】

1. 通过实验让学生对二极管和晶体三极管的特性有更深刻的了解。

2. 通过实验使学生对万用表的使用更加熟练。

（邱国冬）

实验七　压电传感器动态特性实验

【实验目的】

1. 了解压电传感器的工作原理、结构和应用。

2. 通过实验加深对压电传感器的工作特性的理解。

【实验准备】

1. 物品　振动平台、单芯屏蔽线

2. 器械　压电传感器、电荷放大器、F/V 数显表、示波器、低通滤波器、低频振荡器、激振线圈

【实验学时】　2 学时。

【实验原理】

压电传感器是一种典型的有源传感器（发电型传感器）。压电传感器元件是力敏感元件，在压力、应力、加速度等外力作用下，在电介质表面产生电荷，从而实现非电量的电测。实验电路如实验图 7-1 所示。

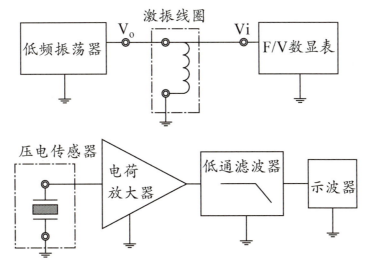

实验图 7-1　压电传感器动态特性测试电路

【实验方法与结果】

（一）实验方法

1. 了解所需单元、部件、传感器的符号及在仪器上的位置。观察了解压电式加速度传感器的结构：由 PZT 双压电陶瓷晶片、惯性质量块、压簧、引出电极组装于塑料外壳中。

2. 各旋钮初始位置：F/V 数显表切换开关置于 2k 挡，低频振荡器的幅度旋钮逆时针旋至最小。

3. 根据实验图 7-1 的电路结构，将压电式传感器、电荷放大器、低通滤波器和双踪示波器连接起来，组成一个测量线路。将低频振荡器的输出端与激振线圈和 F/V 数显表相连接。

4. 打开主、副电源，调整好示波器，将低频振荡器的幅度旋钮缓缓调至最大，调节其输出频率，并用 F/V 数显表监测。用示波器观察低通滤波器输出波形、读出其峰峰值并填入下实验表 7-1。

5. 示波器的另一通道观察磁电式传感器的输出波形，并与压电波形相比较，并观察其波形和相位差。当振动平台处于谐振状态时振幅最大，此时示波器所观察到的波形 Vp-p 也最大，由此可以得出

结论:压电传感器是一种对外力作用变化敏感的传感器。

6. 将压电式传感器与电荷放大器之间的连接导线改用普通的单芯导线,调节低频振荡器的频率并用示波器观察波形,与前面的实验进行比较。

（二）实验结果

测试后的输出频率与峰值(Vp-p),见实验表 7-1。

实验表 7-1 实验结果

F/Hz
Vp-p

【实验评价】

1. 该实验能很好地观察到振动引起荷量的变化,以此来检测压电传感器的灵敏度。

2. 此实验时,振动平台的振动频率不能过低(1~3Hz),否则电荷放大器可能将无法输出。

（邱国冬）

实验八　单管交流放大电路

【实验目的】

1. 能够运用放大器静态工作点的调试方法,分析静态工作点对放大器性能的影响。

2. 能够测量放大器的电压放大倍数。

3. 运用常用电子仪器测量模拟电路实验中的参数,并进行故障分析处理。

【实验准备】

1. 物品　各种规格电阻若干,导线若干。

2. 实验器械　双踪示波器、毫伏表、万用表和电源各一台、晶体管放大电路实验器材装置一套。

【实验学时】2 学时。

【实验原理】 为保证放大器正常工作,即不失真地放大信号,首先必须适当选取静态工作点。工作点太高将使输出信号产生饱和失真;太低则产生截止失真。因而工作点的选取,直接影响输出电压的波形,同时也影响电压放大倍数$\left(A_{u} = \dfrac{u_{o}}{u_{i}}\right)$的大小。当晶体管和电源电压($U_{CC} = 12V$)选定之后,电压放大倍数还与集电极总负载电阻 R'_{L}($R'_{L} = R_{C}//R_{L}$)有关,改变 R_{C} 或 R_{L},则电压放大倍数将改变。

在晶体管、电源电压及电路其他参数(如 R_{C} 等)确定之后,静态工作点主要取决于 I_{B} 的选择。因此,调整工作点主要是调节偏置电阻的数值(本实验通过调节 R_{B2} 电位器来实现),进而可以观察工作点对输出电压波形的影响。

【实验方法与结果】

（一）实验方法

1. 连接电路

（1）按实验图 8-1 所示的实验电路连接导线,接线后仔细检查,确认无误后接通电源。

（2）将示波器、低频信号发生器和毫伏表打开预热，校准示波器和毫伏表，做好测试准备。

2. 调试静态工作点　暂不接入交流信号，将直流电源的输出电压设置为12V。

（1）将R_{B2}调至最大，接入12V直流电源。

（2）调节R_{B2}，使$I_C = 2.0$mA后，用直流电压表测量三极管基极B、发射极E和集电极C的对地电位U_B、U_E、U_C，记入实验表8-1。

3. 测量电压放大倍数

（1）调节函数信号发生器，使其输出有效值为10mV，频率为1kHz的正弦信号。

（2）将上述正弦信号加在放大器输入端（基极B与"地"之间，"地"即电路的零电势参考点），作为u_i。

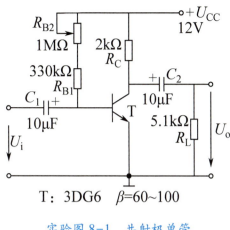

实验图8-1　共射极单管
放大器实验电路

（3）用示波器观察放大器输出电压u_o波形，在波形不失真的条件下用交流毫伏表测量实验表8-2中三种条件下的U_o值。用双踪示波器观察u_o和u_i的相位关系，记入实验表8-2，并计算电路的电压放大倍数A_u。

4. 观察静态工作点对电压放大倍数的影响

（1）更换电路元件，调节函数信号发生器，使得$R_C = 2.4$kΩ，$R_L = \infty$，$U_i = 10$mV。

（2）用示波器观察输出电压的波形，在u_o不失真的条件下，调节R_{B2}，使I_C分别等于实验表8-3中各数值，用交流毫伏表分别测出U_o值，计算电压放大倍数A_u，填入实验表8-3。

（二）实验结果

实验表8-1　实验结果

条件：$I_C = 2.0$mA

测　量　值			计　算　值		
U_B/V	U_E/V	U_C/V	U_{BE}/V	U_{CE}/V	I_C/mA

实验表8-2　实验结果

条件：$I_C = 2.0$mA；$U_i = 10$mV

R_C/kΩ	R_L/kΩ	U_o/V	A_u	观察记录一组u_o和u_i波形
2.4	∞			
1.2	∞			
2.4	2.4			

条件:$R_C = 2.4\mathrm{k\Omega}$;$R_L = \infty$;$U_i = 10\mathrm{mV}$

I_C/mA	1.5	1.8	2.0	2.5	2.8
U_O/V					
A_u					

【实验评价】

1. 通过实验理解交流放大电路的工作原理。

2. 通过分析实验数据初步掌握静态工作点对输出电压波形的影响。

3. 通过实验初步掌握单管交流放大电路的设计方法。

（闫　鹏）

实验九　集成运算放大电路的基本应用

【实验目的】

1. 学会对集成运算放大电路的使用以加深对其工作原理的理解。

2. 掌握反相比例运算电路与电压比较器的性能和特点。

3. 学会反相比例运算电路与电压比较器的性能测试方法。

【实验准备】

1. 物品　各种规格电阻若干,导线若干。

2. 实验器械　双踪示波器、数字万用表、模拟电路实验箱、直流稳压电源、低频信号发生器各一台。

【实验学时】2 学时。

【实验原理】

1. 本实验采用的集成运放型号为 μA741（或 F007）,引脚排列如实验图 9-1 所示。它是八脚双列直插式组件,②脚和③脚为反相和同相输入端,⑥脚为输出端,⑦脚和④脚为正、负电源端,①脚和⑤脚为失调调零端,①⑤脚之间可接入一只几十 kΩ 的电位器并将滑动触头接到负电源端。⑧脚为空脚。一般 μA741 左下角有一个黑色圆点标志,这个标志对应的就是①脚,也就是定位脚,从①脚逆时针排序到⑧脚。

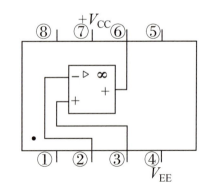

实验图 9-1　μA741 引脚

2. 反相比例运算电路如实验图 9-2 所示。对于理想运放,该电路输出电压与输入电压之间的关系为 $u_o = -\dfrac{R_f}{R_1}u_i$。

3. 电压比较器如实验图 9-3 所示,当 $u_i < U_{REF}$ 时,比较器输出高电平,当 $u_i > U_{REF}$ 时,比较器输出低电平。

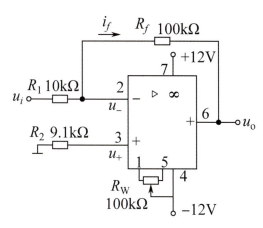

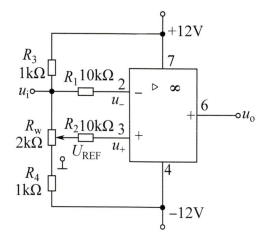

实验图 9-2　反相比例运算电路　　　　实验图 9-3　电压比较电路

【实验方法与结果】

（一）实验方法

1. 反相比例运算电路

（1）按实验图 9-2 连接好线路,接通±12V 电源,输入端对地短路,进行调零(即调节滑动变阻器的阻值,使电路的输出电压为零)。

（2）调整低频信号发生器,使其输出 0.1V、100Hz 的正弦信号,并将该信号接在 μA741 的反相输入端。

（3）用交流毫伏表测量相应的 U_o,并用示波器观察 u_o 和 u_i 的相位关系,记入实验表 9-1。

（4）根据测量数据,计算出 A_{uf},并将结果与理论值进行比较。

2. 电压比较器实验

（1）按实验图 9-3 连接好线路,接通±12V 电源,输入端对地短路,进行调零。

（2）用万用表测量 U_{REF},调节可变电阻 R_w,使 $U_{REF} = 1V$。

（3）调整低频信号发生器,使其输出 3V、1kHz 的正弦信号,并将该信号接在 μA741 的同相输入端。

（4）用双踪示波器同时观察 u_i 和 u_o 的波形,绘制其波形并进行比较。

（二）实验结果

1. 反相比例运算电路实验结果(实验表 9-1)。

实验表 9-1　实验结果

u_i/V	u_o/V	A_{uf}	
		实测值	理论值
u_i 波形		u_o 波形	

2. 电压比较器实验结果(实验表9-2)。

实验表9-2　实验结果

u_i波形	u_o波形

【实验评价】

1. 通过测量反相比例运算电路、电压比较器的信号,可进一步理解运放工作在线性区和非线性区的特点。

2. 通过分析实验数据初步掌握误差的性质和产生误差的主要原因。

3. 通过实验初步掌握集成运放器构成电路的设计方法。

(闫　鹏)

实验十　直流稳压电源的设计

【实验目的】

1. 掌握单相整流、电容滤波和稳压电路的工作原理。

2. 熟悉测量直流稳压电源方法。

3. 学会合理选择和使用三端集成稳压器。

【实验准备】

自耦调压器、变压器、万用表、闸刀开关、三端稳压器 CW7812 一只、二极管 IN4001 四只、$0.33\mu F$、$0.047\mu F$、$1\,000\mu F$ /50V 电容各一只、100Ω 电阻一只、$0.75A$ 保险管一只、导线若干。

【实验学时】2 学时。

【实验原理】　直流稳压电源由电源变压器、整流电路、滤波电路和稳压电路四个部分构成。电源变压器能够将工频电源变换成所需的低压电源;整流电路能够把交流电变换为脉动直流电;滤波电路能够把波动较大的脉动直流电变换为较平滑的直流电;稳压电路是直流稳压电源的核心,它能够保证在电网电压波动或负载发生变化时,输出稳定的直流电压。

本实验稳压电路采用固定正电压输出的三端集成稳压器 CW7812。集成稳压器将比较放大环节、取样环节、基准电压和调整环节四部分组合在一起,通过内部电路的调节对输出电压进行稳压。集成稳压器具有体积小、稳定性高、输出电阻小和温度性能好等优点。

【实验方法与结果】

（一）实验方法

1. 设计一个输出电压为+12V 的直流稳压电路,按实验图 10-1 接好电路,经检查无误后方可通电进行下列步骤。

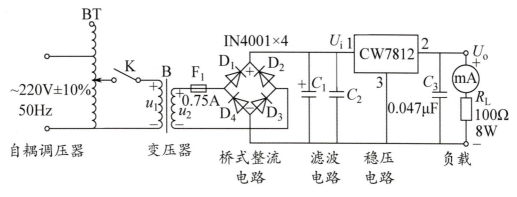

实验图 10-1　直流稳压电路

2. 估算变压器次级电压 U_2：查找三端集成稳压器 CW7812 输入电压范围，确定变压器输入电压 U_i 的值；根据桥式整流滤波电路的电压关系，计算变压器次级电压 U_2 的值，将结果填入实验表 10-1 中。

3. 改变输入电压，观察输出电压。

（1）缓慢旋转单相调压器的手柄，将电压 U_i 上调 10%，测出此时负载 R_L 两端的电压 U_o，将测量结果填入实验表 10-2 中。

（2）缓慢旋转单相调压器的手柄，将电压 U_i 下调 10%，测出此时负载 R_L 两端的电压 U_o，将测量结果填入实验表 10-2 中。

（二）实验结果

1. 确定的电压值 u_2（实验表 10-1）。

实验表 10-1　实验结果

输出直流电压	稳压电路输入电压	变压器次级电压
$U_o = 12V$	$U_i =$	$U_2 =$

2. 改变输入电压，观察输出电压（实验表 10-2）。

实验表 10-2　实验结果

负载电阻	稳压电路输入电压	输出直流电压
$R_L = 100\Omega$	U_i 上调 10%：$U_i =$	$U_o =$
	U_i 下调 10%：$U_i =$	$U_o =$

【实验评价】

1. 通过实验加深了对直流稳压电源的组成部分及各部分功能的理解。

2. 通过实验验证了当电网电压波动时，稳压电路能够使输出电压保持基本稳定。

（高铭泽）

实验十一　三人表决器的设计

【实验目的】

1. 学会将一个实际问题转变为逻辑问题的方法。

2. 初步学会用门电路设计组合逻辑电路的方法。

3. 了解数字电路的接线方法。

【实验准备】

1. 物品　集成与非门芯片 74LS00 一片、74LS10 一片、导线若干。

2. 器械　+5V 直流电源、数字电路实验台。

【实验学时】　2 学时。

【实验原理】

给定逻辑任务,要求设计出能够实现该逻辑任务的逻辑电路图,即为组合逻辑电路的设计。设计步骤一般为:

1. 根据给定的逻辑问题,确定输入和输出变量并进行逻辑赋值,列出真值表。

2. 由真值表列出逻辑表达式。

3. 利用逻辑代数或卡诺图对逻辑表达式进行化简或变换。

4. 根据化简或变换后的逻辑表达式画出对应的逻辑电路图。

本实验要求用与非门设计一个三人表决器,当三人中的多数人同意时,此逻辑事件发生,否则不发生。具体设计方法见第八章第四节【例 8-10】。本实验的任务是验证设计好的逻辑电路图是否能够实现三人表决功能。

【实验方法与结果】

（一）实验方法

1. 在数字电路试验台上选取两个 14 管脚插座,分别插好 74LS00 和 74LS10 两个集成芯片。74LS00 芯片是四个两输入与非门芯片,其引脚排列如实验图 11-1 所示,74LS10 芯片是三个三输入与非门芯片,其引脚排列如实验图 11-2 所示。

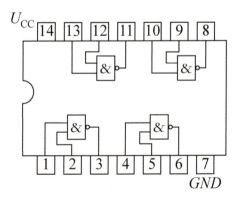

实验图 11-1　74LS00 引脚图

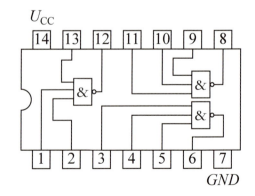

实验图 11-2　74LS10 引脚图

2. 根据设计的逻辑电路图 8-14 和芯片引脚图确定输入、输出管脚,并连接好电路,注意芯片的 7 号脚接地,14 号脚接 +5V 直流电源。输入端 A、B、C 接逻辑电平开关输出插口,组合逻辑电路的输出端接逻辑电平显示器插口。

3. 按照实验表 11-1 中的八种组合分别设置输入端,观察输出端逻辑电平显示,灯亮为"1",灯灭为"0",把结果记录到实验表 11-1 中。

4. 观察实验表 11-1 中的实验结果,验证是否能够实现三人多数表决。

(二) 实验结果

实验结果填入实验表 11-1。

实验表 11-1　实验结果

A	B	C	Y
0	0	0	
0	0	1	
0	1	0	
0	1	1	
1	0	0	
1	0	1	
1	1	0	
1	1	1	

【实验评价】

1. 通过实验熟悉了组合逻辑电路的设计步骤。

2. 学会了组合逻辑电路逻辑功能的验证方法。

3. 熟悉了逻辑电路图的连接方法。

（徐　霞）

实验十二　计数、译码、显示电路的组装

【实验目的】

1. 进一步了解译码器、计数器、数码显示电路的工作原理及逻辑功能。

2. 初步学会数码显示电路的连接和组装。

【实验准备】

1. 物品　集成计数器 74LS161 一片、集成译码器 74LS248 一片、集成与非门 74LS00 一片、共阴极数码显示器 LDD680R 一只、导线若干。

2. 器械　+5V 直流稳压电源、数字电路实验台。

【实验学时】2 学时。

【**实验原理**】 计数器是一个能够实现计数功能的部件。根据构成计数器的触发器是否由统一的时钟脉冲控制,可将其分为同步计数器和异步计数器;根据计数制的不同,可以分为二进制计数器、十进制计数器和任意进制计数器。显示译码器能够把二进制数码"翻译"成十进制数码,并驱动显示器进行显示,其工作原理方框图如实验图 12-1 所示。

本实验采用一片集成计数器 74LS161 构成一个四位二进制计数器,74LS161 的输出端分别接集成译码器 74LS248 对应的输入端,由集成译码器 74LS248 再去驱动共阴极数码显示器

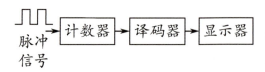

实验图 12-1 实验原理方框图

LDD680R,由此显示出对应于计数脉冲个数的一位十进制数码,计数显示值范围为 0~9,如实验图 12-2 所示。

集成计数器 74LS161 和集成译码器 74LS248 的外引脚排列及其功能分别见第八章第五节和第四节。

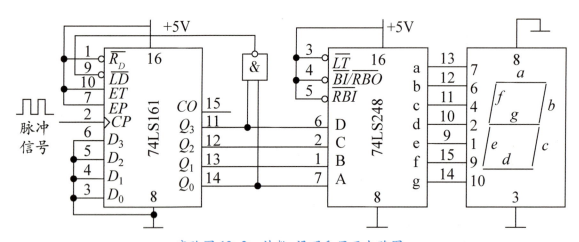

实验图 12-2 计数、译码和显示电路图

【**实验方法与结果**】

（一）**实验方法**

1. 译码、显示部分电路的组装 参照实验图 12-2 所示电路,连接集成译码器 74LS248 和数码显示器 LDD680R 部分电路。接线完毕后经检查无误后接通电源。检查电路是否正常:在集成译码器 74LS248 的输入端 A、B、C、D 分别接逻辑电平开关,控制逻辑电平开关向 74LS248 输入 8421BCD 码数值,观察数码显示器 LDD680R 是否正确显示对应十进制数码,若有故障排除。

2. 计数部分电路的组装 断开电源,参照实验图 12-2 所示电路,将 74LS161 与相对应的译码器 74LS248 输入端直接相连。检查无误后接通电源,进行下列步骤。

3. 观察计数结果 从 CP 端连续输入单次计数脉冲,由数码显示器 LDD680R 观察电路的计数结果。

4. 根据观察到的计数结果,将十进制数与七段数码显示器发光字段的对应关系填入实验表 12-1 中。

（二）**实验结果**

实验结果填入实验表 12-1。

实验表 12-1　实验结果

十进制数码	七段数码显示器字段显示情况(1 表示亮,0 表示不亮)							8421BCD 码
	a	b	c	d	e	f	g	
0								0000
1								0001
2								0010
3								0011
4								0100
5								0101
6								0110
7								0111
8								1000
9								1001

【实验评价】

1. 通过实验初步掌握数码显示电路的设计与组装方法。

2. 通过计数、译码、显示电路各部分之间的连接关系,进一步加深了对各部分功能的理解。

（徐　霞）

附　　表

附表一　部分电路元件图形符号

附表 1-1　电阻器、电容器、电感器和变压器

图形符号	名称与说明	图形符号	名称与说明
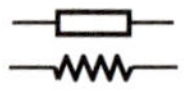	电阻器一般符号	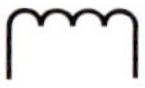	电感器、线圈、绕组或扼流图 注:符号中半圆数不得少于 3 个
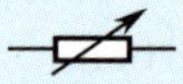	可变电阻器或可调电阻器	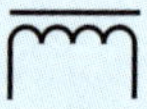	带磁芯、铁芯的电感器
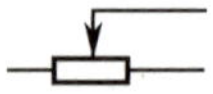	滑动触点电位器	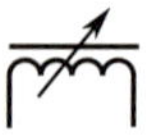	带磁芯连续可调的电感器
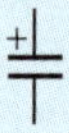	极性电容	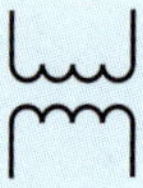	双绕组变压器 注:可增加绕组数目
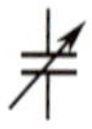	可变电容器或可调电容器	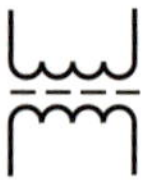	绕组间有屏蔽的双绕组变压器 注:可增加绕组数目
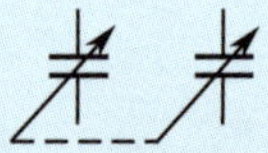	双联同调可变电容器 注:可增加同调联数	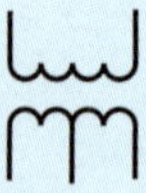	在一个绕组上有抽头的变压器
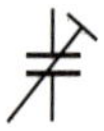	微调电容器	—	—

附表 1-2　半导体管

图形符号	名称与说明	图形符号	名称与说明
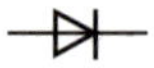	二极管的符号	(1) 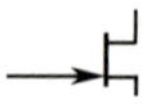 (2) 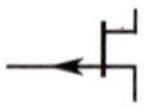	JFET 结型场效应管 (1) N 沟道 (2) P 沟道
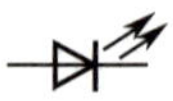	发光二极管		
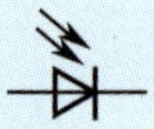	光电二极管	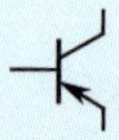	PNP 型晶体三极管
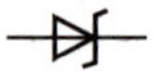	稳压二极管	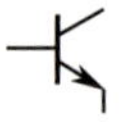	NPN 型晶体三极管
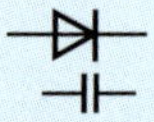	变容二极管	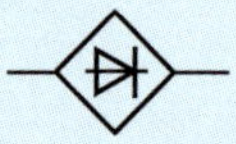	全波桥式整流器

图形符号	名称与说明	图形符号	名称与说明
	具有两个电极的压电晶体注:电极数目可增加	⊥ 或 ⊥	接机壳或底板
	熔断器		导线的连接
⊗	指示灯及信号灯		导线的不连接
	扬声器		动合(常开)触点开关
	蜂鸣器		动断(常闭)触点开关
	接大地		手动开关

附表二　常用电子元器件型号命名方法

附表 2-1　电阻器型号命名方法

第一部分:主称		第二部分:材料		第三部分:特征分类			第四部分:序号
					意义		
符号	意义	符号	意义	符号	电阻器	电位器	
R	电阻器	T	碳膜	1	普通	普通	
W	电位器	H	合成膜	2	普通	普通	
		S	有机实芯	3	超高频	——	
		N	无机实芯	4	高阻	——	
		J	金属膜	5	高温	——	
		Y	氧化膜	6	——	——	
		C	沉积膜	7	精密	精密	对主称、材料相同,仅性能指标、尺寸大小有差别,但基本不影响互换使用的产品,给予同一序号;若性能指标、尺寸大小明显影响互换时,则在序号后面用大写字母作为区别代号。
		I	玻璃釉膜	8	高压	特殊函数	
		P	硼碳膜	9	特殊	特殊	
		U	硅碳膜	G	高功率	——	
		X	线绕	T	可调	——	
		M	压敏	W	——	微调	
		G	光敏	D	——	多圈	
		R	热敏	B	温度补偿用	——	
				C	温度测量用	——	
				P	旁热式	——	
				W	稳压式	——	
				Z	正温度系数	——	

第一部分：主称		第二部分：材料		第三部分：特征、分类						第四部分：序号
符号	意义	符号	意义	符号	意义					
					瓷介	云母	玻璃	电解	其他	
		C	瓷介	1	圆片	非密封	—	箔式	非密封	
		Y	云母	2	管形	非密封	—	箔式	非密封	
		I	玻璃釉	3	迭片	密封	—	烧结粉固体	密封	
		O	玻璃膜	4	独石	密封	—	烧结粉固体	密封	
		Z	纸介	5	穿心	—	—	—	穿心	
		J	金属化纸	6	支柱	—	—	—	—	
		B	聚苯乙烯	7	—	—	—	无极性	—	
	电容器	L	涤纶	8	高压	高压	—	—	高压	对主称、材料相同，仅尺寸、性能指标略有不同，但基本不影响互换使用的产品，给予同一序号；若尺寸性能指标的差别明显；影响互换使用时，则在序号后面用大写字母作为区别代号。
		Q	漆膜	9	—	—	—	特殊	特殊	
		S	聚碳酸酯	J	金属膜					
		H	复合介质	W	微调					
		D	铝		—					
		A	钽							
		N	铌							
		G	合金							
		T	钛							
		E	其他							

附表 2-3　国产半导体分立器件型号命名法

第一部分		第二部分		第三部分				第四部分	第五部分
用数字表示器件电极的数目		用汉语拼音字母表示器件的材料和极性		用汉语拼音字母表示器件的类型				用数字表示器件序号	用汉语拼音表示规格的区别代号
符号	意义	符号	意义	符号	意义	符号	意义		
2	二极管	A	N 型,锗材料	P	普通管	D	低频大功率管($fa<3MHz$, $P_C \geqslant 1W$)		
		B	P 型,锗材料	V	微波管				
		C	N 型,硅材料	W	稳压管				
		D	P 型,硅材料	C	参量管				
3	三极管	A	PNP 型,锗材料	Z	整流管	A	高频大功率管($fa \geqslant 3MHz$, $P_C \geqslant 1W$)		
		B	NPN 型,锗材料	L	整流堆				
		C	PNP 型,硅材料	S	隧道管	T	半导体闸流管(可控硅整流器)		
		D	NPN 型,硅材料	N	阻尼管				
		E	化合物材料	U	光电器件	Y	体效应器件		
—	—	—		K	开关管	B	雪崩管		
				X	低频小功率管($fa<3MHz$, $P_C<1W$)	J	阶跃恢复管		
						CS	场效应器件		
				G	高频小功率管($fa \geqslant 3MHz$ $P_C<1W$)	BT	半导体特殊器件		
						FH	复合管		
						PIN	PIN 型管		
						JG	激光器件		

第0部分		第一部分		第二部分	第三部分		第四部分	
用字母表示器件符合国家标准		用字母表示器件的类型		用阿拉伯数字表示器件的系列和品种代号	用字母表示器件的工作温度范围		用字母表示器件的封装	
符号	意义	符号	意义		符号	意义	符号	意义
C	中国制造	T	TTL		C	$0 \sim 70℃$	W	陶瓷扁平
		H	HTL		E	$-40 \sim 85℃$	B	塑料扁平
		E	ECL		R	$-55 \sim 85℃$	F	全封闭扁平
		C	CMOS		M ……	$-55 \sim 125℃$ ……	D	陶瓷直插
		F	线性放大器				P	塑料直插
		D	音响、电视电路				J	黑陶瓷直插
		W	稳压器				K	金属菱形
		J	接口电路				T	金属圆形

附表三　常用电子元器件主要技术参数

附表 3-1　电阻标称值系列

标称值系列	精度	电阻器(W)、电位器(W)、电容器标称值(PF)							
E24	±5%	1.0	1.1	1.2	1.3	1.5	1.6	1.8	2.0
		2.2	2.4	2.7	3.0	3.3	3.6	3.9	4.3
		4.7	5.1	5.6	6.2	6.8	7.5	8.2	9.1
E12	±10%	1.0	1.2	1.5	1.8	2.2	2.7	—	—
		3.3	3.9	4.7	5.6	6.8	8.2		
E6	±20%	1.0	1.5	2.2	3.3	4.7	6.8	8.2	—

表中数值再乘以 10^n，其中 n 为正整数或负整数。

附表 3-2　电阻的精度等级

允许误差/%	±0.001	±0.002	±0.005	±0.01	±0.02	±0.05	±0.1
等级符号	E	X	Y	H	U	W	B
允许误差/%	±0.2	±0.5	±1	±2	±5	±10	±20
等级符号	C	D	F	G	J（Ⅰ）	K（Ⅱ）	M（Ⅲ）

附表 3-3　4 环 5 环色环电阻读数对照表

4 环	第一环 ↓	第二环 ↓		第三环 ↓	第四环 ↓
颜色		读数		倍率	误差
黑	0	0	0	1	—
棕	1	1	1	10	1%
红	2	2	2	100	2%
橙	3	3	3	1K	—
黄	4	4	4	10K	—
绿	5	5	5	100K	0.50%
蓝	6	6	6	1M	0.25%
紫	7	7	7	10M	0.10%
灰	8	8	8	—	0.05%
白	9	9	9	—	—
金	—	—	—	0.1	5%
银	—	—	—	0.01	10%
5 环	↑	↑	↑	↑	↑
	第一环	第二环	第三环	第四环	第五环

附表3-4 部分半导体二极管的参数

类型	型号	最大整流电流/mA	正向电流/mA	正向压降(在左栏电流值下)/V	反向击穿电压/V	最高反向工作电压/V	反向电流/μA	零偏压电容/pF	反向恢复时间/ns
普通检波二极管	2AP9	≤16	≥2.5	≤1	≥40	20	≤250	≤1	f_H(MHz)150
	2AP7		≥5		≥150	100			
	2AP11	≤25	≥10	≤1		≤10	≤250	≤1	f_H(MHz)40
	2AP17	≤15	≥10			≤100			
锗开关二极管	2AK1		≥150	≤1	30	10		≤3	≤200
	2AK2				40	20			
	2AK5		≥200	≤0.9	60	40		≤2	≤150
	2AK10		≥10	≤1	70	50			
	2AK13		≥250	≤0.7	60	40		≤2	≤150
	2AK14				70	50			
硅开关二极管	2CK70A~E		≥10	≤0.8	A≥30 B≥45 C≥60 D≥75 E≥90	A≥20 B≥30 C≥40 D≥50 E≥60		≤1.5	≤3
	2CK71A~E		≥20						≤4
	2CK72A~E		≥30						
	2CK73A~E		≥50						
	2CK74A~D		≥100	≤1				≤1	≤5
	2CK75A~D		≥150						
	2CK76A~D		≥200						

型号＼参数（测试条件）	工作电流为稳定电流 稳定电压/V	稳定电压下 稳定电流/mA	环境温度<50℃ 最大稳定电流/mA	反向漏电流	稳定电流下 动态电阻/Ω	稳定电流下 电压温度系数/($10^{-4}\cdot$℃$^{-1}$)	环境温度< 10℃ 最大耗散功率/W
2CW51	2.5~3.5	10	71	≤5	≤60	≥-9	0.25
2CW52	3.2~4.5	10	55	≤2	≤70	≥-8	0.25
2CW53	4~5.8	10	41	≤1	≤50	-6~4	0.25
2CW54	5.5~6.5	10	38		≤30	-3~5	0.25
2CW56	7~8.8	10	27	≤0.5	≤15	≤7	0.25
2CW57	8.5~9.8	10	26	≤0.5	≤20	≤8	0.25
2CW59	10~11.8	5	20		≤30	≤9	0.25
2CW60	11.5~12.5	5	19		≤40	≤9	0.25
2CW103	4~5.8	50	165	≤1	≤20	-6~4	1
2CW110	11.5~12.5	20	76	≤0.5	≤20	≤9	1
2CW113	16~19	10	52	≤0.5	≤40	≤11	1
2CW1A	5	30	240		≤20		1
2CW6C	15	30	70		≤8		1
2CW7C	6.0~6.5	10	30		≤10	0.05	0.2

原型号＼新型号	3AX31				测试条件
	3AX51A	3AX51B	3AX51C	3AX51D	
极限参数 P_{CM}/mW	100	100	100	100	T_a = 25℃
I_{CM}/mA	100	100	100	100	
T_{jM}/℃	75	75	75	75	
BV_{CBO}/V	≥30	≥30	≥30	≥30	I_C = 1mA
BV_{CEO}/V	≥12	≥12	≥18	≥24	I_C = 1mA

原型号	3AX31				测试条件
新型号	3AX51A	3AX51B	3AX51C	3AX51D	
直流参数 $I_{CBO}/\mu A$	$\leqslant 12$	$\leqslant 12$	$\leqslant 12$	$\leqslant 12$	$V_{CB}=-10V$
$I_{CEO}/\mu A$	$\leqslant 500$	$\leqslant 500$	$\leqslant 300$	$\leqslant 300$	$V_{CE}=-6V$
$I_{EBO}/\mu A$	$\leqslant 12$	$\leqslant 12$	$\leqslant 12$	$\leqslant 12$	$V_{EB}=-6V$
h_{FE}	$40\sim150$	$40\sim150$	$30\sim100$	$25\sim70$	$V_{CE}=-1V \quad I_C=50mA$
交流参数 f_α/kHz	$\geqslant500$	$\geqslant500$	$\geqslant500$	$\geqslant500$	$V_{CB}=-6V \quad I_E=1mA$
N_F/dB	—	$\leqslant8$	—	—	$V_{CB}=-2V \quad I_E=0.5mA \quad f=1kHz$
$h_{ie}/k\Omega$	$0.6\sim4.5$	$0.6\sim4.5$	$0.6\sim4.5$	$0.6\sim4.5$	$V_{CB}=-6V \quad I_E=1mA \quad f=1kHz$
$h_{re}/(\times10)$	$\leqslant2.2$	$\leqslant2.2$	$\leqslant2.2$	$\leqslant2.2$	
$h_{oe}/\mu s$	$\leqslant80$	$\leqslant80$	$\leqslant80$	$\leqslant80$	
h_{fe}	—	—	—	—	
h_{FE} 色标分挡	红:$25\sim60$;绿:$50\sim100$;蓝:$90\sim150$				

附表 3-7　集成运放μA741 的性能参数

电源电压+U_{CC}、-U_{EE}	$+3\sim+18V$,典型值+15V, $-3\sim-18V$, $-15V$	工作频率	10kHz
输入失调电压 U_{IO}	2mV	单位增益带宽积 $A_u \cdot BW$	1MHz
输入失调电流 I_{IO}	20nA	转换速率 S_R	$0.5V/\mu S$
开环电压增益 A_{uo}	106dB	共模抑制比 CMRR	90dB
输入电阻 R_i	$2M\Omega$	功率消耗	50mW
输出电阻 R_o	75Ω	输入电压范围	$\pm13V$

附表 3-8　集成运放 CW78 ××,CW79 ××,CW317 参数

参数名称/单位	CW7805	CW7812	CW7912	CW317
输入电压/V	+10	+19	-19	$\leqslant40$
输出电压范围/V	$+4.75\sim+5.25$	$+11.4\sim+12.6$	$-11.4\sim-12.6$	$+1.2\sim+37$
最小输入电压/V	+7	+14	-14	$+3\leqslant V_i-V_o\leqslant+40$
电压调整率/mV	+3	+3	+3	$0.02\%/V$
最大输出电流/A	加散热片可达 1			1.5

教学大纲（参考）

一、课程性质

医用电子技术是中等卫生职业教育医学影像技术专业一门重要的专业核心课程。本课程主要内容包括直流电路、正弦交流电路、三相交流电路、电磁设备、半导体及其常用器件、放大电路基础、直流稳压电源、数字电路基础等。本课程的主要任务是让学生了解医用电子技术中的基本概念；熟悉基本电路的分析与计算；掌握基本电路的原理、结构、用途；能正确使用电子仪表、仪器、元器件；会正确连接电路和分析简单电路的原理；能运用集成电路和某些应用电路知识等。学习本课程可以为学生今后学习和实际工作中能正确使用电学知识打下坚实的基础。

二、课程目标

寓价值观引导于知识传授和能力培养之中，通过本课程的学习，学生能够达到下列要求：

（一）职业素养目标

1. 具有敬佑生命、救死扶伤、甘于奉献、大爱无疆的职业精神和终生学习理念。

2. 具有良好的人际沟通能力，能与患者及家属进行有效沟通，与相关医务人员进行专业交流。

3. 具有良好的人文精神、职业道德，重视医学伦理，自觉尊重患者人格，保护患者隐私。

4. 具有团队医疗的意识，能与相关临床科室进行良好的协作诊疗工作。

5. 具有良好的服务意识，能将预防和治疗疾病、促进健康、维护大众的健康利益作为自己的职业责任。

（二）专业知识和技能目标

1. 具有医学影像以及基础医学、临床医学等相关知识与技能。

2. 具有进行医学影像常用技术操作的能力。

3. 具有对常用医学影像设备、仪器、器械、药物、工作环境、工作流程进行统筹处理的能力。

4. 具有对常用医学影像设备、仪器、器械进行保养和维护的能力。

5. 具有应用专业知识，及时发现并按工作程序处理公共卫生异常情况的能力。

三、学时安排

教学内容	学时		
	理论	实践	合计
第一章　直流电路	12	2	14
第二章　正弦交流电路	8	2	10
第三章　三相交流电路	6	2	8
第四章　电磁设备	8	4	12
第五章　半导体及其常用器件	14	4	18
第六章　放大电路基础	16	4	20
第七章　直流稳压电源	8	2	10
第八章　数字电路基础	14	2	16
合计	86	22	108

单元	教学内容	教学目标		教学活动参考
		知识目标	技能目标	
第一章　直流电路	第一节　电路和电路模型			理论讲授 演示教学
	一、电路的组成	掌握		
	二、电路的作用	掌握		
	三、电路模型	掌握		
	四、支路、节点和回路	掌握		
	第二节　电路的基本物理量			
	一、电流	掌握		
	二、电压	掌握		
	三、电位	掌握		
	四、电动势	掌握		
	第三节　电路的基本元件			
	一、电阻元件	熟悉		
	二、电感元件	熟悉		
	三、电容元件	熟悉		
	第四节　欧姆定律			
	一、部分电路欧姆定律	掌握		
	二、全电路欧姆定律	掌握		
	第五节　电路的三种工作状态			
	一、负载	掌握		
	二、空载	掌握		
	三、短路	掌握		
	第六节　电功、电功率	掌握		
	一、电功	掌握		
	二、电功率	掌握		
	三、额定功率	掌握		
	第七节　基尔霍夫定律			
	一、基尔霍夫电流定律	掌握		
	二、基尔霍夫电压定律	掌握		
	第八节　电路分析方法			
	一、电阻的串联、并联连接及其等效变换	了解		
	二、电源的两种模型及其等效变换	熟悉		
	实验一　几种常用仪器的使用		能	技能实践
第二章　正弦交流电路	第一节　正弦交流电的基本概念			理论讲授 演示教学
	一、正弦量的概念	掌握		
	二、正弦量的三要素	掌握		
	第二节　正弦交流电的表示方法			
	一、三角函数表示法	掌握		

单元	教学内容	教学目标		教学活动参考
		知识目标	技能目标	
第二章　正弦交流电路	二、波形图表示法 三、相量图表示法 第三节　单一元件的交流电路 一、电阻元件交流电路 二、电感元件交流电路 三、电容元件交流电路 第四节　RLC 串联谐振电路 一、RLC 串联电路 二、RLC 串联谐振	熟悉 熟悉 掌握 掌握 掌握 了解 了解		理论讲授 演示教学
	实验二　RLC 串联谐振电路		会	技能实践
第三章　三相交流电路	第一节　三相交流电源 一、三相电动势的产生 二、三相电源的连接方式 三、三相电源的电压 第二节　三相负载的连接 一、三相负载的星形连接 二、三相负载的三角形连接 第三节　三相负载的功率 第四节　安全用电常识 一、电流对人体的危害 二、触电方式 三、预防触电的安全措施 四、节约用电措施	熟悉 掌握 掌握 熟悉 熟悉 了解 了解 熟悉 了解 了解		理论讲授 演示教学
	实验三　三相四线制供电及负载连接		会	技能实践
第四章　电磁设备	第一节　变压器 一、变压器的构造 二、变压器的工作原理 三、变压器的主要参数 四、特殊变压器 五、变压器绕组的极性 六、中频原理简介 第二节　电动机 一、三相异步电动机 二、单相异步电动机 三、控制电机 第三节　继电-接触器控制系统	掌握 掌握 了解 熟悉 熟悉 了解 掌握 熟悉 熟悉		

单元	教学内容	教学目标		教学活动参考
		知识目标	技能目标	
第四章　电磁设备	一、常见的低压电器 二、三相异步电动机的基本控制电路 三、行程控制	熟悉 了解 了解		理论讲授 演示教学
	实验四　变压器的简单测试 实验五　三相异步电动机的使用与正反转联接		会 能	技能实践
第五章　半导体及其常用器件	第一节　半导体的基础知识 一、半导体导电特性 二、本征半导体 三、杂质半导体 四、PN 结 第二节　半导体二极管 一、半导体二极管的结构 二、二极管的伏安特性 三、二极管的主要参数 四、其他二极管 第三节　晶体三极管 一、晶体三极管结构与类型 二、三极管的电流放大作用 三、三极管的特性曲线 四、三极管的开关作用 五、三极管的主要参数 第四节　场效应管 一、场效应管的类型与结构 二、场效应管的工作原理 三、场效应管与三极管的比较 第五节　单结晶体管和晶闸管 一、单结晶体管 二、晶闸管 第六节　传感器 一、传感器的概念 二、传感器的组成与分类 三、传感器的命名、代号与图形符号 四、传感器的基本特性 五、医学设备常用的传感器	掌握 掌握 掌握 掌握 掌握 熟悉 了解 了解 掌握 熟悉 熟悉 熟悉 了解 熟悉 了解 了解 了解 掌握 熟悉 了解 了解 了解 了解		理论讲授 演示教学
	实验六　测试晶体二极管和三极管 实验七　压电传感器动态特性实验		能 能	技能实践 技能实践

单元	教学内容	教学目标		教学活动参考
		知识目标	技能目标	
第六章　放大电路基础	第一节　放大电路及其性能指标 一、放大电路的概念 二、放大电路及其性能指标	掌握 掌握		理论讲授 演示教学
	第二节　基本放大电路与电路分析 一、基本放大电路的三种组态 二、放大电路的基本分析	熟悉 熟悉		
	第三节　多级放大电路 一、多级放大电路的耦合 二、多级阻容耦合放大电路的特点	熟悉 熟悉		
	第四节　差分放大电路 一、零点漂移 二、差分放大电路的工作原理	掌握 熟悉		
	第五节　放大电路中的反馈 一、反馈的概述 二、负反馈对放大电路性能的影响	熟悉 熟悉		
	第六节　集成运算放大电路简介 一、集成运算放大电路的特点 二、集成运放的基本组成及电路符号 三、集成运算放大电路的工作特性 四、集成运算放大电路的应用	熟悉 熟悉 了解 了解		
	实验八　单管交流放大电路 实验九　集成运算放大电路的基本应用		会 会	技能实践 技能实践
第七章　直流稳压电源	第一节　整流电路 一、单相半波整流电路 二、单相桥式整流电路 三、三相桥式整流电路 四、晶闸管可控整流电路	掌握 掌握 了解 熟悉		理论讲授 演示教学
	第二节　滤波电路 一、电容滤波电路 二、电感滤波电路 三、π型滤波电路	掌握 了解 了解		
	第三节　稳压电路 一、稳压管稳压电路 二、串联型稳压电路 三、集成稳压器电路	掌握 熟悉 了解		

单元	教学内容	教学目标		教学活动参考
		知识目标	技能目标	
第七章　直流稳压电源	第四节　逆变电路 一、晶闸管逆变电路 二、晶体管逆变电路	了解 了解		
	实验十　直流稳压电源的设计		会	技能实践
第八章　数字电路基础	第一节　数制与编码 一、概述 二、常用数制 三、常用编码 第二节　基本逻辑关系及其门电路 一、与逻辑及其门电路 二、或逻辑及其门电路 三、非逻辑及其门电路 四、与非逻辑及其门电路 第三节　逻辑代数基础 一、逻辑代数运算法则 二、逻辑函数的化简 第四节　组合逻辑电路的分析与设计 一、组合逻辑电路的分析 二、组合逻辑电路的设计 三、常用组合逻辑电路 第五节　触发器 一、RS触发器 二、JK触发器 三、其他触发器简介 第六节　时序逻辑电路 一、概述 二、寄存器 三、计数器 第七节　数模和模数转换器 一、数-模转换器 二、模-数转换器	掌握 掌握 了解 掌握 掌握 掌握 掌握 掌握 掌握 熟悉 熟悉 了解 了解 了解 了解 了解 了解 了解 熟悉 了解		理论讲授 演示教学
	实验十一　三人表决器的设计 实验十二　计数、译码、显示电路的组装		会 会	技能实践

五、说明

（一）教学安排

本课程标准主要供中等卫生职业教育医学影像技术教学使用，第一和第二学期开设，总学时为108学时，其中理论教学86学时，实践教学22学时。学分为6学分。

（二）教学要求

1. 全面落实课程思政建设要求，教学中应注意呈现思政元素，实现德、识、能三位一体育人。本课程对知识部分教学目标分为掌握、熟悉、了解三个层次。掌握：指对基本知识、基本理论、有较深刻的认识，并能综合、灵活地运用所学的知识解决实际问题。熟悉：指能够领会概念、原理的基本含义，解释现象。了解：指对基本知识、基本理论能有一定的认识，能够记忆所学的知识要点。

2. 本课程重点突出以岗位胜任力为导向的教学理念，在技能目标分为能和会两个层次。能：指能独立、规范地解决实践技能问题，完成实践技能操作。会：指在教师的指导下能初步实施实践技能操作。

（三）教学建议

1. 本课程依据医学影像技术的工作任务、职业能力要求，强化理论实践一体化，突出"做中学、学中做"的职业教育特色，根据培养目标、教学内容和学生的学习特点，提倡应用多种教学形式和方法，充分调动学生的学习兴趣和动手能力，将学生的自主学习、合作学习和教师引导教学等教学组织形式有机结合。

2. 医用电子技术是主要专业基础课，教学过程中，可通过测验、提问、实验操作和理论考试等多种形式对学生的职业素养、专业知识和技能进行综合考评。应体现评价主体的多元化，评价过程的多元化，评价方式的多元化。评价内容不仅关注学生对知识的理解和技能的掌握，更要关注知识在实践中运用与解决实际问题的能力水平，重视职业素质的形成。

参 考 文 献

［1］童诗白,华成英.模拟电子技术基础[M].4 版.北京:高等教育出版社,2006.

［2］赵笑畏.电工与电子技术[M].2 版.北京:人民卫生出版社,2008.

［3］鲁雯,曹家龙.影像电子学基础[M].3 版.北京:人民卫生出版社,2014.

［4］朱小芳.影像电子学基础[M].2 版.北京:人民卫生出版社,2014.

［5］陈武凡.影像电子学基础[M].北京:人民卫生出版社,2002.

［6］赵玉刚,邱东.传感器基础[M].北京:中国林业出版社,2006.

［7］鲁雯,郭树怀.影像电子学基础[M].4 版.北京:人民卫生出版社,2021.

［8］秦曾煌.电工学[M].7 版.北京:高等教育出版社,2009.

10